香りの力でセルフケア

すべてがわかる アロマテラピー

精油をはじめて学ぶ人から、プロ・資格取得まで。

英国IFA・ITEC認定アロマセラピスト
塩屋紹子 監修

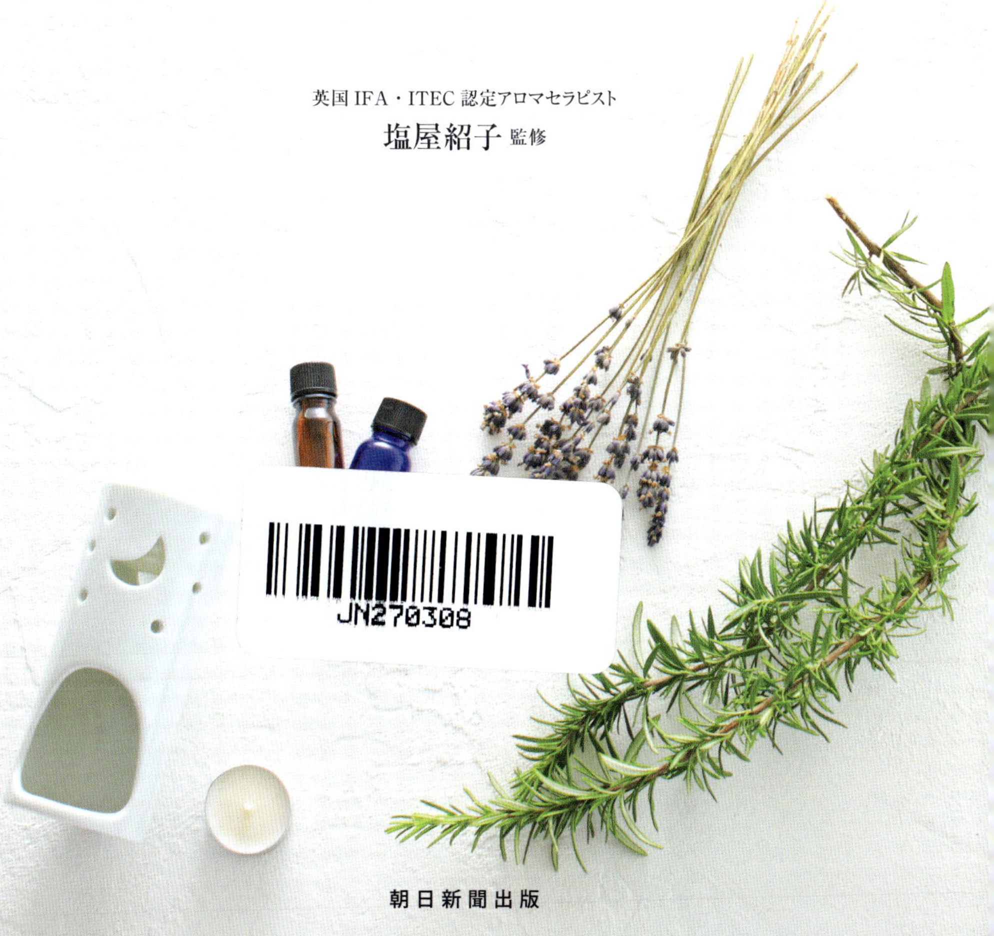

朝日新聞出版

はじめに

アロマテラピーが日本で紹介されるようになったのは、今から30年ほど前のこと。当時は、一部の愛好家に限られたアロマテラピーも、今では専門店も増え、日本人の私たちにも身近な存在となりました。

アロマテラピーは、植物から特別な方法で香りの成分を抽出した「精油」を使うもの。好きな香りの精油を1本選び、生活の中にその香りを取り入れてみる。それがアロマテラピーの第一歩です。そして、精油を使うことに慣れてきたら、少し精油の種類を増やしてみましょう。

精油には、植物が生きていくために自ら生み出す有効成分が詰まっています。部屋で香りを焚いたり、お風呂のお湯に入れたり、湿布を作ったり、その役立て方はさまざま。難しいことはありません。あなたの使いやすい方法が、あなたのアロマテラピーです。

ただ、アロマテラピーを楽しむには、基本的な知識を知っておくことが大切。なぜなら、正しく安全に使ってこそ、アロマテラピーの効果を得られるからです。この本では、そのために必要な精油の扱い方やプロ

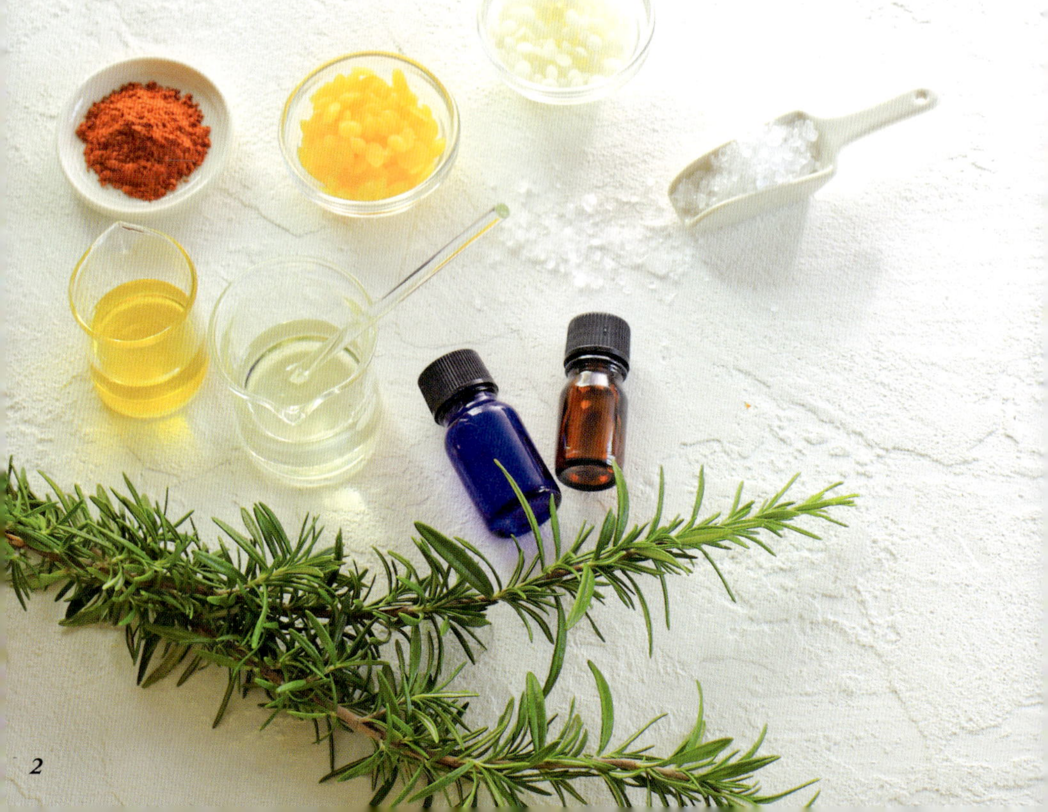

フィール、悩みを改善するレシピ、手作り化粧品まで、アロマテラピーの基礎知識と活用法を、初心者の方でもわかりやすく、そしてくわしく紹介しています。

また、アロマテラピーを心身の健康や美容に役立てる方法に、皮膚からも呼吸器からも精油の成分を吸収できる「アロマママッサージ」があります。この効果的な方法を多くの方に活用していただきたいと願い、別冊『アロマテラピー マッサージブック』をつけました。家族や親しい人とのコミュニケーションにも役立つので、ぜひ楽しんでください。

ほかにも、最近注目を集めている日本生まれの精油や、ブレンドを楽しむ方法、アロマテラピーの仕事に就きたい方のためのさまざまな情報も満載。プロを目指す方のためにも役立つ内容にしました。

アロマテラピーは、私たちの生活を豊かに楽しくしてくれるものです。この本が、精油の香りを楽しむのはもちろんのこと、あなた自身や家族、まわりの大切な方々が健やかな毎日を送るためのガイドブックになれば幸いです。

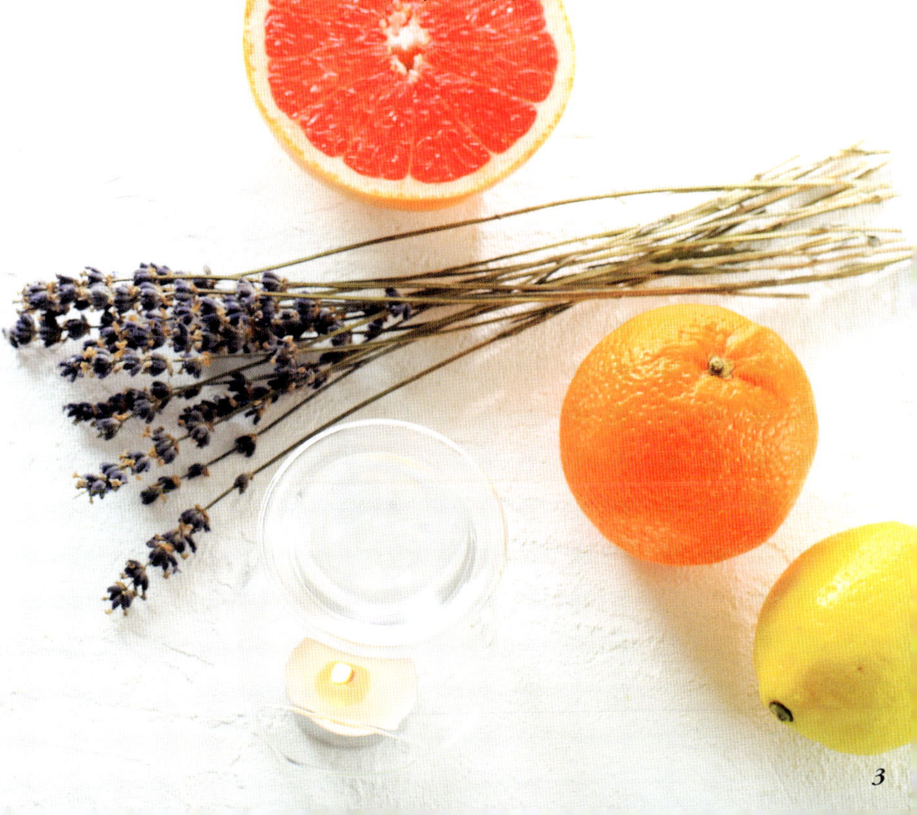

Contents

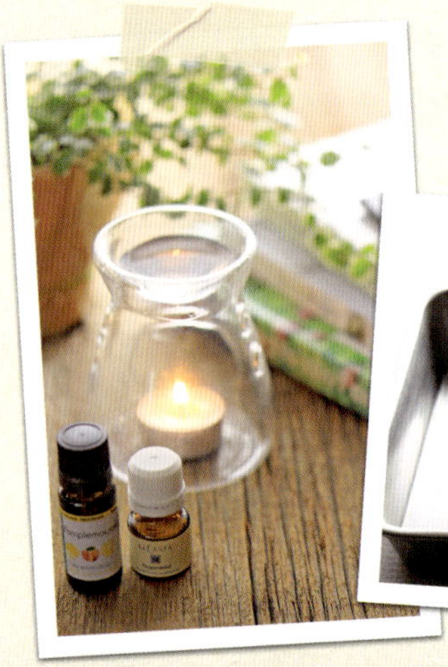

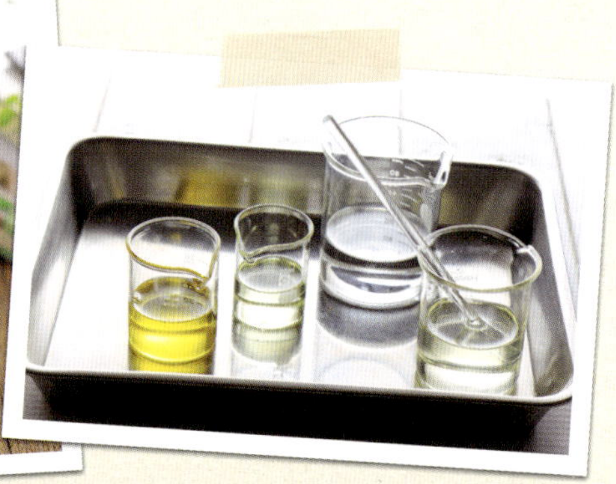

※1ページのオイルウォーマー／生活の木

第5章

精油の ブレンドレッスン

第6章

日本の精油と アロマテラピー

第7章

心身の悩みを 改善する アロマ処方箋

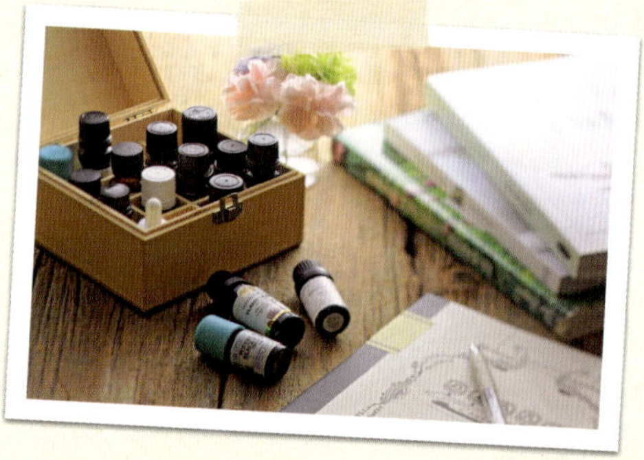

⚠ 精油を使用する前に、かならず読んでください。

- 第3章の精油のプロフィールに明記してある注意事項を確認してください。購入した精油についている説明書なども合わせてよく読み、それに従ってください。
- 精油の原液を直接肌につけないでください。もしついた場合は、すぐに大量の洗水で洗い流してください。
- 精油は絶対に飲まないでください。誤飲した場合は、口の中に精油が残っているときは大量の水で口をすすぎ、すぐに医師の診断を受けてください。
- 精油は目に入らないようにしてください。もし、入った場合は、大量の水で洗い流し、すぐに医師の診断を受けてください。
- 精油が家具につくと変色や変質の恐れがありますので、注意してください。もしついた場合は、すぐにティッシュなどで拭き取ってください。
- 精油は火に近づけると引火する恐れがありますので、火の近くでは使用しないでください。
- 精油は子供やペットの手の届かない場所に保管してください。
- 精油は体調によって使用を控えたほうがよいものがあります。41ページで紹介していますので、確認してください。
- この本では、心や体に役立つさまざまな精油の利用方法を紹介していますが、精油は薬ではなく、治療を目的に使用するものではありません。妊娠中の方、病気の方のほか、健康状態が気になる方は医師に相談してください。この本の監修者、出版社は精油を使用して生じた一切の損傷や負傷、そのほかについての責任は負いません。

撮影協力店リスト

アルジタル（石澤研究所）
http://www.argital.jp
0120-49-1430

エルバビーバ（スタイラ）
http://www.erbaviva.jp
0120-207-217

エンハーブ（コネクト）
http://www.enherb.jp
0120-184-802

オーガニーク（ファルマボタニカ）
http://organique.jp
☎03-6672-6623

ガイア（ガイア・エヌピー）
http://www.gaia-np.com
☎03-5784-6658

カリス成城
http://www.charis-herb.com
☎03-3483-1960

グリーンフラスコ
http://www.greenflask.com
☎03-5729-1660

一十八日
http://www.18th.co.jp
☎03-5362-3188

ジュリーク（ジュリーク・ジャパン）
http://www.jurlique-japan.com
0120-400-814

生活の木
http://www.treeoflife.co.jp
0120-175082

ナチュラルタッチ（ジーピークリエイツ）
http://www.gp-create.co.jp
☎06-6352-0601

ニールズヤードレメディーズ
http://www.nealsyard.co.jp
0120-554-565

フランシラ（フランシラ&フランツ）
http://www.frantsila.jp
☎03-3444-8743

プリマヴェーラ
（プリマヴェーラオーガニックライフ トウキョウ）
http://www.primavera-japan.jp
☎03-6804-2697

フロリハナ
http://www.florihana.co.jp
☎0475-36-3614

マークスアンドウェブ
http://www.marksandweb.com
0120-756-868

マギー ティスランド（アルペンローゼ）
http://www.alpenrose.co.jp/brand/maggie.html
0120-887-572

メドウズ（メドウズジャパン）
http://www.meadowsjp.com
☎029-224-7171

モーリスメセゲ（ヴェーダヴィ）
http://www.vedavie.jp
0120-828-228

ユイカ（正プラス）
http://www.yuica.com
☎0577-68-3088

ラ・カスタ（アルペンローゼ）
http://www.lacasta.jp
0120-887-572

ラ・フロリーナ
（プリマヴェーラオーガニックライフ トウキョウ）
http://www.wiese.co.jp
☎03-6804-2697

ロバートティスランド（サンファーム商事）
http://www.tisserand.co.jp
☎03-3866-1712

ワッカ（中村）
http://www.waccawacca.com
☎0952-44-2993

※情報は2016年9月現在のものです。変更されることがありますので、御了承ください。

第1章

アロマテラピー
ベーシック講座

Aromatherapy Basic Lecture

アロマテラピーとは、精油を使って心身をよりよい状態へと導くもの。
アロマテラピーはどのような歴史を経て生まれたのか、
精油の香りはどのように私たちの心身に働きかけるのか、
精油はどのように作られ、どのように扱えばよいのか。
アロマテラピーを実際に始める前に
まずは基礎知識を学ぶことからスタートしましょう。

Lesson.1

Aromatherapy Basic

アロマテラピーの基礎知識

アロマテラピーとは、香りを使った療法

アロマテラピーを英語で書くと「Aromatherapy」。「芳香」を意味するアロマ（Aroma）と、「療法」を意味するテラピー（Therapy）を合わせた造語で、日本語では「芳香療法」と訳されます。私たちは、日常生活の中であらゆる香りに囲まれていますが、アロマテラピーでは、植物から特別な方法で香りの成分を抽出した「精油」というものを使います。植物を使った療法には、メディカルハーブや漢方など、さまざまなものがありますが、アロマテラピーは「精油」を使って、心身のバランスを整えたり、痛みや炎症などの症状を和らげたりするものです。

アロマテラピーという言葉は、ヨーロッパから伝えられたものですが、バラの香りを嗅いで幸せな気分になったり、柑橘系の香りを嗅いで唾液が出て食欲がわいたり、ペパーミントの香りを嗅いで鼻がスーッとした経験は誰にでもあるはず。それもすべて植物の香りがもたらす効果。精油を使ったことがなくても、香りが心身にもたらす効果を私たちは実体験として知っているのです。[※1]

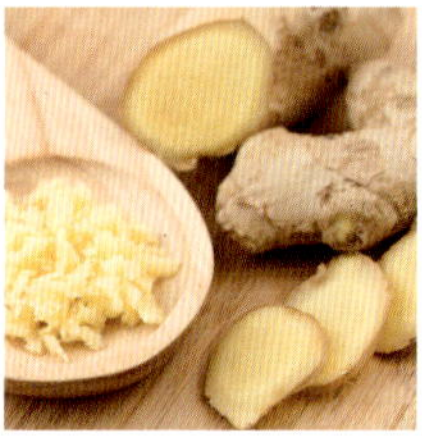

[※1]
日本に伝わる植物療法
私たち日本人に代々伝えられてきた、おばあちゃんの知恵袋的なものにも、植物を利用するものがあります。
例えば……
●体が冷えたら生姜湯を飲む
●冬至には柚子湯に入って温まる
●傷口にアロエを塗る
●髪のお手入れに椿油を使う
……など。アロマテラピーは海外で生まれたものですが、これらはアロマテラピーに非常に近いものです。

私たちの生活に豊かさを与えてくれる香り

青色や茶色の小さな瓶に入った精油は、さまざまな使い方ができます。もっともポピュラーな使い方が芳香浴。ディフューザーなど専用の芳香拡散器を使って香りを部屋に拡げる方法が一般的ですが、ティッシュペーパーに1～2滴垂らして傍に置いておくだけでも芳香浴です。お風呂のお湯に1～5滴垂らして、香り

を楽しみながら入浴する。これは、皮膚からも精油の成分を吸収する沐浴という方法。このように好きな香りの精油さえあれば、アロマテラピーはすぐに始めることができます。それに、香りのある生活は私たちの日常にゆとりと豊かさを与えてくれます。[※2]

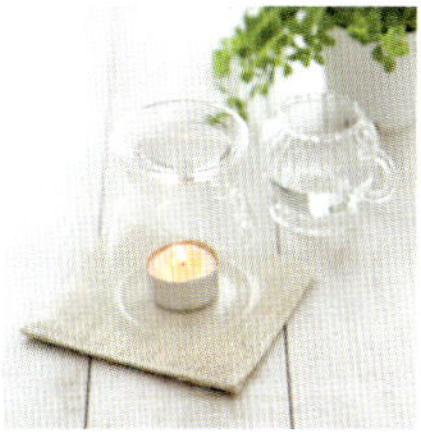

[※2]
芳香浴：24 ～ 27ページ参照
沐浴：28 ～ 30ページ参照

医療の現場でも生かされる、アロマの力

アロマテラピーは心と体の両方のバランスを整える働きがあることから、多くの医療の現場でも役立てられています。伝染病や感染症が少なくなり、生活習慣病や心身症といった病気に悩む方が多くなった現代社会。医薬品で治療するだけでなく、予防することの大切さ、ひとつの症状を見るだけでなく心と体、全体の調和を見ることの大切さが、今求められています。まさにそれは、アロマテラピーやメディカルハーブなどの自然療法が得意とする分野。医薬品を利用する現代医学と自然療法の長所を生かして治療する統合医療が、すでに始まっています。[※3]

[※3]
日本からも精油に関する多くの研究結果と論文を提出
アロマテラピーの効果をより生かすために、最新の技術を使って精油の効能を証明する化学的な分析も進んでいます。最近では、日本からも、さまざまな研究結果や論文が提出されていると、IFA（184ページ参照）のシンポジウムでも発表されました。

日本産の精油を使ったアロマテラピーが浸透

日本でアロマテラピーという言葉が広がり始めたのは約30年前。アロマテラピーに関する書籍が翻訳されて販売されたことがきっかけでした。今ではアロマテラピー愛好家も増えて、街の中でもアロマテラピー専門店を多く見かけます。

そして最近では、日本独自のアロマテラピーも注目されてきています。日本には日本特有の素晴らしい効能を持った植物がたくさんあり、それらの植物から、国内の蒸留所で精油を抽出し、私たち日本人の生活に合った方法で利用していくというスタイルが確立され始めているのです。[※4]

これからもアロマテラピーは、さまざまな角度から研究が進み、進化し、私たちの生活をよりよいものへと、導いてくれることでしょう。

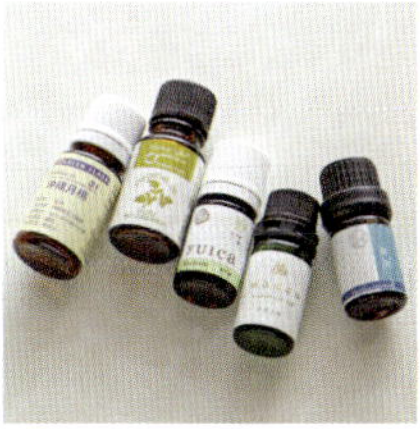

[※4]
日本生まれの精油
第6章でくわしく紹介しています。日本産の植物を使った精油には、クロモジ、スギ、ヒノキ、モミなどがあります。

Lesson.2

The History of Aromatherapy and the Naturopathy

アロマテラピーと自然療法の歴史

紀元前のエジプトではミイラに植物を利用

アロマテラピーの源流は、はるか紀元前にまでさかのぼります。その歴史を学んでいきながら、私たち人間と植物、そしてアロマテラピーとの関係をひも解いていきましょう。

まずは、紀元前3000年頃のエジプト。この頃、ミイラが作られたことが知られていますが、そこでは防腐剤の代わりに、第3章でも紹介しているフランキンセンス（乳香）やミルラ（没薬《もつやく》）などが用いられたことがわかっています。

紀元前4世紀頃の古代ギリシャ時代になると、「医学の父」と呼ばれる医学者ヒポクラテスが登場。彼は、現代にも通じる西洋医学の基礎を築いた人物。医師の経験から病気を科学的にとらえ、マッサージの重要性とその効果を説きました。その考えは『ヒポクラテス全集』にまとめられています。[※1][※2]

植物学や医学にまつわる数々の書物を発表

紀元後になると、植物学や医学が発展し、歴史上に名を残す人物や書物が登場します。まずは、77年に博物誌家のプリニウスが『博物誌』を著しました。この作品は、全37巻からなる大規模な自然誌で、今もなお読み続けられています。続いて、軍医であったディオスコリデスが600種類の植物を収載した『薬物誌（マテリア・メディカ）』を著しました。掲載されている植物は、薬理機能上から分類されており、千数百年もの間、広く利用されてきました。[※3]

その後、1020年頃には、アラビアの哲学者・医学者

[※1]
アーユルヴェーダの源流
紀元前1500～1000年頃のインドでは、自然の神々を崇拝した賛歌集『リグ・ヴェーダ』が生まれています。その中には、今に受け継がれ、アロマテラピーにも多大な影響を与えた伝統療法である、アーユルヴェーダの源流が見られます。

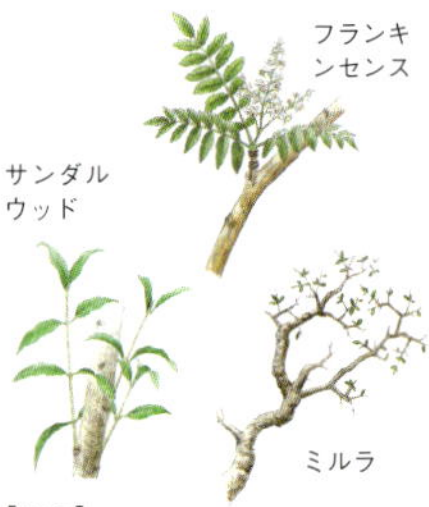

[※2]
聖書の中の香り
聖書の中にも香りについての記述があります。『旧約聖書』には、アラビア南部にあった国、シバの女王がイスラエルのソロモン王に贈った物の中には、黄金や宝石とともにフランキンセンス（乳香）やサンダルウッド（白檀）があったとあります。また、『新約聖書』では、イエス・キリストが誕生した馬屋に、東方の三賢人が黄金と共に、フランキンセンスとミルラ（没薬）を捧げたと記されています。

[※3]
中国の薬物誌
中国にも薬物について書かれた書物があり、本草書と呼ばれています。最古のものは2～3世紀の漢の時代にまとめられており、有名なものは『神農本草経』といって、ディオスコリデスの『薬物誌（マテリア・メディカ）』と並ぶ東洋の薬学書として知られています。

イブン・シーナーによってローマ・ギリシャ・アラビア医学を集大成した医学書『医学典範（カノン）』が著されます。この書は17世紀頃まで医学の教科書として使われていました。[※4]

また、14世紀頃の中世ヨーロッパでは、教会や修道院を中心とした僧院医学が広まり、農園ではさまざまな植物を用いた自然療法が実践されていました。[※5]

アロマテラピーという造語が広がる

そのような歴史を経て、20世紀に入ると、フランス人化学者のルネ・モーリス・ガットフォセという人物によって「アロマテラピー」という言葉が生まれます。彼は、化学実験中に事故でやけどを負い、その治療にラベンダーの精油を使ったところ、効果を実感しました。この経験をもとに化学者である彼は精油を研究し、1937年に『Aromathérapie』を執筆。これを機に、「アロマテラピー」という造語が広がっていきました。

精油を治療に用いて成果を上げた人物として知られるのが、1940 ～ 50年代のフランスの軍医であるジャン・バルネです。彼は前線で戦って負傷した兵士たちに、精油から作った薬剤を用いて治療を行い、同業の医師や看護師たちにもアロマテラピーを啓蒙しました。[※6]

ホリスティック・アロマテラピーが日本へ

現在の日本は、精油を植物油で希釈したオイルでマッサージ（トリートメント）することがアロマテラピーの主流となっていますが、それを実践したのが1950 ～ 60年代に活躍したフランス人の生化学者、マルグリッド・モーリーです。彼女は各国の伝統医学や哲学を研究し、精神と肉体のバランスを正常化する方法論を提示。その研究成果を自著で発表します。その著書がイギリスのアロマテラピーに大きな影響を与え、多くのアロマセラピストが実践。それは、ホリスティック・アロマテラピーと呼ばれ、日本へと伝わり、今に至っています。

[※4]
イブン・シーナー
芳香蒸留水を医学に応用した人物としても知られています。

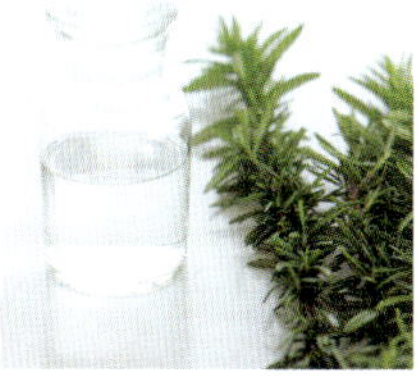

[※5]
ハンガリーウォーター
僧院医学のエピソードとして知られるのが、「ハンガリアンウォーター（ハンガリー王妃の水）」です。14世紀頃のハンガリー王妃が晩年近く、手足が痛む病気を患い、そのときに僧侶が王妃のためにローズマリーなどを原料とした薬を献上したところ、病気が治癒しただけでなく、70歳を超えた王妃に隣国の王子が求婚したと伝えられます。それ以来、その薬は「若返りの水」と呼ばれ、今に語り継がれているのです。

[※6]
ジャン・バルネ
フランスでは精油を内服したり、アロマテラピーを薬として用いたりすることが定着していますが、それはこのジャン・バルネによる啓蒙がベースになっていると考えられます。

Lesson.3

Power of Essential oils

精油の持つ香りの力

精油が心身に働きかける4つのルート

10ページで、アロマテラピーとは精油を使って心身をよりよい状態へと導く「芳香療法」であると説明しました。では、精油はどのように私たちの心身に働きかけるのでしょうか。 そのルートには下記の4つがあります。[※1]

[※1]
電気的信号で伝わる経路
血液循環で伝わる経路
4つのルートは、さらに電気的信号で伝わる経路と血液循環によって伝わる経路の2つに分けられます。感覚器（嗅覚）からは電気的信号で脳へと伝わり、呼吸器、皮膚、消化器からは、血液循環によって全身へと行き渡ります。

●感覚器（嗅覚）から脳へ伝わるルート

精油から蒸発した成分の分子を含む空気を鼻から吸い込むと、鼻の奥の上部にある嗅上皮《きゅうじょうひ》の粘膜に付着します。そして、そこにある嗅細胞から出ている繊毛（嗅毛）に受け取られ、電気的信号に変換されて脳の一部である大脳へと届き、ここで「香り」として認識されます。

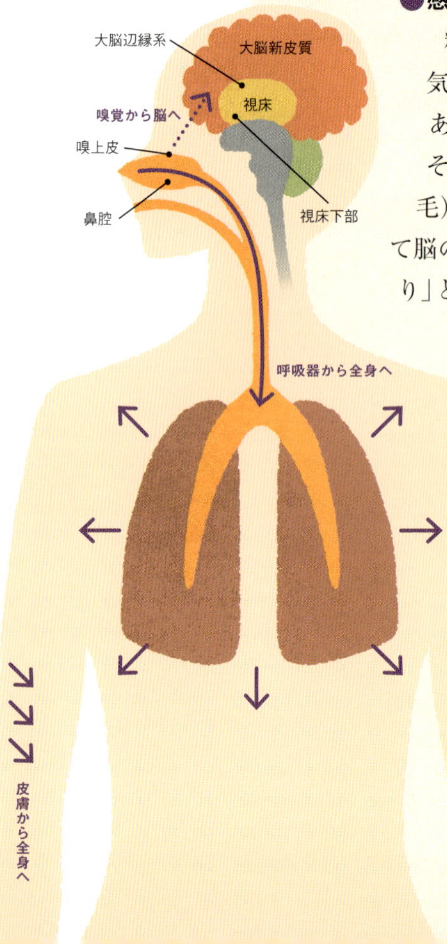

脳は大脳・小脳・脳幹から構成されており、大脳がもっとも大きな部分を占めています。その大脳は新皮質と旧皮質（大脳辺縁系）に分けられます。新皮質は論理的な思考や判断をしたり、言葉を話したりするなどの高度な知能活動をする場。旧皮質（大脳辺縁系）は食欲や性欲など生命維持や種族保存に関係する本能の中枢。快・不快、怒り、恐怖といった感情を

起こしたり、記憶を貯蔵したりする場でもあります。そして、脳幹の一部である視床下部と連携しながら、自律神経や内分泌系（ホルモン）、本能行動をコントロールする役割を果たします。

嗅覚で感じた香りは、この旧皮質（大脳辺縁系）そして視床下部へとダイレクトに伝わることで、頭で考えずとも身体的にも心理的にも作用し、心身をよりよい状態に整えます。[※2]

[※2]
嗅覚は原始的で特殊な機能
人間には視・聴・嗅・味・触の五感がありますが、嗅覚はその中でも原始的で特殊な機能といわれています。なぜならほかの感覚は理性的な活動をする新皮質を経て旧皮質（大脳辺縁系）に伝えられますが、嗅覚だけは新皮質を経ずに本能の中枢である旧皮質（大脳辺縁系）に伝わるからです。

●呼吸器から全身へ伝わるルート

鼻から吸い込んだ精油の成分は、鼻の粘膜で吸収され、それが血管へと入ります。また、のど、気道、気管支を経て肺に吸収された成分は、肺の一番奥にある肺胞という薄い膜を通して血管へと入ります。この血管に入った成分は、血液循環によって全身へと届けられ、働きかけます。

●皮膚から全身へ伝わるルート

通常、皮膚は物質を通すことはありませんが、精油の成分は、とても小さな分子構造をしているため、皮膚から浸透していきます。その後、血管やリンパ管に入って、血液やリンパの循環によって全身へと届けられ、働きかけます。

●消化器から全身へ伝わるルート

アロマテラピーにはもうひとつ、精油を内服して食道・胃・小腸など消化器の粘膜から精油の成分を吸収する方法があります。粘膜から吸収した成分は、血液循環によって全身へと届けられ、働きかけます。呼吸器や皮膚から吸収する場合と同様、血液循環によって全身へと伝わるルートではありますが、内服する場合は、大量の精油成分がダイレクトに体内に入り、危険をともなう場合があるため、自己判断では決して行わないでください。[※3]

[※3]
精油は飲まないで
精油を服用する使い方を行っているのは、豊富な知識と経験を持つ海外の専門家や一部の医師のみです。独自の判断で行うのは非常に危険です。

Lesson.4

Basic knowledge of Essential oils

精油の基礎知識

植物の成分を高濃度で抽出した精油

アロマテラピーに不可欠である精油とは、一体どのようなものなのでしょうか。まず、アロマテラピーの普及・啓発を行う日本最大の協会である、公益社団法人日本アロマ環境協会（以下、AEAJ）[※1]は、精油の定義を「植物の花、葉、果皮、樹皮、根、種子、樹脂から抽出した天然の素材で、有効成分を高濃度に抽出した揮発性の芳香物質である。各植物によって特有の香りと機能を持ち、アロマテラピーの基本となるものである」としています。このことからもわかるように、小さな瓶の中に入った液体には、植物から抽出されたさまざまな成分が凝縮されて詰まっています。

精油は特別な方法で植物から抽出されたものですが、先の定義にもあるように、抽出される場所は、植物によって花、葉、果皮などさまざま。それは、植物がどこに香り（芳香物質）を分泌する腺を持っているかによって変わります。[※2]

同じ精油でも生育場所や天候で異なる香りに

また、精油は種類によって価格が大きく異なります。それは植物とそこから抽出される精油のバランス、かかる手間がそれぞれ異なるからです。たくさんの植物を収穫しても、精油がわずかな量しか抽出できなければ高価になりますし、農薬などを使わずに育てた植物から抽出されるオーガニックの精油も、多くの手間がかかるため高価になります。[※3]

また、精油が抽出される植物は自然の中で育てられたもの。同じ植物でも、育てられた場所の気候や土で

[※1]
AEAJ
公益社団法人日本アロマ環境協会（AEAJ）のホームページでは、アロマテラピーに関するさまざまな情報、検定試験や資格について知ることができます。
http://www.aromakankyo.or.jp

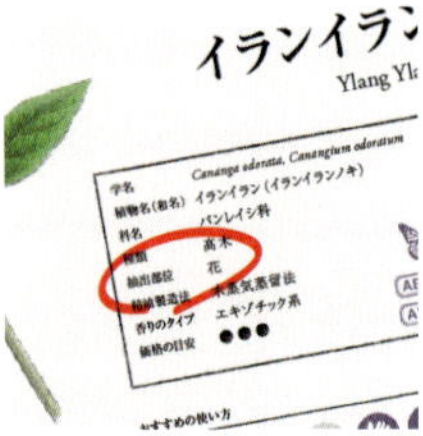

[※2]
香りを分泌する腺
例えば、イランイラン（43ページ参照）の甘い香りは花、ペパーミント（61ページ参照）のさわやかな香りは葉、グレープフルーツ（48ページ参照）のおいしそうな香りは、果皮に分泌する腺を持っています。第3章の精油のプロフィールには抽出部位を記載し、植物がどの部分に香りを分泌する腺を持っているか理解できるようにしています。

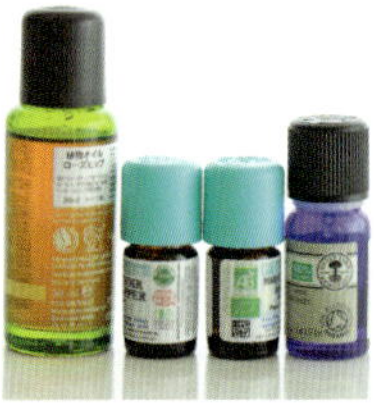

[※3]
オーガニックの精油や植物油
さまざまな機関でオーガニックであることを認証する審査が行われています。認証マークについては102ページで説明しています。

生育状況は異なりますし、同じ場所でも天候によって変わります。つまり、同じ種類の精油でも、原料となる植物が収穫された場所・年によって香りが異なることを知っておきましょう。[※4]

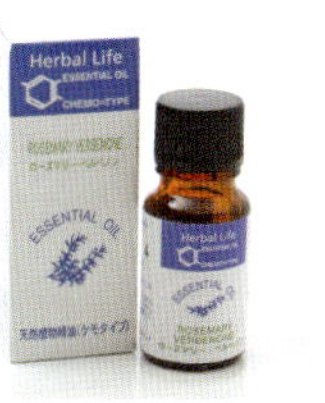

[※4]
ケモタイプの精油
育った環境や天候の影響をとくに受けやすく、それによって精油成分の構成が顕著に違うものを「ケモタイプ」といいます。102ページで説明しています。

含まれる有機化合物の違いが精油の個性

精油の中でも、ラベンダーの香りを嗅ぐとリラックスしたり、オレンジ・スイートの香りを嗅ぐと食欲がわいてきたり、ローズマリーの香りを嗅ぐと頭がすっきりしたり、多くの人がこのような共通した印象を持っています。また、第3章の精油のプロフィールでも、それぞれの精油が私たちの心身にどのように働きかけるかを説明しています。この違いは、精油に含まれる成分の違いによるものです。

植物は、光合成を行っていますが、その過程でさまざまな有機化合物を作っています。精油は数十から数百種類の有機化合物の集まりで、有機化合物は構造や働きによっていくつかのグループに分類されます。どのグループの成分がどの程度含まれているかがそれぞれの精油の特徴であり、どのような働きをするかの違い、つまり精油の個性になるのです。そして、この有機化合物の科学的な分析も、近年、活発に行われています。

香りが伝わる速さと強さを知ってブレンド

精油はそれぞれ香りが伝わる速度（揮発性）や、香りの強さに違いがあることも覚えておきましょう。香りが伝わる速度は、速いものから「トップノート」「ミドルノート」「ベースノート」と表され、香りの強さは「ブレンディングファクター」という10段階の数字で表されます。この2つを理解しておくと、精油をブレンドするときに大いに役立ちます。自分だけのオリジナルの香りを作れるブレンドの楽しさを知ると、アロマテラピーへの理解もさらに深まり、より効果的に役立てることができます。[※5]

[※5]
ノートと
ブレンディングファクター
それぞれのくわしい説明は88ページをご覧ください。第3章の精油のプロフィールのデータにも、ノートとブレンディングファクターを記載しており、100ページには一覧表があります。参考にしながら、ぜひ、ブレンドにチャレンジしてみてください。

Lesson.5

Manufacturing of Essential oils

精油の製造方法

成分の性質によって製造方法を選択

精油は、どのような方法で原料となる植物から製造されるのでしょうか。それは、おもに下記の5つの方法があり、精油の成分が水に溶けやすいか、熱によって変化しやすいかなどの性質によって決められます。

[※1]
水蒸気蒸留法で製造される精油
イランイラン、カモミール・ジャーマン、カモミール・ローマン、クラリセージ、サイプレス、サンダルウッド、ジュニパーベリー、スイートマージョラム、ゼラニウム、ティートリー、ネロリ、パチュリ、ブラックペッパー、フランキンセンス、ベチバー、ペパーミント、ミルラ、メリッサ、ユーカリ、ラベンダー、レモングラス、ローズオットー、ローズマリー など

●水蒸気蒸留法[※1]

水蒸気で原料となる植物を蒸して製造する方法で、下記のような順で行われます。

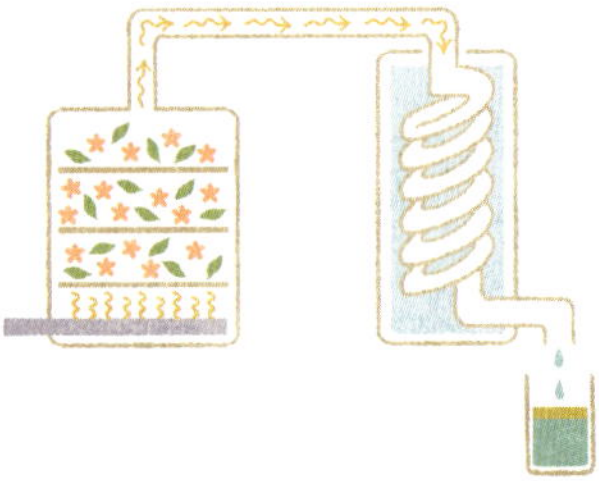

❶蒸留釜に原料となる植物を入れ、下から水蒸気を当てて、植物の芳香成分を蒸発させる。
❷芳香成分を含んだ水蒸気が冷却管に集まる。
❸集まった水蒸気を冷却水で冷やし、液体にする。
❹液体は精油と芳香蒸留水※の二層になる。
❺精油を取り出しボトルに詰める。

※芳香蒸留水については102ページ参照

この方法は、もっとも一般的な製造方法で、本書で紹介している多くの精油がこの方法で製造されます。ただし、熱と水蒸気にさらされるため、それらに弱い植物には適していません。

[※2]
圧搾法で製造される精油
オレンジ・スイート、グレープフルーツ、ベルガモット、レモン など

●圧搾法《あっさくほう》[※2]

おもに柑橘系の果皮を圧搾して製造する方法です。昔は手で圧搾していましたが、現在は機械のローラーで圧搾して遠心法で分離します。熱を使わないため成分がほとんど変化することなく、自然のままの香りが得られるのが特徴。ただし、ほかの方法で製造された精油に比べて、成分の変化が早いので注意しましょう。

●揮発性有機溶剤抽出法[※3]

揮発性の有機溶剤に芳香成分を溶かし出す方法で、下記のような順で行われます。

[※3]
揮発性有機溶剤抽出法で製造される精油
ジャスミン、ベンゾイン、ローズアブソリュート など

❶溶剤釜に原料となる植物と揮発性の有機溶剤（石油エーテルなど）を入れる。
❷常温で植物内の天然ワックス成分や芳香成分を溶かし出す。
❸植物を取り除き、溶剤を揮発させると、芳香成分とワックス成分などを含んだ半固形状のコンクリートが残る。
❹エタノールを使用して芳香成分を溶かし出し、ワックス成分などを分離する。
❺エタノールを除いて最終的に芳香成分を得る。

こうして、花から得られたものは「アブソリュート」、樹脂などから得られたものは「レジノイド」と呼ばれます。

●油脂吸着法[※4]

油脂に芳香成分を吸着させて製造する方法で、揮発性有機溶剤抽出法が行われる前に用いられていた方法です。その方法には、常温の固形の油脂（牛脂、豚脂など）の上に花などを並べて、芳香成分を吸着させる冷浸法（アルフルラージュ）と、加熱した油脂に花などを浸す温浸法（マセレーション）があります。芳香成分を飽和状態になるまで吸着させた油脂「ポマード」ができたら、エタノールを使って、芳香成分を溶かし出します。その後、エタノールを除き、最終的に得た芳香成分は「アブソリュート」と呼ばれます。

[※4]
油脂吸着法で製造される精油
かつてローズやジャスミンなどから抽出するのに適した方法でしたが、現在はほとんど行われていません。

●超臨界流体抽出法[※5]

芳香成分を液化ガスで取り出す、近年開発された方法です。二酸化炭素などに高圧力を加えると、気体と液体の中間であり、両方の性質を持つ流体状態（超臨界状態）になります。ここに原料となる植物を入れると、流体が植物によく浸透・拡散して芳香成分を取り込みます。その後、流体の圧力を戻すと、液化ガスは気化して芳香成分が残ります。こうして得られたものは「エキストラクト」と呼ばれます。

[※5]
超臨界流体抽出法
高価な装置が必要なため、まだ一般的な方法ではありません。

精油の選び方

Rule.1

アロマテラピーは、自然の植物から抽出された精油を使うことでその効果が得られます。実際に香りを嗅いで選びましょう。

1 専門店で購入しましょう

日本では精油は雑貨に分類されていることもあり、さまざまな店で購入できますが、できればアロマテラピー専門店で購入しましょう。香りの種類も豊富なうえ、ほとんどの場合実際に香りを嗅ぐことができます。また、専門的な知識を持ったスタッフがいることが多いため、アドバイスを受けることもできます。好きな香りを再度購入する場合は、アロマテラピー専門店が運営するオンラインショップなどを利用するのもよいでしょう。

2 好きな香りを選ぶのが第一

精油を購入する目的は人それぞれですが、大切なのは好きな香りを使うことです。例えば「快眠・安眠」に役立つ精油を購入したい場合は、116ページで紹介しているおすすめの精油の香りを嗅いで、一番好きな香りの精油をまず1本購入しましょう。「本に○○に効くと書いてあるから」といって、好きではない香りを使うと、アロマテラピーの効果を最大限得ることができません。心地よいと思う香りが、あなたにぴったりの精油です。

3 体調によって使用を控える精油を確認

精油は正しく使用すれば、私たちの心身の状態をよくするためにとても役立ちます。ただし、体調によっては使用を控えたほうがよいものがあります。41ページにまとめて紹介していますので、かならず確認しましょう。

4 植物の学名を確認する習慣を

精油の名称は、国やブランドによって異なるため、購入する場合は、世界共通の学術上の名称である学名が記してあるものを選び、確認して購入しましょう。第3章の精油プロフィールにも、学名を記載していますので参考にしてください。

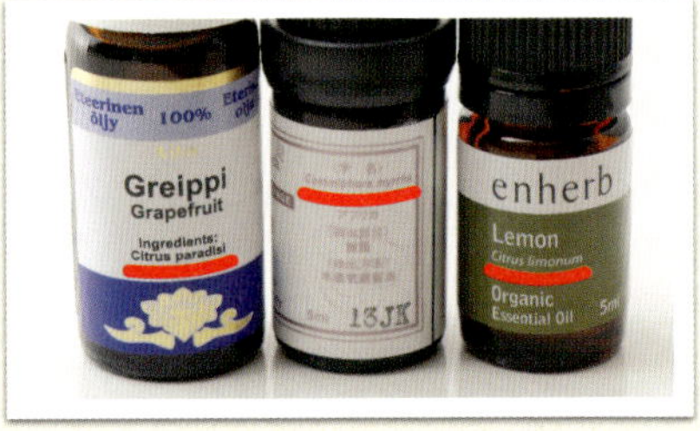

5 小瓶に入った精油の類似品に注意を

精油は植物から抽出された100%天然のもので、アロマテラピーはその精油を使用してこそ効果が得られます。雑貨店などに行くと、精油と同じような小さな瓶に入った、合成香料が販売されている場合がありますので注意しましょう。ボトルに「精油」「エッセンシャルオイル」「Essential oil」などと明記されているものを選びましょう。

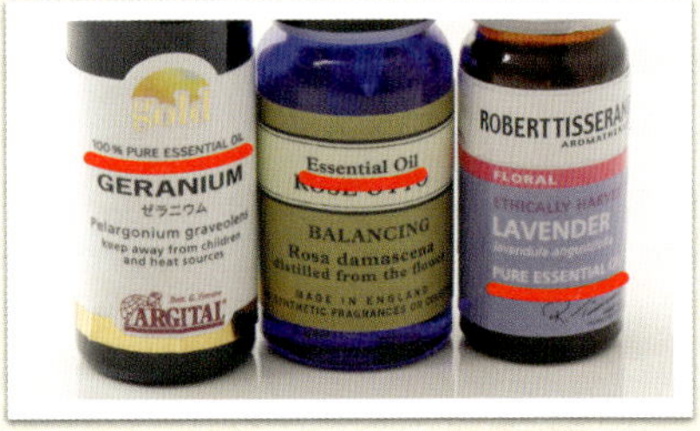

精油の保管方法

Rule.2

精油は正しく保管することで、自然のよい香りを長く楽しむことができ、品質も保つことができます。

① キャップをしっかり締めましょう

精油はとてもデリケートで、空気に触れることで成分の変化が早まります。使用したあとは、すぐにキャップをしっかり締めるようにしましょう。

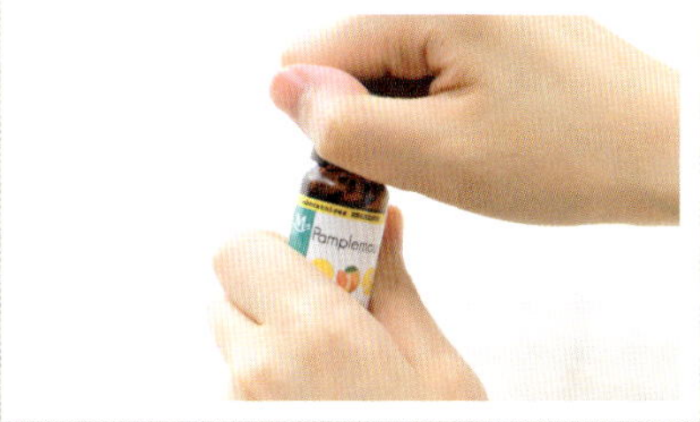

② 冷暗所で保管 真夏は冷蔵庫で

精油は、空気に触れる以外に、高温、湿気、紫外線などでも成分の変化が早まります。直射日光が当たる場所や湿気の多いバスルーム、台所の火気の近くなどは避け、冷暗所に置いてください。気温が上がる真夏は、冷蔵庫で保管したほうがよいでしょう。

③ 安全のため、子供やペットの手の届かない場所に

子供が誤飲したり、ペットが高い場所から落として瓶を割ったりしないよう、子供やペットの手の届かない場所で保管しましょう。

④ パッケージの使用期限を確認

精油のパッケージに使用期限が記載されている場合は、それを守りましょう。一般的に開封した精油は1年以内に使用し、柑橘系の精油は成分の変化がほかの精油に比べて早いため、できるだけ早めに使い切るようにしましょう。もし、それ以前であっても、香りに変化を感じたら劣化が進んでいる可能性が高いため、使用は控えましょう。

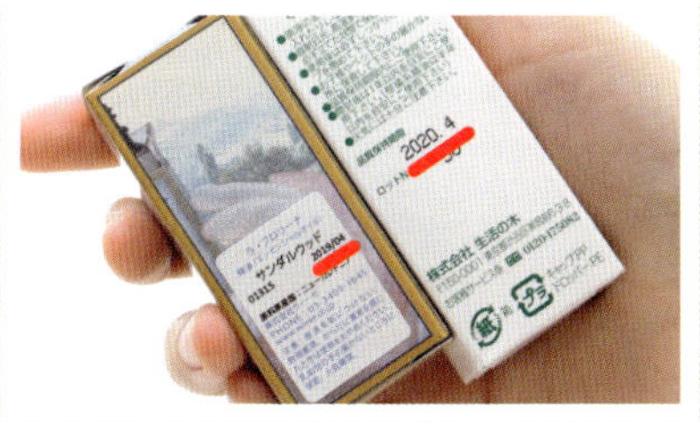

精油保管用の専用アイテム

アロマテラピー専門店などでは、精油を保管するための専用の箱やポーチなどを購入することができるので、利用するとよいでしょう。アロマトリートメントを行うアロマセラピストはワインセラーなどで精油や植物油を保管している場合もあります。

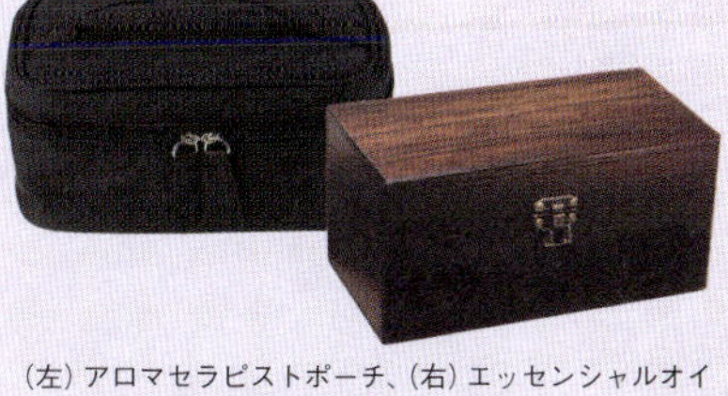

(左) アロマセラピストポーチ、(右) エッセンシャルオイルボックス ／ともに生活の木

精油の使い方の注意

Rule.3

自然の恵みをたっぷりと含んだ精油ですが、間違った使い方をすると
危険を伴う可能性があります。使い始める前に、注意点を確認しましょう。

1 肌には直接塗布せずに植物油などに混ぜて

精油は安全なものではありますが、植物の成分が凝縮されているため直接肌に塗布するのは刺激が強過ぎます。マッサージする場合は植物油に混ぜて使用し（93ページ参照）、手作り化粧品には基材（156 ～ 157ページ参照）に混ぜて使用しましょう。もし、肌についてしまったら、すぐに大量の流水で洗い流してください。

2 絶対に飲まないように誤飲にも注意を

海外では内服する使い方を指導する専門家もいますが、これはあくまで知識と経験がある専門家によるもので、独自の判断では絶対に行わないでください。誤飲した場合は、口の中に精油が残っているときは大量の水で口をすすぎ、すぐに医師の診断を受けてください。受診する際は、誤飲した精油の瓶を持参してください。

3 目に入れないで

目に入らないようにしてください。もし、入った場合は、こすったりせずに、大量の水で洗い流し、すぐに医師の診断を受けてください。

4 火気に注意して使用を

精油は引火する可能性があります。火気には絶対に近づけないようにしてください。火気が近くにある台所で使用する際は、十分に注意しましょう。

5 以下に該当する場合は使用する際に注意が必要です

〈お年寄り・既往症のある人〉体力が落ちていたり、体質が敏感になっていたりして、精油に反応しやすくなっている場合があります。まずは、本書で紹介している分量の半分以下の滴数で使用し始めることをおすすめします。

〈子供〉大人に比べて体重も少なく、体力も弱いため、３歳未満の幼児には、芳香浴以外で精油を使用しないようにしてください。３歳以上の子供に使用する場合も、本書で紹介している分量の10分の１程度から使い始め、多くても２分の１程度の滴数で使用してください。

〈妊婦〉妊娠中は香りに敏感になり、体調の変化も起きやすい時期です。また、妊娠中は使用を控えたほうがよい精油もあるため（41ページ参照）、注意しましょう。ただ、妊娠中の心身のケアにアロマテラピーはとても有効です。信頼できるアロマセラピストに相談のうえ、トリートメントなどを行うのもおすすめです。

もし、香りを不快に感じたり、体調に異変が起きたりした場合は、すぐに使用を中止してください。

6 パッチテストを行いましょう

マッサージオイルや手作り化粧品を使用する前にパッチテストを行いましょう。前腕部の内側に適量を塗り、約24 ～ 48時間放置して様子を見ます。肌に異常が生じた場合は、すぐに大量の流水で洗い流し、使用しないでください。

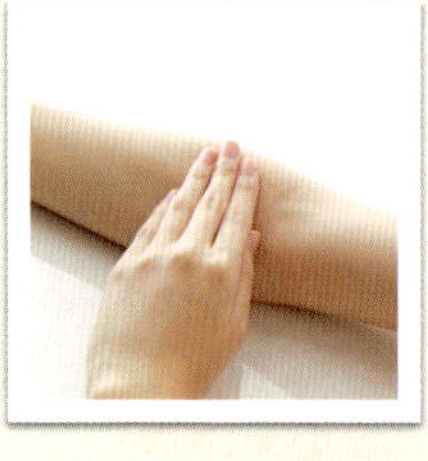

第2章

アロマテラピーの楽しみ方

How to Enjoy Aromatherapy

アロマテラピーを生活の中で楽しむには、
専用の芳香拡散器を使って精油の香りを部屋に拡げたり、
精油をお風呂のお湯に入れたり、植物油に混ぜてマッサージしたり、
さまざまな方法があります。
お気に入りの精油が見つかったら、自分が一番簡単だと思う方法で
アロマテラピーを始めましょう。

芳香浴

AROMA DIFFUSE

精油の芳香成分を空気中に拡散し、香りを楽しみながら心身のバランスを整える方法です。さまざまな種類がある専用の芳香拡散器や、ティッシュペーパーなど身近なものを利用します。自分のライフスタイルに合った方法で実践しましょう。

●オイルウォーマー

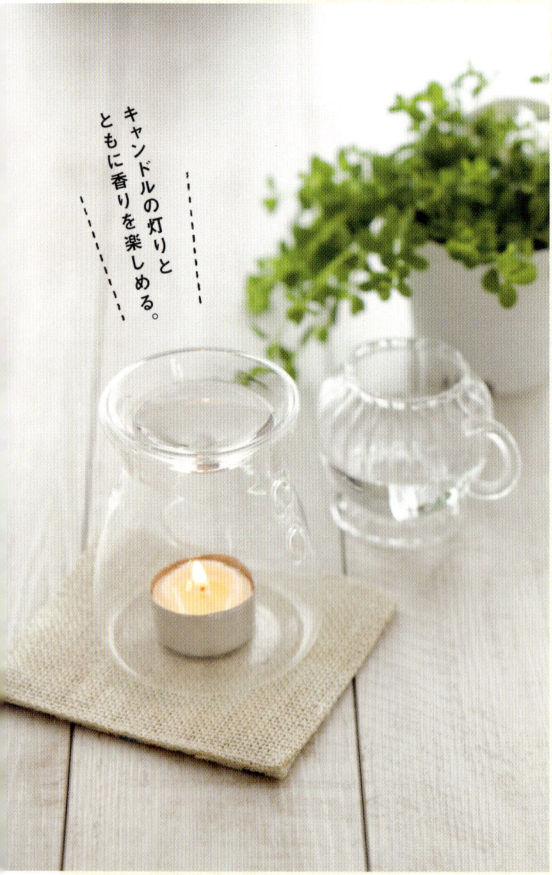

キャンドルの灯りと
ともに香りを楽しめる。

キャンドルの熱で精油を温め、空気中に香りを拡散させます。キャンドルの灯りがロマンチックなムードを演出し、リラックスできます。

使い方　HOW TO USE

❶上皿に水をはり、精油を1～5滴入れます。精油の滴数は、部屋の広さや香りの強さで調整してください。

❷キャンドルに火をつけます。

⚠注意

- 近くには、燃えやすいものを置かないでください。
- 倒れやすい場所には置かないでください。
- 熱に弱い材質の上では使用しないでください。
- 空焚きしないように注意してください。
- 火の扱いには十分に注意し、そばを離れるときは火を消してください。
- 子供やペットの手の届かない場所で使用してください。

オイルウォーマー／スタイリスト私物

●アロマライト

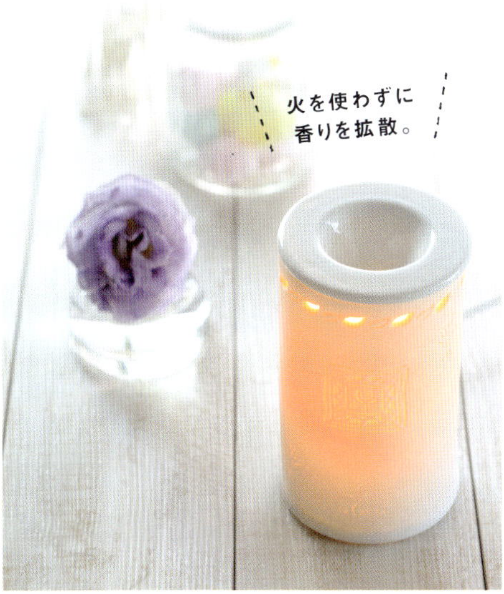

電気の熱で精油を温め、空気中に香りを拡散させます。火を使わないので安心して使え、インテリアの演出にもなります。

使い方　HOW TO USE

❶上皿などに精油を1〜5滴入れます。精油の滴数は、部屋の広さや香りの強さで調整してください。
❷電源を入れます。

⚠️注意
●子供やペットの手の届かない場所で使用してください。

火を使わずに香りを拡散。

アロマライト／ラ・カスタ

 ADVICE
オイルウォーマーやアロマライトのお手入れ

香りが蒸発したあとの精油は、洗剤で洗ってもなかなか落ちません。お手入れする際は、コットンに無水エタノール（157ページ参照）を含ませて拭き取るときれいになります。

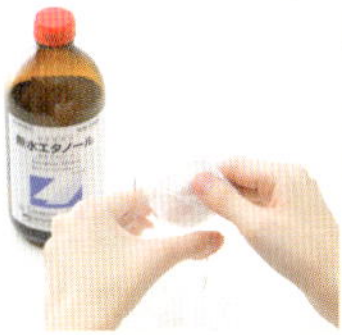

●ディフューザー

広い空間でもしっかり香る！

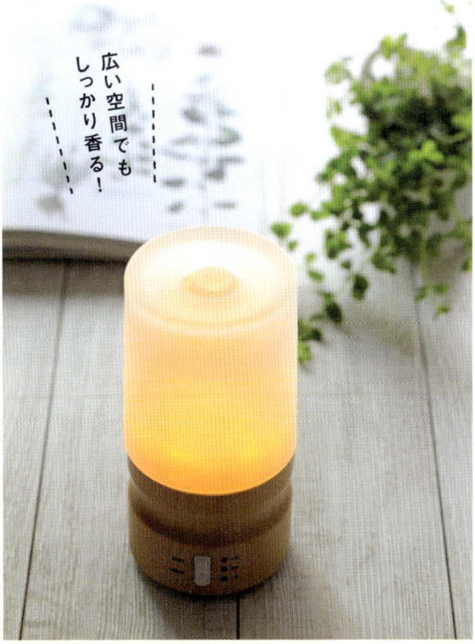

ディフューザー／ワッカ

内蔵されているファンや、超音波の振動によって、空気中に香りを拡散させます。広い空間で香りを楽しむときに向いています。

使い方　HOW TO USE

●製品によって使用方法が異なるため、付属の取り扱い説明書に従って使用してください。

第2章　アロマテラピーの楽しみ方 ── 芳香浴

第2章 アロマテラピーの楽しみ方 ― 芳香浴

●ティッシュペーパー

ティッシュペーパーに精油を垂らします。ごく近くでしか香りませんが、もっとも簡単です。シミが目立たない色のハンカチでもOK。

方法　HOW TO DO

- ●ティッシュペーパーに1〜2滴精油を垂らします。

いつでもどこでも手軽に楽しめる！

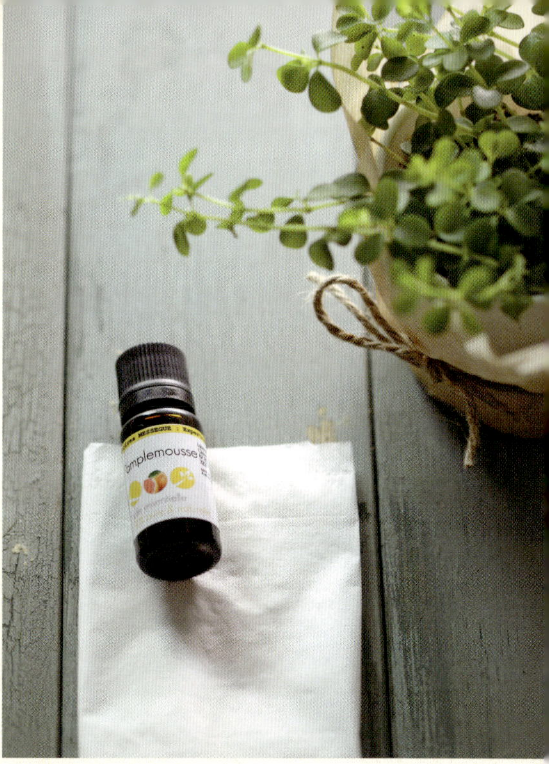

●そのほかの専用グッズ

小さいから携帯用に便利。

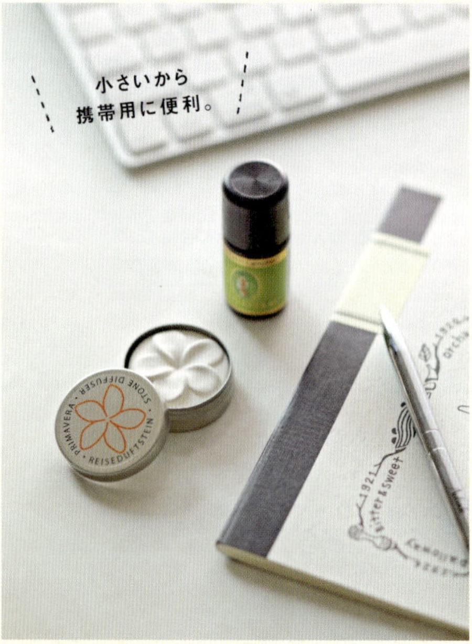

木製や素焼きの専用グッズに精油を垂らし、近くに置きます。携帯もできるので、オフィスや旅先などでも芳香浴が楽しめます。

使い方　HOW TO USE

- ●専用グッズに1〜2滴精油を垂らします。

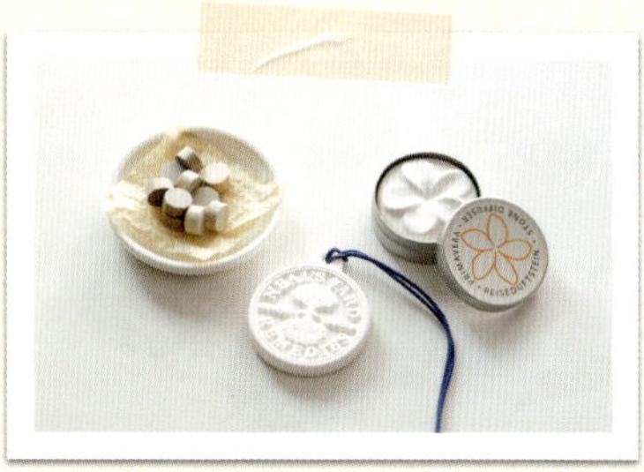

香りのビット／ユイカ（左）
アロマチャーム／ニールズヤード レメディーズ（中）
ポマンダー／プリマヴェーラ（右）

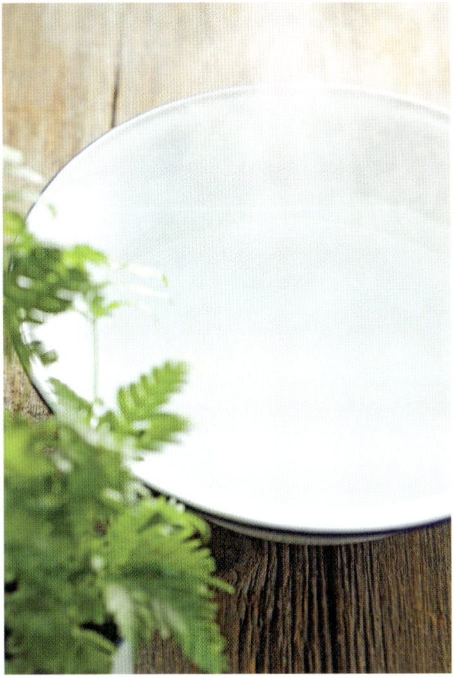

●蒸気

ボウルや洗面器などに熱めのお湯を入れて精油を垂らし、蒸気とともに広がる香りを楽しみます。乾燥する季節は保湿にもなります。

方法　HOW TO DO

❶ボウルや洗面器などを用意し、熱めのお湯を入れます。やけどに注意しましょう。
❷精油を1～5滴垂らします。精油の滴数は、部屋の広さや香りの強さで調整してください。

精油の成分を含んだ蒸気は
肌やのどの保湿にも◎。

●ルームスプレー

精油を含んだ水を空気中にスプレーして、香りを拡散させます。作り方も簡単なので、部屋ごとに違う香りを用意するのもおすすめです。

作り方　HOW TO MAKE

● 176ページでくわしく説明しています。

使い方　HOW TO USE

●空気中にスプレーします。肌に直接噴きかけないように注意しましょう。

1本作っておけば
すぐに香りを楽しめる。

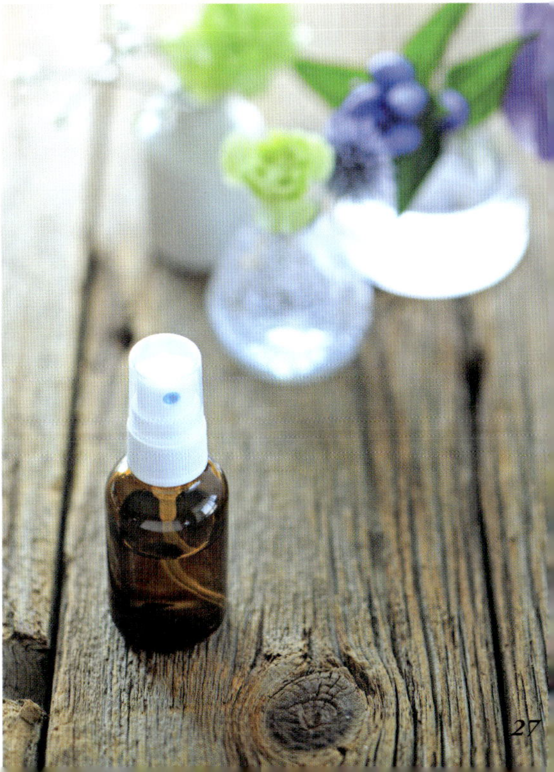

沐浴《もくよく》

BATHING

精油を混ぜたお湯に体を浸け、香りを楽しむだけでなく、肌からも精油に含まれている成分を吸収する方法です。入浴には温熱効果やリラクゼーション効果などもあり、精油との相乗効果を得ることができます。手浴や足浴などの部分浴も、生活に取り入れてみてください。

●全身浴

浴槽にお湯をはって精油を混ぜ、肩まで浸かる方法です。体が温まり、水の重さが体にかかることで血流もよくなります。

方法　HOW TO DO

❶浴槽にお湯をはって精油を1～5滴垂らし、よく混ぜます。精油の滴数は香りの強さなどで調整してください。

❷肩までお湯に浸かります。

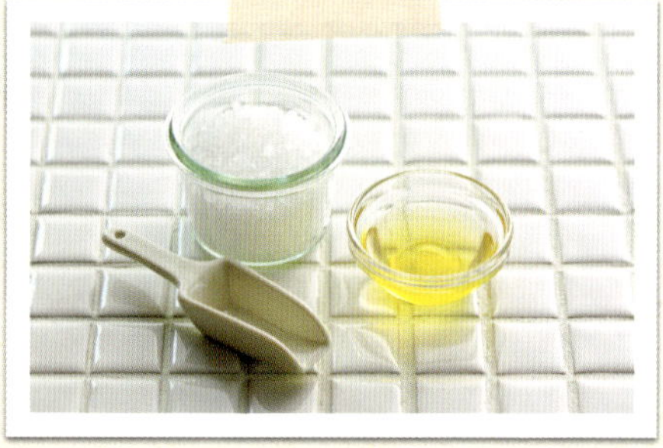

バスソルトやバスオイルを使えば、発汗作用や保湿作用がアップ。作り方は162～163ページをご覧ください。

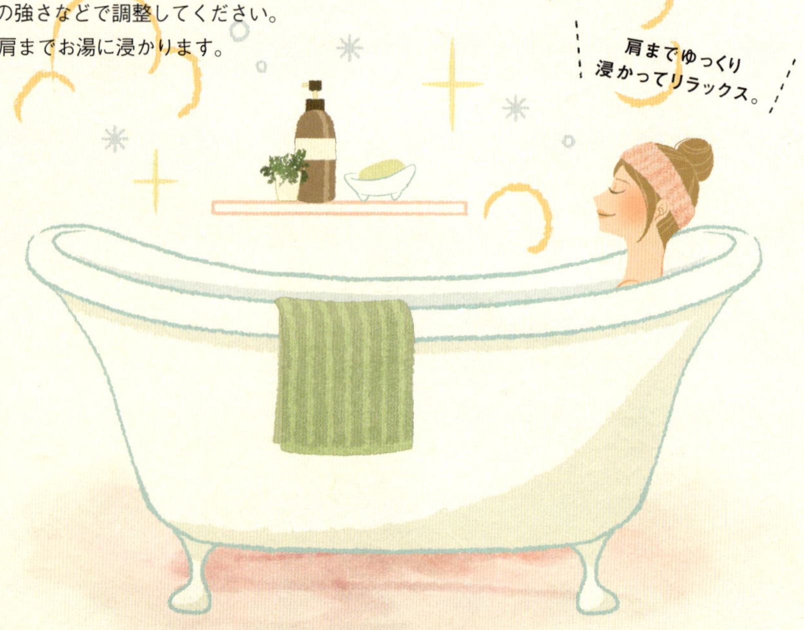

肩までゆっくり浸かってリラックス。

●半身浴

浴槽に少し浅めにお湯をはって精油を混ぜ、みぞおちまで浸かる方法です。全身浴に比べると、体への負荷が少ないため、長時間お湯に浸かることができます。

方法　HOW TO DO

❶浴槽にお湯をはって精油を1～3滴垂らし、よく混ぜます。精油の滴数は香りの強さなどで調整してください。

❷みぞおちくらいまでお湯に浸かります。上半身が冷えないように、乾いたタオルを肩にかけるとよいでしょう。

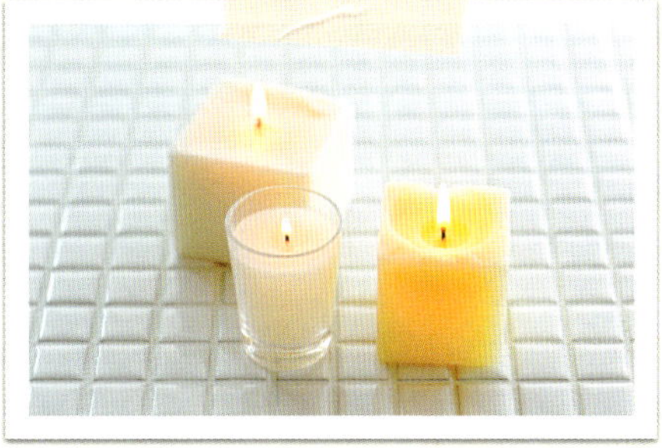

バスタイムでリラックスしたいときは、キャンドルを灯してお湯に浸かるのもおすすめ。やわらかい灯りが心身の緊張を和らげます。

しっかり体を温めたいときに。

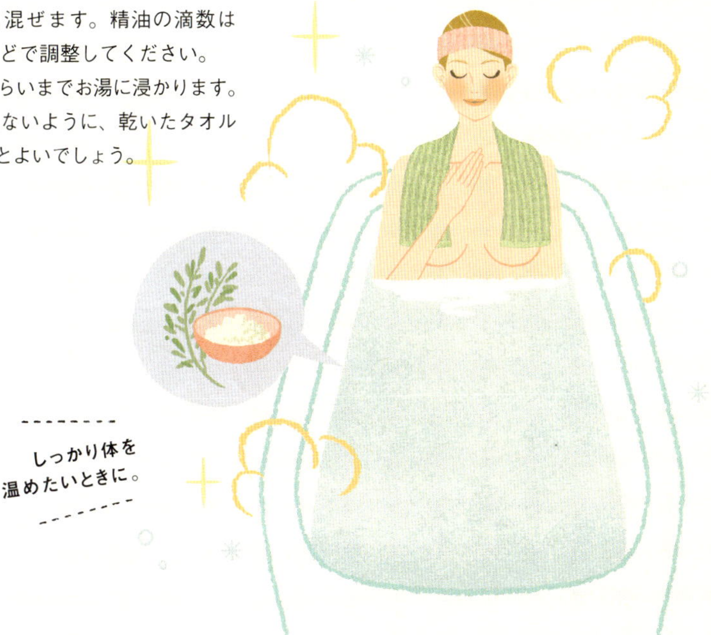

⚠ 全身浴と半身浴の注意　PRECAUTIONS

●精油はお湯や水には溶けないため、肌が弱い方は、天然塩に混ぜたり(162ページ参照)、植物油に混ぜたりして(163ページ参照)使用しましょう。

●肌が弱い方は、少なめの滴数で行いましょう。

●第3章の精油プロフィールの注意事項に「皮膚に刺激を与える可能性があります」と書いてあるものを使用する場合は、少なめの滴数で行いましょう。肌が弱い方は、それらの精油の使用は控えてください。

●子供やお年寄りが沐浴する場合の精油の量は、22ページを参考にしてください。

●沐浴をしていて皮膚に刺激を感じたら、すぐに洗い流してください。

第2章　アロマテラピーの楽しみ方 ── 沐浴

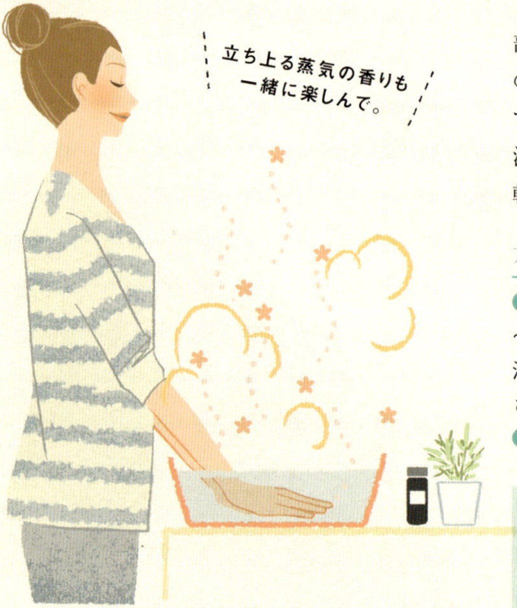

● 部分浴（手浴しゅよく）

部分浴とは、精油を混ぜたお湯に体の一部を浸けて、体を温める方法です。部分浴の中で、手を浸ける方法が手浴。手軽にできるため、気分転換にもおすすめの方法です。

方法　　　　　　　　　HOW TO DO

❶ 洗面器などにお湯を入れて精油を1〜3滴垂らし、よく混ぜます。精油の滴数は香りの強さなどで調整してください。
❷ 両手を手首の上くらいまで浸けます。

> ⚠️ 部分浴の注意
> ● 29ページの全身浴・半身浴の注意と同じです。よく読んでから行いましょう。

立ち上る蒸気の香りも一緒に楽しんで。

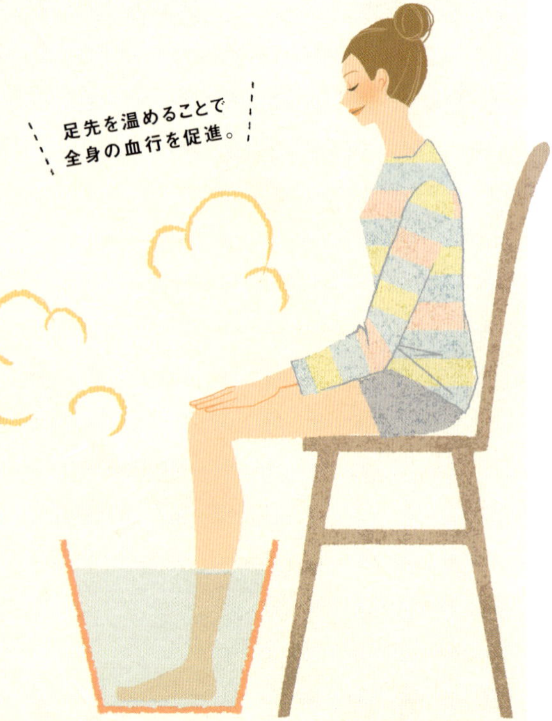

● 部分浴（足浴そくよく）

部分浴の中で、足を浸ける方法が足浴です。体の末端である足を温めることで、全身の血行がよくなります。お風呂に入れないときも、足浴を行うと体が温まるのでおすすめ。しもやけのケアなどにも役立つ方法です。

方法　　　　　　　　　HOW TO DO

❶ バケツやたらいなどにお湯を入れて精油を1〜3滴垂らし、よく混ぜます。精油の滴数は香りの強さなどで調整してください。
❷ 両足をふくらはぎくらいまで浸けます。

足先を温めることで全身の血行を促進。

外出時に役立つ利用方法

COLUMN

精油は、ちょっとしたアイデアや便利なアイテムを使うことで、外出時にも利用できます。香りを役立て、快適に過ごしましょう。

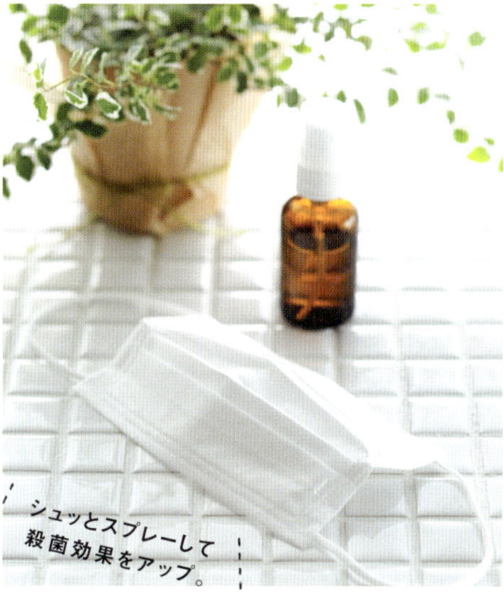

シュッとスプレーして
殺菌効果をアップ。

●マスクスプレー

ティートリーやユーカリなど殺菌作用のある精油を使ってマスクスプレーを作り、シュッとひと噴き。風邪などの感染症予防に役立ちます。

作り方　HOW TO MAKE

●スプレーボトルに無水エタノール（小さじ1/2）を入れ、精油を３～６滴加えて振って混ぜます。そこに精製水30㎖を入れ、さらに振ってよく混ぜます。

使い方　HOW TO USE

●マスクの鼻に当たらない外側に１～２回スプレーしてからつけます。

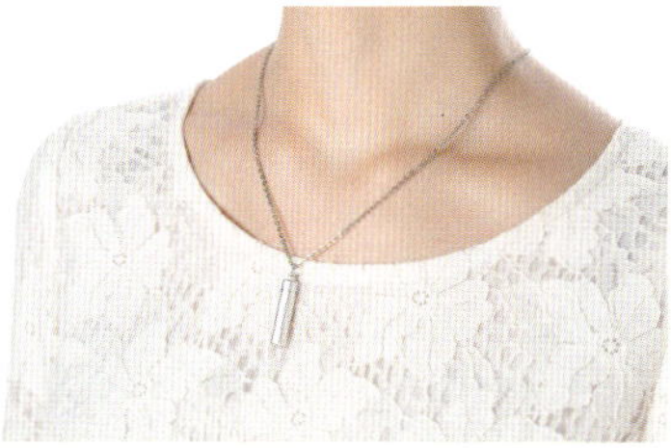

●アロマペンダント

精油を垂らすフィルターが内蔵されたペンダント。体温で温められ、ゆっくりと穏やかに香りが漂ってきます。

使い方　HOW TO USE

●精油を２～３滴、内蔵のフィルターに垂らして身に着けます。くわしい使い方は取り扱い説明書に従ってください。

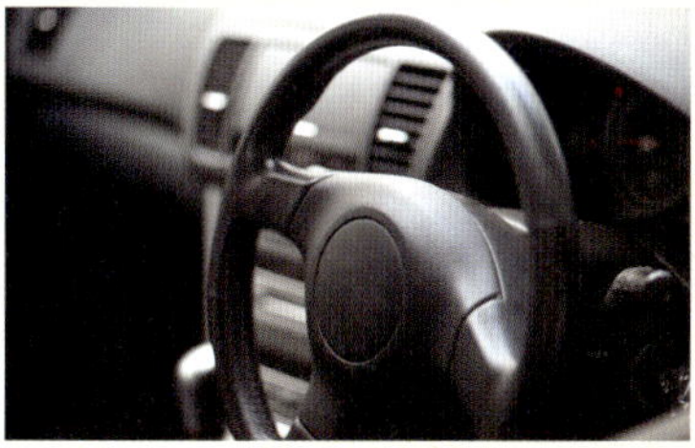

●車の消臭

車の中の嫌な臭いを精油で改善。万人に好まれる柑橘系の精油、酔いやすい方はペパーミントがおすすめです。

使い方　HOW TO USE

●ティッシュペーパーやコットンに精油を１～２滴垂らし、エアコンの送風口に差します。専用の芳香拡散器もあります。

吸入

INHALING

精油の香りを意識して吸入する方法です。鼻や口から芳香成分を吸入することで、呼吸器系によいのはもちろんのこと、深呼吸しながら香りを嗅ぐことで気持ちをリラックスさせる効果も得られ、ティッシュペーパーなどを使えば、外出先でも手軽に利用できます。

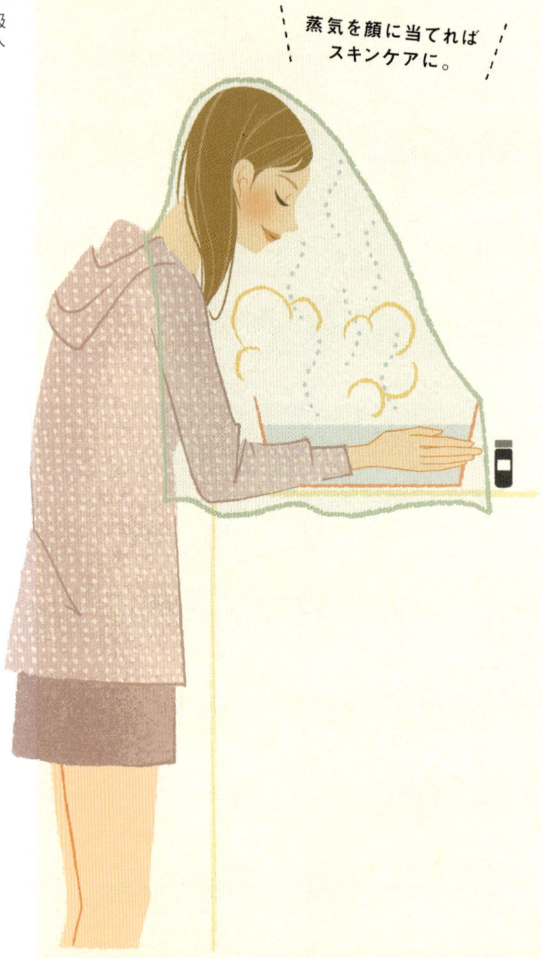

●洗面器

洗面器から立ち上る多くの蒸気を、口からも鼻からも同時に吸入することができる方法です。同じ方法で、蒸気を肌に当ててスキンケアに役立てる場合は、フェイシャルスチームと呼びます。

方法　HOW TO DO

1. 洗面器に熱めのお湯を入れて精油を1～3滴垂らします。精油の滴数は香りの強さなどで調整してください。
2. お湯の上30cmくらいに顔を持っていき、蒸気が逃げないように、すっぽりバスタオルをかぶります。
3. 目を閉じて、鼻や口から蒸気を吸い込みます。フェイシャルスチームの場合は、顔に蒸気を当てます。約1分間行いましょう。

⚠注意

- 長時間行うのは、負担になります。
- せきが出るとき、喘息の方は悪化させるおそれがあるため、行わないでください。

●マグカップ

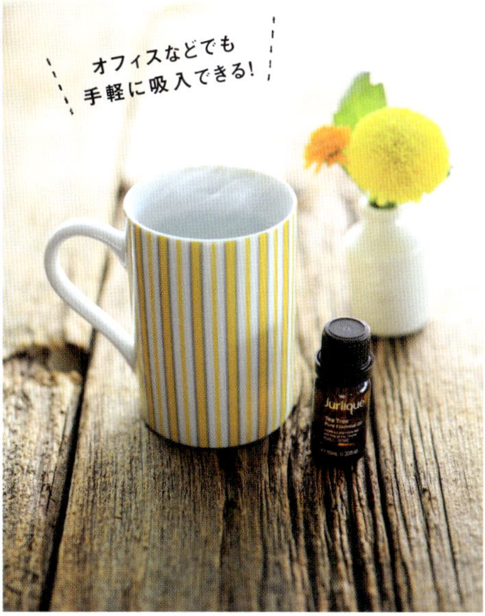

洗面器よりも手軽にできる方法がマグカップを利用した吸入。オフィスなどでリラックスしたいときにおすすめの利用法です。

方法　HOW TO DO

❶マグカップに熱めのお湯を入れて、精油を1～3滴垂らします。精油の滴数は香りの強さなどで調整してください。
❷マグカップを顔に近づけ、蒸気を鼻や口から吸い込みます。

⚠注意

●自分もまわりの方も、間違えて飲まないように注意しましょう。

●ティッシュペーパー

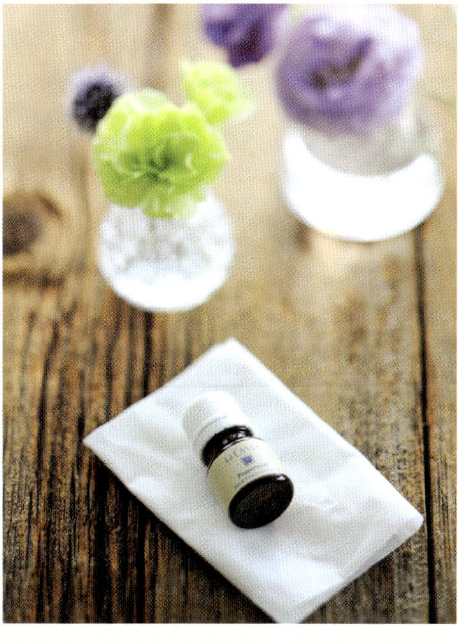

外出先で吸入したいときは、ティッシュペーパーが便利です。ラベンダーなど汎用性の高い精油を携帯していると、すぐに利用できます。

方法　HOW TO DO

❶ティッシュペーパーに1～2滴精油を垂らします。精油の滴数は香りの強さなどで調整してください。
❷ティッシュペーパーを顔に近づけ、香りを鼻や口から吸い込みます。

外出先などで
利用したいときに。

湿布

COMPRESS

お湯や冷水に精油を混ぜ、それを浸した布を体に当てます。体を温めたり冷やしたりするほか、痛みや炎症などを和らげたりするのにも有効です。おもに急性のトラブルには冷湿布がよく、慢性的な症状には温湿布がよいといわれています。

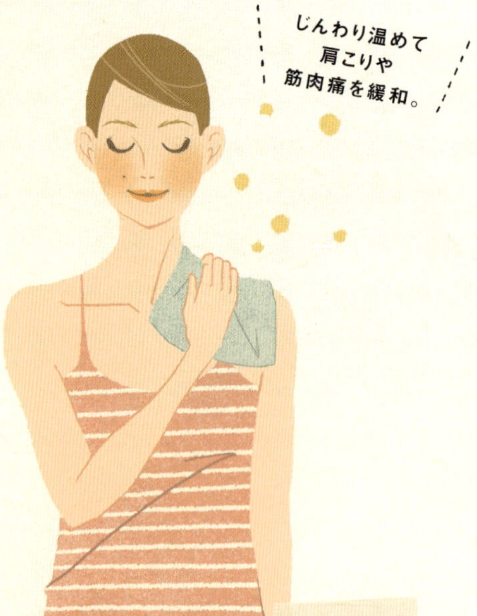

じんわり温めて
肩こりや
筋肉痛を緩和。

第7章のレシピなどを参考にしながら、目的別に精油を選んで行いましょう。温湿布はリラクゼーション、冷湿布はリフレッシュに利用するのもおすすめです。

作り方 HOW TO MAKE

❶洗面器にお湯または冷水を入れ、精油を1～3滴垂らします。
❷お湯や冷水に浮いた精油をすくい取るように、タオルや布を浸けます。タオルや布の端は浸けないようにしましょう。
❸タオルや布の端を持って絞ります。

方法 HOW TO DO

●**温湿布** 体に当て、冷めないようにラップをかけ、さらに別の乾いたタオルをのせるとよいでしょう。温かさを感じなくなったらはずすか、作り直しましょう。
●**冷湿布** 体に当て、冷たさが持続するように保冷剤をのせるとよいでしょう。

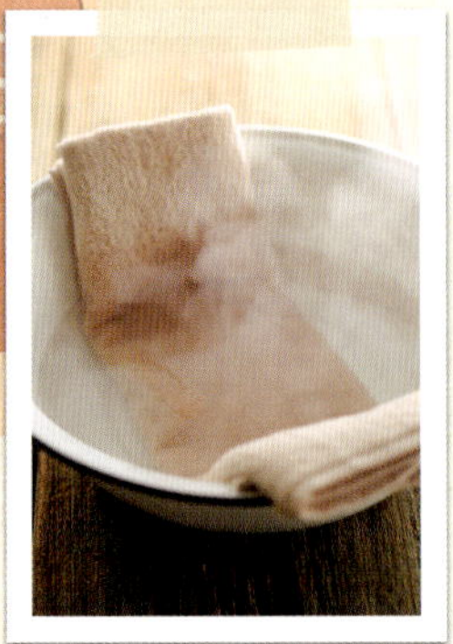

タオルや布の中央のみを浸け、濡れていない端を持って絞ります。

⚠注意

●肌が弱い方は、第3章の精油プロフィールの注意事項に「皮膚に刺激を与える可能性があります」と書いてある精油の使用は控えてください。

マッサージ

MASSAGE

精油を混ぜた植物油を体に塗布し、マッサージする方法で、トリートメントとも呼ばれます。鼻からは香りを楽しめ、肌からも精油の成分を吸収することができるため、もっともアロマテラピーの効果を得ることができる方法ともいえます。

自分自身で行ってもその効果を得ることができますが、家族や親しい方と行うと、触れ合うことでさらにリラクゼーション効果を得ることができます。

方法 HOW TO DO

● 別冊の『アロマテラピー マッサージブック』でくわしく説明しています。

⚠注意

● マッサージを行う場合は、かならず精油に植物油を混ぜたマッサージオイルを使用してください。市販のマッサージオイルを使ってもかまいません。

● マッサージを行う前に、『アロマテラピー マッサージブック』の6ページの注意事項をかならず読んでから始めてください。

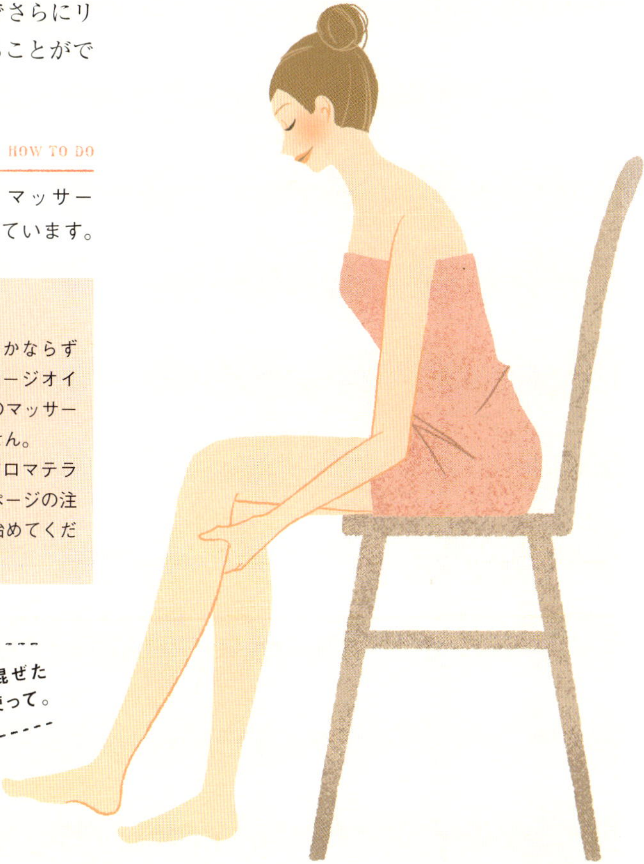

精油と植物油を混ぜた
マッサージオイルを使って。

そのほかの使い方 OTHER USES

アロマテラピーの楽しみ方は、ほかにもいろいろとあります。生活をより楽しく豊かにするためにも、自分に合った方法で取り入れてみてください。

精油のチカラを利用して美肌に。

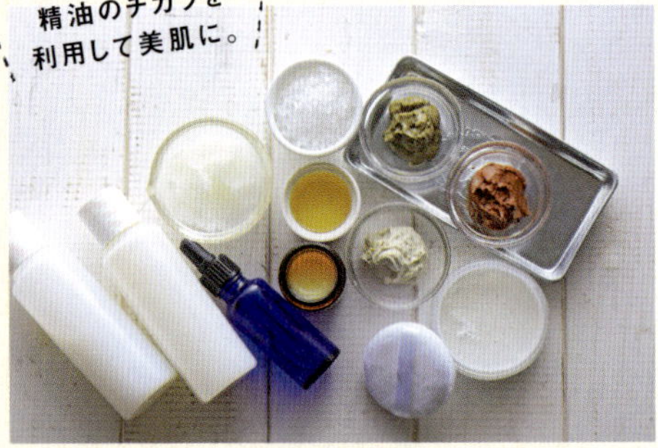

●手作り化粧品

基材（156～158ページ）と呼ばれるさまざまな材料と精油を使って、化粧品を手作りすることができます。精油には肌に潤いを与えたり、引き締めたり、やわらかくするなどの働きがあるものがあり、スキンケアやヘアケアにも役立ちます。

●手作り化粧品は、第8章（162～175ページ）でくわしく紹介しています。

自然の香りを楽しみながらお掃除。

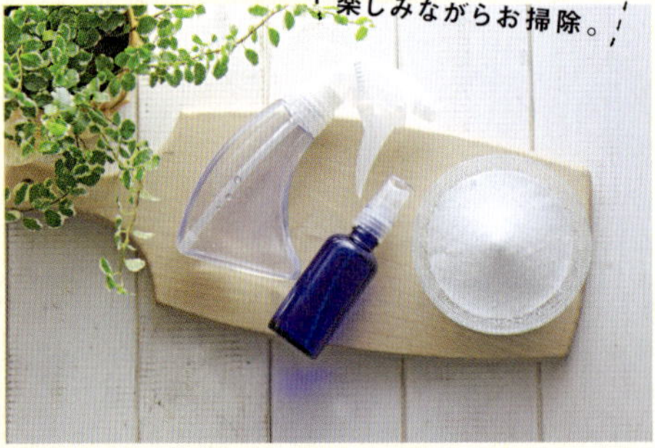

●家事グッズ

手作り化粧品同様、家事グッズも手作り。精油には、殺菌作用があるもの、消臭や虫除けに役立つものなどがあり、家事にも大いに活躍します。自然な香りを楽しみながらの家事は、いちだんとはかどりそうです。

●手作り家事グッズは、第8章（176～178ページ）でくわしく紹介しています。

お気に入りの香りをほんのり漂わせて。

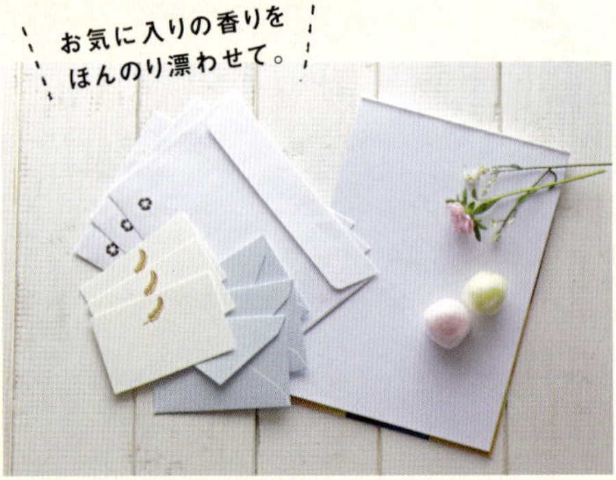

●香りづけ

精油の心地よい香りは、イメージアップにも活用できます。例えば、コットンに精油を1～2滴含ませて、名刺やレターセットなどと一緒に入れておけば、渡す際によい香りを漂わせることができます。下着やハンカチ類を収納した引き出しに入れるのもおすすめです。

第3章

精油のプロフィール

Profile of Essential oils

アロマテラピー専門店に行くと、たくさんの種類の精油が並んでいます。
本書では、日常生活の中で使いやすく、役に立つ30種類を選んで、
そのプロフィールを紹介します。
それぞれの精油がどのように私たちの心身に働きかけるのか、
どのような使い方をするのがおすすめか、
プロフィールを参考にしながら、お気に入りの１本を見つけてください。

Classification of Aroma

精油の香りのグループ

精油は、抽出される部位などによって香りに特徴があり、大きく7つのグループに分けられます。自分の好きな香りがどのグループに多いのかを知っておくと、精油を選ぶときのひとつの目安になります。43ページからのプロフィールにもこのグループをアイコンとともに明記していますので、参考にしてください。また、初めて2種類以上の精油をブレンドする際は、同じグループの精油同士だと香りが似ているため相性がよく、失敗が少ないでしょう。

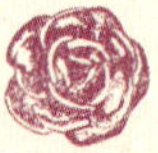

Floral

フローラル系

**女性らしく甘く華やか
やや強めの香り**

花から抽出した精油で、甘く華やかな香りがします。女性らしい気分に浸りたいとき、優しい気分になりたいときにおすすめです。香水にも使われるよい香りではありますが、香りが強く好みが分かれることも多いグループです。

イランイラン (P.43)
カモミール・ジャーマン (P.45)
カモミール・ローマン (P.46)
ジャスミン (P.51)
ゼラニウム (P.54)
ネロリ (P.56)
ラベンダー (P.67)
ローズアブソリュート (P.70)
ローズオットー (P.71) …など

グループとブレンドの相性

ブレンドに変化をつけたいときは、右の図の隣り合うグループの精油と合わせてみましょう。あらたな香りの変化が楽しめます。

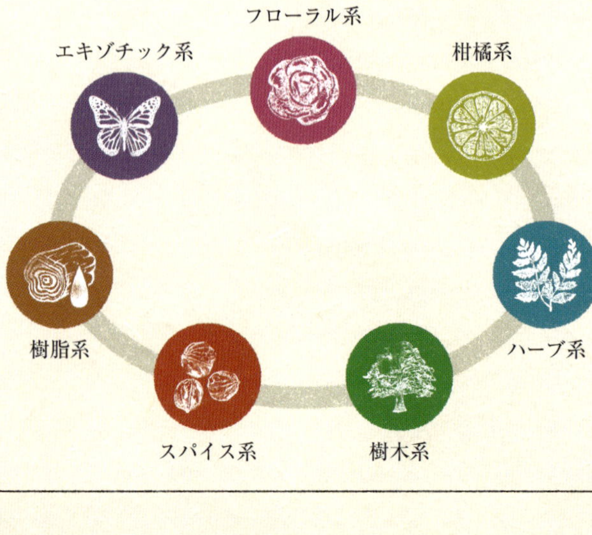

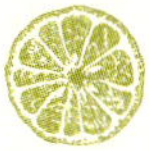

Citrus 柑橘系

だれもがなじみのある
おいしそうな柑橘の香り

柑橘の果皮から抽出した精油で、おいしそうな香りで元気が出ます。誰でも一度は嗅いだことのある香りなので、好き嫌いがあまりなく、アロマテラピー初心者にも使いやすい香りです。

※は柑橘ではありませんが、柑橘の香りがします。

オレンジ・スイート（P.44）
グレープフルーツ（P.48）
ベルガモット（P.62）
※メリッサ（P.65）
レモン（P.68）
※レモングラス（P.69）　…など

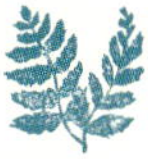

Herbal ハーブ系

薬草を思わせる香り
リフレッシュにおすすめ

おもに薬効のある葉（ハーブ）から抽出した精油で、薬草のようなすっきりとした香りがします。料理のハーブにも使われる植物も多く、なじみやすく親近感もあります。頭の中をクリアにしたいとき、リフレッシュしたいときに有効。

クラリセージ（P.47）
スイートマージョラム（P.53）
ペパーミント（P.61）
ローズマリー（P.72）　…など

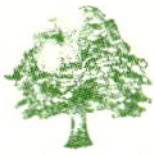

Trees 樹木系

まるで森の中にいるような
リラックスできる香り

葉や木部などから抽出した精油で、まるで森林浴をしているかのような、さわやかな香りがします。ウッディな香りと表現されるのも、このグループ。はりつめた神経を鎮めたいとき、リラックスしたいときの沐浴にぴったりです。

サイプレス（P.49）
ジュニパーベリー（P.52）
ティートリー（P.55）
ユーカリ（P.66）　…など

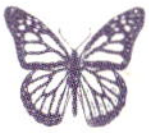

Exotic エキゾチック系

異国情緒を感じさせ
それぞれの香りが個性的

抽出部位はさまざまですが、アジアの寺院を連想させるような異国情緒を感じさせる香りです。緊張や不安を和らげたいとき、気持ちを落ち着かせたいときに役立ちます。個性的な香りが多いため、好みがはっきり分かれます。

サンダルウッド（P.50）
パチュリ（P.57）
ベチバー（P.60）　…など

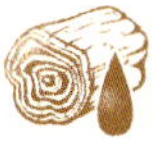

Resin 樹脂系

木を思わせる香りで
深い呼吸を促す

樹脂から抽出した精油で、木を思わせる独特の香りです。そのどっしりとした印象から、アーシー（大地）な香りとも表現されます。深い呼吸を促すため、気持ちを落ち着かせたいときによく、肌によい効果を持つものが多いのも特徴です。

フランキンセンス（P.59）
ベンゾイン（P.63）
ミルラ（P.64）　…など

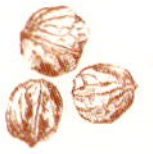

Spice スパイス系

香辛料のような香り
心も体もパワーアップ

料理に使う香辛料と同じ植物から抽出した精油で、スパイシーな香りです。やる気を起こしたいとき、パワーアップしたいときにおすすめ。体を温める働きがあるのも特徴です。ジンジャーやシナモンなどの精油もこのグループです。

ブラックペッパー（P.58）
…など

精油の持つさまざまな作用の意味

精油には、心身に働きかけるさまざまな作用があります。この章の精油プロフィールで紹介している作用の意味について紹介しましょう。

引赤《いんせき》
血液の循環をよくして、体を温める作用

強肝《きょうかん》
肝臓と胆のうの機能を刺激して促す作用

強壮《きょうそう》
体のさまざまな機能を向上させる作用

去痰《きょたん》
痰を排出して、除去する作用

駆風《くふう》
腸内に溜まったガスの排出を促す作用

血圧降下《けつあつこうか》
血圧を下げる作用

血圧上昇《けつあつじょうしょう》
血圧を上げる作用

血管収縮《けっかんしゅうしゅく》
血管壁を収縮させる作用

解毒《げどく》
体内の毒素を排出する作用

解熱《げねつ》
高い体温を下げる作用

健胃《けんい》
胃の不調を和らげ、健やかにする作用

抗ウイルス《こううぃるす》
ウイルスを抑制する作用

抗うつ《こううつ》
憂うつな気分を和らげる作用

抗炎症《こうえんしょう》
炎症を鎮める作用

高揚《こうよう》
気持ちを明るくしたり、高めたりする作用

抗リウマチ《こうりうまち》
リウマチの症状を和らげる作用

催淫《さいいん》
性欲を高める作用

細胞成長促進《さいぼうせいちょうそくしん》
皮膚の細胞の成長を促す作用

催眠《さいみん》
睡眠を促す作用

殺菌《さっきん》
細菌を殺す作用

子宮強壮《しきゅうきょうそう》
子宮の働きを強くする作用

刺激《しげき》
エネルギーを増進させる作用

止血《しけつ》
出血を止める作用

収斂《しゅうれん》
組織を引き締める作用

浄化《じょうか》
体内に溜まった老廃物や毒素を排出する作用

消化促進《しょうかそくしん》
消化を助ける作用

食欲増進《しょくよくぞうしん》
食欲を高める作用

頭脳明晰化《ずのうめいせきか》
頭脳を刺激して、働きを高める作用

制汗《せいかん》
汗の分泌を抑える作用

胆汁分泌促進《たんじゅうぶんぴつそくしん》
胆汁の分泌を促す作用

鎮痙《ちんけい》
痙攣《けいれん》を鎮める作用

鎮静《ちんせい》
興奮を鎮める作用

鎮痛《ちんつう》
痛みを和らげる作用

通経《つうけい》
月経を促し、一定の周期を保つようにする作用

デオドラント《でおどらんと》
臭いを抑える作用

瘢痕形成《はんこんけいせい》
皮膚の腫れ物や傷の治りを促す作用

皮膚軟化《ひふなんか》
皮膚を鎮静させて、やわらかくする作用

分娩促進《ぶんべんそくしん》
安産を促す作用

ホルモン調整《ほるもんちょうせい》
ホルモンの分泌バランスを調整する作用

虫除け《むしよけ》
害虫などを寄せつけない作用

免疫強化《めんえききょうか》
免疫力を高める作用

癒傷《ゆしょう》
傷による出血を止めて治す作用

利尿《りにょう》
尿の量を増やし、体内の余分な水分を排出する作用

使用に注意が必要な精油

精油は正しく使えば、私たちの心身をよくするためにとても役立ちます。ただし、体調によっては使用を控えたほうがよいものもありますので注意しましょう。

● 高血圧の方は使用を控えたほうがよい精油

ローズマリー

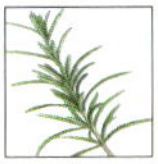

● てんかんの方は使用を控えたほうがよい精油

ローズマリー

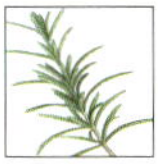

● 子供※には使用を控えたほうがよい精油

ペパーミント／レモングラス／ローズマリー

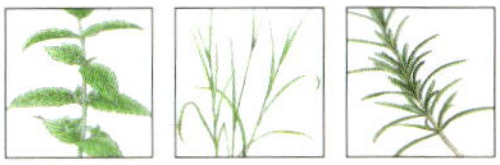

※3歳未満の幼児には、芳香浴以外の方法で精油を使用しないようにしましょう。

● 月経中は使用を控えたほうがよい精油

クラリセージ／スイートマージョラム／ミルラ

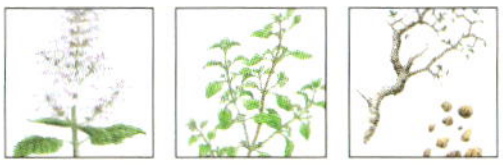

● 妊娠中は使用を控えたほうがよい精油

クラリセージ／サイプレス／ジャスミン／ジュニパーベリー／スイートマージョラム／ペパーミント／ミルラ／ローズマリー

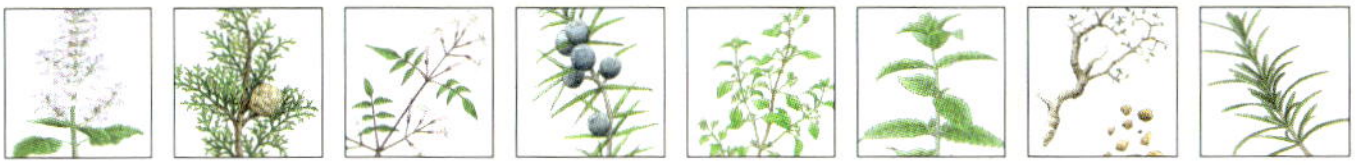

● 皮膚に刺激を与える可能性がある精油

イランイラン／オレンジ・スイート／ジャスミン／ティートリー／ブラックペッパー／ペパーミント／ベンゾイン／メリッサ（レモンバーム）／ユーカリ／レモン／レモングラス

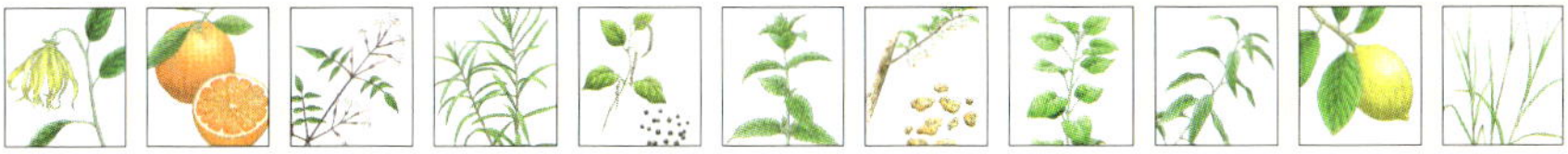

● 光毒性※があり、皮膚に使用したあとは紫外線に当たらないほうがよい精油

グレープフルーツ／ベルガモット／レモン

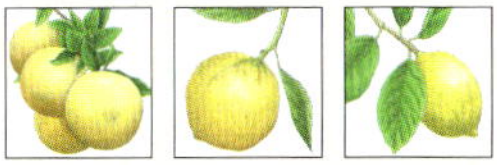

※光毒性とは、皮膚に塗布したあと、日光などの強い紫外線と反応することで、皮膚に炎症を起こすもの。柑橘系の精油に含まれるベルカプテンなどが、その代表的な成分です。

● この章でプロフィールを紹介している精油のみについて明記しています。

● 精油に対する反応は人によって異なり、ここで明記している注意がすべてとは限りません。

● 精油を使用する前に、かならず8ページと22ページを読んでください。

精油のプロフィールの使い方

How to Use

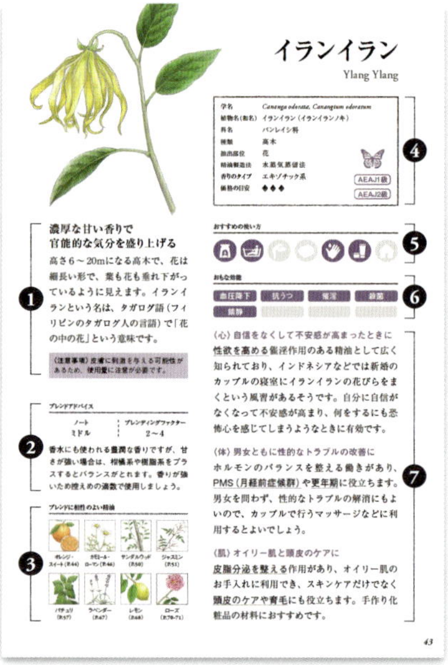
イランイラン
Ylang Ylang

学名	*Cananga odorata, Canangium odoratum*
植物名(和名)	イランイラン（イランイランノキ）
科名	バンレイシ科
種類	高木
抽出部位	花
精油製造法	水蒸気蒸留法
香りのタイプ	エキゾチック系
価格の目安	◆◆◆

AEAJ1級
AEAJ2級

おすすめの使い方

おもな効能

血圧降下 抗うつ 催淫 殺菌 鎮静

濃厚な甘い香りで
官能的な気分を盛り上げる

高さ6～20mになる高木で、花は細長い形で、葉も花も垂れ下がっているように見えます。イランイランという名は、タガログ語（フィリピンのタガログ人の言語）で「花の中の花」という意味です。

〈注意事項〉皮膚に刺激を与える可能性があるため、使用量に注意が必要です。

ブレンドアドバイス

ノート	ブレンディングファクター
ミドル	2～4

香水にも使われる豊潤な香りですが、甘さが強い場合は、柑橘系や樹脂系をプラスするとバランスがとれます。香りが強いため控えめの滴数で使用しましょう。

ブレンドに相性のよい精油

オレンジ・スイート（P.44） カモミール・ローマン（P.46） サンダルウッド（P.50） ジャスミン（P.51）
パチュリ（P.57） ラベンダー（P.67） レモン（P.68） ローズ（P.70-71）

〈心〉自信をなくして不安感が高まったときに
性欲を高める催淫作用のある精油として広く知られており、インドネシアなどでは新婚のカップルの寝室にイランイランの花びらをまくという風習があるそうです。自分に自信がなくなって不安感が高まり、何をするにも恐怖心を感じてしまうようなときに有効です。

〈体〉男女ともに性的なトラブルの改善に
ホルモンのバランスを整える働きがあり、PMS（月経前症候群）や更年期に役立ちます。男女を問わず、性的なトラブルの解消にもよいので、カップルで行うマッサージなどに利用するとよいでしょう。

〈肌〉オイリー肌と頭皮のケアに
皮脂分泌を整える作用があり、オイリー肌のお手入れに利用でき、スキンケアだけでなく頭皮のケアや育毛にも役立ちます。手作り化粧品の材料におすすめです。

43

❶

植物の特徴
精油の原料となる植物の特徴や、その植物にまつわるエピソードを紹介しています。

❷

ノート
香りの揮発性です。精油の香りはトップ、ミドル、ベースの順に香ります。17ページでくわしく説明しています。

ブレンディングファクター
香りの強さを表す数値です。数字が小さいほど香りが強く、大きくなるほど香りが弱くなります。1がもっとも強く、本書で紹介している精油では7がもっとも弱くなります。

ブレンドのアドバイス
2種類以上のブレンドを楽しむ場合のアドバイスです。

❸

ブレンドに相性のよい精油
ブレンドする際に相性のよい精油です。香りの好みには個人差がありますが、ひとつの参考にしてください。
※ローズアブソリュートとローズオットーは香りが似ているので、「ローズ」と表記しています。

❹

学名
世界共通の学術上の名称で、前が属名、後ろが種小名。精油の名称は国やブランドによって異なるため、購入する際は、この学名が記してあるものを選びましょう。

植物名
精油の原料となる植物の名称です。

和名
精油の原料となる植物の日本名です。

科名
生物を分類するうえでの、科の名称です。

種類
精油の原料となる植物の外観や生育期間による分類です。

抽出部位
精油が抽出される、原料となる植物の部位です。

精油製造法
原料となる植物から精油を製造する方法です。18～19ページでくわしく説明しています。

香りのタイプ（※）
香りの特徴によって分けた7つのグループの名称です。38～39ページでくわしく説明しています。

- フローラル系
- 柑橘系
- ハーブ系
- 樹木系
- エキゾチック系
- 樹脂系
- スパイス系

※ひと目でわかるようにアイコンも記載しています。

価格の目安
購入する際の価格の目安を◆の数で紹介しています。

◆◇◇
～2000円（10mℓ）

◆◆◇
2000円～4000円（10mℓ）

◆◆◆
4000円～（10mℓ）

AEAJ1級
AEAJアロマテラピー検定1級試験対象の精油

AEAJ2級
AEAJアロマテラピー検定2級試験対象の精油

❺

おすすめの使い方
それぞれの精油のおすすめの使い方をアイコンで記載しています。くわしい使い方は下記のページで説明しています。

- 芳香浴 24～27ページ
- 沐浴 28～30ページ
- 吸入 32ページ
- 湿布 34ページ
- マッサージ （別冊）アロマテラピーマッサージブック
- 手作り化粧品 第8章
- 家事グッズ 第8章

❻

おもな効能
精油が持っている代表的な作用です。作用の意味は40ページで説明しています。

❼

精油の持つ働き
精油が私たちの心身にどのように役立つかを、心・体・肌に分けて説明しています。

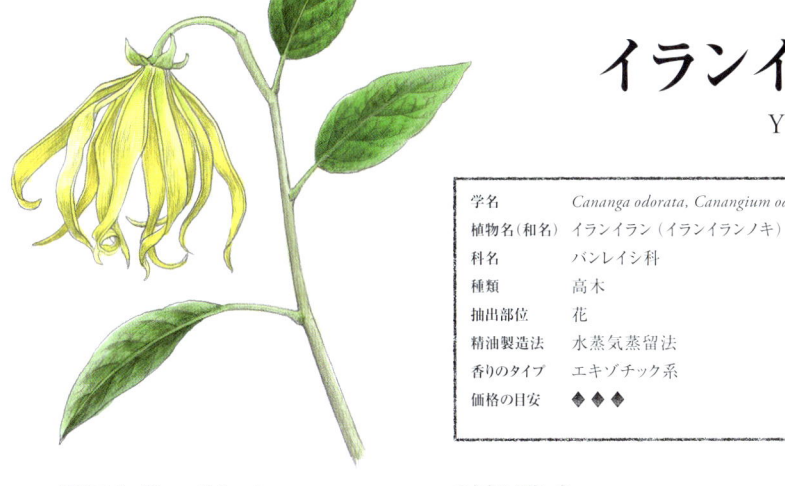

イランイラン

Ylang Ylang

学名	*Cananga odorata, Canangium odoratum*
植物名(和名)	イランイラン（イランイランノキ）
科名	バンレイシ科
種類	高木
抽出部位	花
精油製造法	水蒸気蒸留法
香りのタイプ	エキゾチック系
価格の目安	◆◆◆

AEAJ1級

AEAJ2級

濃厚な甘い香りで官能的な気分を盛り上げる

高さ6～20mになる高木で、花は細長い形で、葉も花も垂れ下がっているように見えます。イランイランという名は、タガログ語（フィリピンのタガログ人の言語）で「花の中の花」という意味です。

〈注意事項〉皮膚に刺激を与える可能性があるため、使用量に注意が必要です。

ブレンドアドバイス

ノート	ブレンディングファクター
ミドル	2～4

香水にも使われる豊潤な香りですが、甘さが強い場合は、柑橘系や樹脂系をプラスするとバランスがとれます。香りが強いため控えめの滴数で使用しましょう。

ブレンドに相性のよい精油

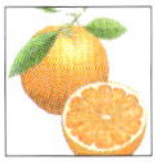

オレンジ・スイート（P.44）

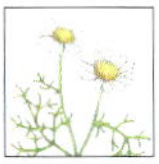

カモミール・ローマン（P.46）

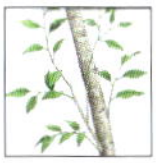

サンダルウッド（P.50）

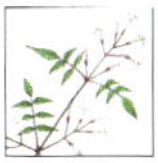

ジャスミン（P.51）

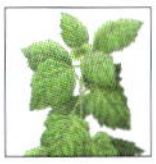

パチュリ（P.57）

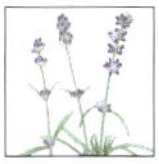

ラベンダー（P.67）

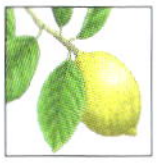

レモン（P.68）

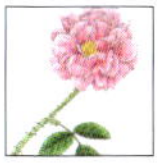

ローズ（P.70-71）

おすすめの使い方

おもな効能

- 血圧降下
- 抗うつ
- 催淫
- 殺菌
- 鎮静

〈心〉自信をなくして不安感が高まったときに

性欲を高める催淫作用のある精油として広く知られており、インドネシアなどでは新婚のカップルの寝室にイランイランの花びらをまくという風習があるそうです。自分に自信がなくなって不安感が高まり、何をするにも恐怖心を感じてしまうようなときに有効です。

〈体〉男女ともに性的なトラブルの改善に

ホルモンのバランスを整える働きがあり、PMS（月経前症候群）や更年期に役立ちます。男女を問わず、性的なトラブルの解消にもよいので、カップルで行うマッサージなどに利用するとよいでしょう。

〈肌〉オイリー肌と頭皮のケアに

皮脂分泌を整える作用があり、オイリー肌のお手入れに利用でき、スキンケアだけでなく頭皮のケアや育毛にも役立ちます。手作り化粧品の材料におすすめです。

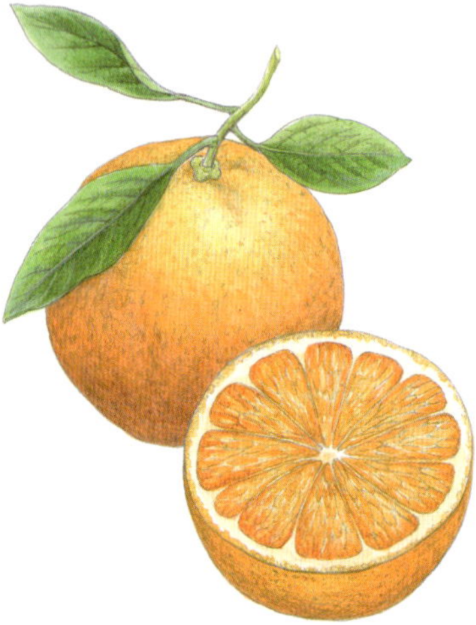

オレンジ・スイート

Orange Sweet

学名	*Citrus sinensis*
植物名(和名)	スイートオレンジ（アマダイダイ）
科名	ミカン科
種類	高木
抽出部位	果皮
精油製造法	圧搾法
香りのタイプ	柑橘系
価格の目安	◆◇◇

AEAJ1級
AEAJ2級

憂うつな気分を和らげる 柑橘系のフレッシュな香り

高さ10mほどの高木。オレンジには、ここで紹介しているスイートオレンジのほかに、ビターオレンジ（*Citrus aurantium*）があり、花からはネロリ、枝葉からはプチグレインが抽出されます。

〈注意事項〉 皮膚に刺激を与える可能性があるため、使用量に注意が必要です。

ブレンドアドバイス

ノート	ブレンディングファクター
トップ	4

柑橘系の精油と相性が合いますが、柑橘系ばかりだとすぐに香りが揮発します。ミドル〜ベースノートのフローラル系とブレンドすると香りが長続きします。

ブレンドに相性のよい精油

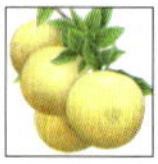
グレープフルーツ（P.48）

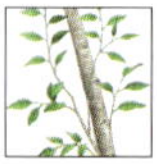
サンダルウッド（P.50）

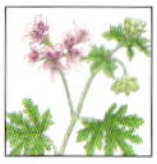
ゼラニウム（P.54）

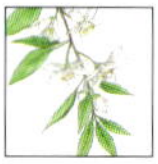
ネロリ（P.56）

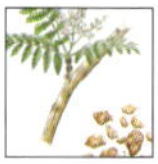
フランキンセンス（P.59）

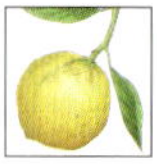
ベルガモット（P.62）

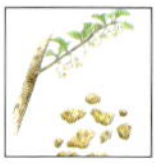
ベンゾイン（P.63）

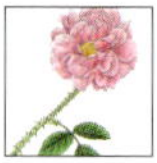
ローズ（P.70-71）

おすすめの使い方

おもな効能

健胃　抗うつ　殺菌　消化促進
食欲増進　鎮痙　鎮静　利尿

〈心〉神経の緊張を緩め、心に幸福感を与える

神経の緊張を緩めてリラックスさせ、心に幸福感をもたらします。憂うつな気分が続く、マイナス思考ばかりしてしまう、体がだるくてやる気が起きない、そんなときにぴったり。不安や心配事で眠れないときにも役立ちます。

〈体〉食欲増進や消化促進に

消化器系、とくに胃に対してよく働きかけます。このおいしそうな香りを嗅ぐと食欲が増進し、消化を促進させるため、食べ過ぎによる胃もたれを緩和してくれます。リンパの流れを促すので、むくみの改善にもおすすめ。

〈肌〉皮膚を活性化して、血行の良い肌色に

皮膚を活性化する働きがあります。肌がくすんで見える、乾燥が気になる、そんなときに利用しましょう。オイリー肌のお手入れ、ニキビや吹き出物のケア、鼻の頭の毛穴の黒ずみ、セルライトのケアなどに効果的です。

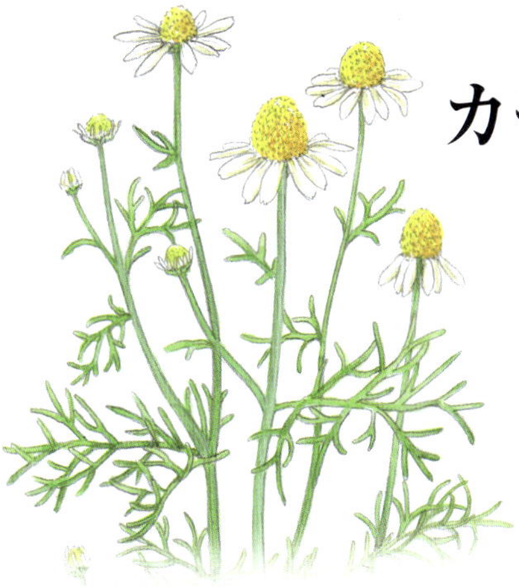

カモミール・ジャーマン

Chamomile German

学名	*Matricaria recutita, Matricaria chamomilla*
植物名(和名)	ジャーマンカモミール(ジャーマンカミツレ)
科名	キク科
種類	一年草
抽出部位	花
精油製造法	水蒸気蒸留法
香りのタイプ	フローラル系
価格の目安	◆◆◆

AEAJ1級

カマズレンの働きで炎症やアレルギー症状を緩和

高さ20～60cmほどの一年草。垂れ下がったように見える白い花びらが特徴で、カモミール・ローマンより花は小さめです。繁殖力が強く、ヨーロッパなどでは、生い茂るように生育する姿がよく見られます。精油は青色をしています。

ブレンドアドバイス

ノート	ブレンディングファクター
ミドル	1～3

花から抽出される精油ですが、甘くてよい香りというより薬草のような香りがします。ブレンドすると香りが変化し、ブレンドした香りに幅を出します。

ブレンドに相性のよい精油

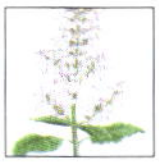

クラリセージ (P.47)

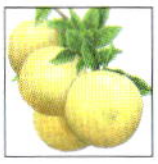

グレープフルーツ (P.48)

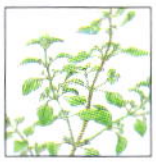

スイートマージョラム (P.53)

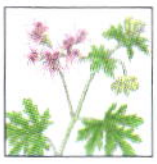

ゼラニウム (P.54)

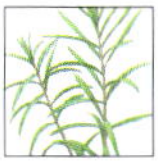

ティートリー (P.55)

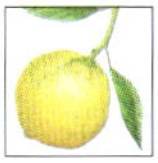

ベルガモット (P.62)

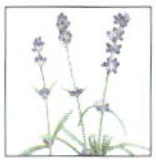

ラベンダー (P.67)

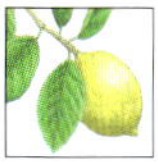

レモン (P.68)

おすすめの使い方

おもな効能

抗炎症　催眠　鎮痙　鎮静
鎮痛　瘢痕形成　免疫強化　癒傷

〈体〉かゆみや痛みを鎮めたいときに

カモミールにはジャーマンとローマンがあり、植物の形状も心身への作用も似ていますが、アロマテラピーでは、前者を体のケア、後者を心のケアに多く使います。ジャーマンは抗アレルギーや抗ヒスタミンの作用などがあるカマズレンという成分を多く含み、炎症や痛みを鎮める働きなどがあります。筋肉痛になったときのマッサージにもよく、頭痛、消化器系の炎症緩和などにも役立ちます。

〈肌〉乾燥した肌、赤くなった肌のお手入れに

カマズレンは、かゆみや炎症を抑える働きがあるため、乾燥、赤み、湿疹、じんましん、かぶれなどの皮膚トラブルに有効。肌が乾燥する冬などは、ボディマッサージに利用するとよいでしょう。打ち身のあざは、瘢痕形成作用のあるほかの精油と混ぜてクリームを作って塗布すると、治癒を促します。

カモミール・ローマン

Chamomile Roman

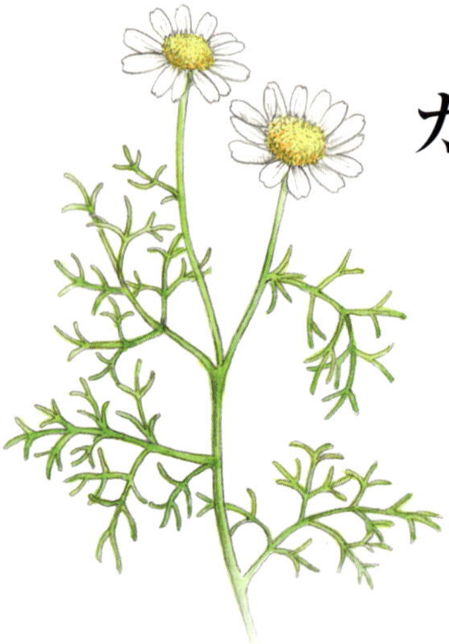

学名	*Anthemis nobilis, Chamaemelum nobile*
植物名(和名)	ローマンカモミール（ローマカミツレ）
科名	キク科
種類	多年草
抽出部位	花
精油製造法	水蒸気蒸留法
香りのタイプ	フローラル系
価格の目安	◆◆◆

AEAJ1級

甘く優しい香りが気持ちを落ち着かせる

高さ25～40cmほどの多年草で、デイジーのような花を咲かせます。「植物のお医者さん」とも呼ばれ、近くに生えた植物の病気を治すといわれます。学名は、「地面のリンゴ」という意味のギリシャ語に由来しています。

ブレンドアドバイス

ノート	ブレンディングファクター
ミドル	1～3

カモミール・ローマンは、よく「リンゴのような香り」がするといわれ、少量でも十分に香ります。同じフローラル系の精油とのブレンドがおすすめです。

ブレンドに相性のよい精油

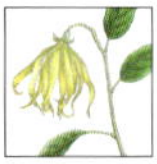
イランイラン（P.43）

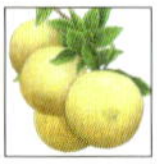
グレープフルーツ（P.48）

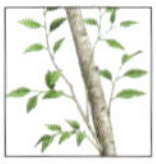
サンダルウッド（P.50）

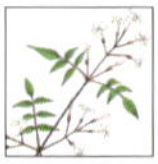
ジャスミン（P.51）

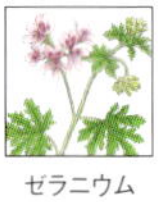
ゼラニウム（P.54）

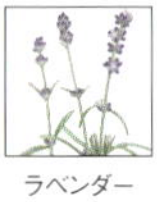
ラベンダー（P.67）

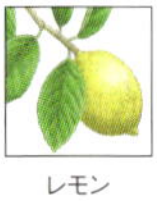
レモン（P.68）

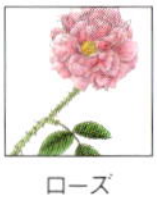
ローズ（P.70-71）

おすすめの使い方

おもな効能

抗うつ　抗炎症　抗リウマチ　催眠
鎮痙　鎮静　鎮痛　通経

〈心〉不安や緊張、子供のかんしゃくに

「女性と子供の精油」と呼ばれるほど、安心して使える精油。リラックスしたいときによく、不安、緊張、恐怖、動揺などを鎮め、穏やかな気持ちにさせます。かんしゃくを起こす子供を落ちつかせたいときにも役立ちます。

〈体〉頭痛や偏頭痛、女性特有のトラブルに

痛みを和らげる働きがあり、頭痛・偏頭痛などに効果を発揮。精神的なストレスが原因の頭痛にも役立ちます。また、月経不順、月経痛、PMS（月経前症候群）、更年期など、女性特有のトラブルの緩和にも、よく用いられます。

〈肌〉皮膚炎や湿疹の症状を緩和

アレルギーの症状緩和によく、皮膚炎や湿疹などに用います。植物油に混ぜて肌に塗布したり、フェイシャルスチームをしたりするとよいでしょう。穏やかな作用の精油なので、子供や高齢者のケアにもおすすめです。

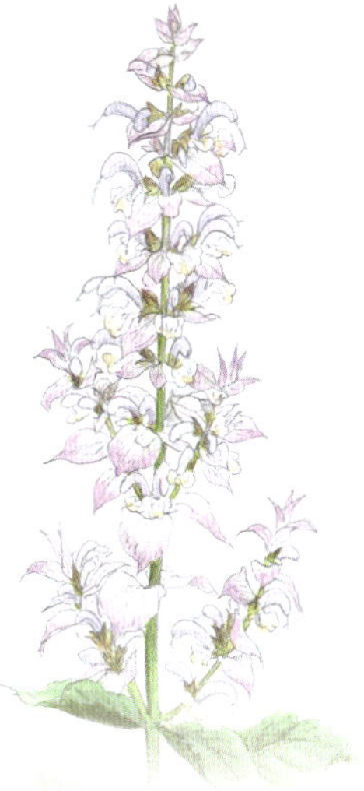

クラリセージ

Clary Sage

学名	*Salvia sclarea*
植物名（和名）	クラリセージ（オニサルビア）
科名	シソ科
種類	二年草
抽出部位	花と葉
精油製造法	水蒸気蒸留法
香りのタイプ	ハーブ系
価格の目安	◆◆◇

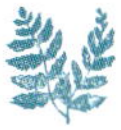

AEAJ1級

幸福感をもたらす 温かみのある香り

高さ１mほどの二年草で、直立した茎に、ハート形の葉をつけ、白や薄紫の可愛い花を咲かせます。料理にも使うセージ（*Salvia officinalis*）とは違う種類の植物なので、混同しないようにしましょう。

〈注意事項〉妊娠中、月経中は使用を控えましょう。

ブレンドアドバイス

ノート	ブレンディングファクター
トップ／ミドル	2〜4

ハーブ系ですが、温かみが感じられ、やや甘さを感じる落ち着いた印象の香りです。幅広い香りに合うため、自分の好みを探りながらブレンドを楽しみましょう。

ブレンドに相性のよい精油

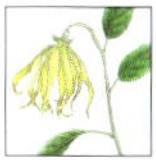

イランイラン（P.43）

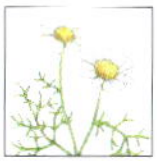

カモミール・ローマン（P.46）

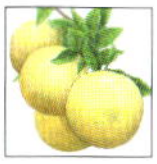

グレープフルーツ（P.48）

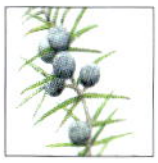

ジュニパーベリー（P.52）

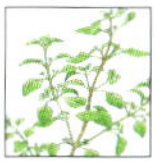

スイートマージョラム（P.53）

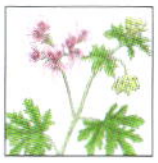

ゼラニウム（P.54）

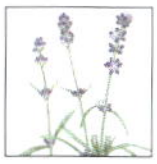

ラベンダー（P.67）

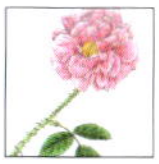

ローズ（P.70-71）

おすすめの使い方

おもな効能

抗炎症　子宮強壮　制汗　鎮痙
鎮静　通経　分娩促進　ホルモン調整

〈心〉心身を包んで癒す、ハッピーオイル

精神を高揚させ、幸福感をもたらすハッピーオイル。気持ちが落ち込んだとき、憂うつな気分になったとき、ストレスを抱えているときに、温かい香りが心身を包み込んで癒します。また、パニックになったときにもおすすめ。

〈体〉ホルモンバランスを調整し、症状を緩和

ホルモンバランスが崩れやすい思春期と更年期によい精油で、月経不順、PMS（月経前症候群）などに効果的。また、男女を問わず、生殖能力のアップに役立つといわれます。ストレスや緊張による不眠や頭痛にも有効です。

〈肌〉皮脂過多の肌や頭皮のお手入れに

オイリー肌のお手入れに用いられます。また、脂っぽい頭皮やフケのケアにもよく、健康な髪の成長を促す手助けに。手作り化粧品のシャンプーやコンデイショナー、スカルプオイルなどで利用しましょう。

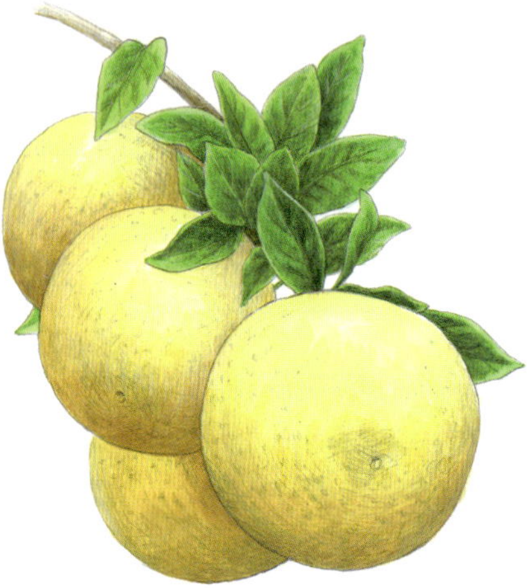

グレープフルーツ

Grapefruit

学名	*Citrus paradisi*
植物名(和名)	グレープフルーツ（グレープフルーツ）
科名	ミカン科
種類	高木
抽出部位	果皮
精油製造法	圧搾法
香りのタイプ	柑橘系
価格の目安	◆◇◇

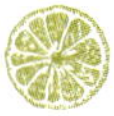

AEAJ1級

気分をリフレッシュさせるさわやかな香り

まるでブドウの房のようにたわわに果実を実らせることから名づけられたグレープフルーツ。西インド諸島のバルバドス島が原産ですが、現在はブラジルやアメリカなど幅広い地域で生産されています。

〈注意事項〉皮膚に使用したあとは、紫外線に当たらないようにしましょう。

ブレンドアドバイス

ノート	ブレンディングファクター
トップ	4

グレープフルーツをむいたときのような香りです。爽快な印象ならハーブ系、優しい印象ならフローラル系の精油とブレンドするとよいでしょう。

ブレンドに相性のよい精油

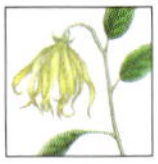

イランイラン
(P.43)

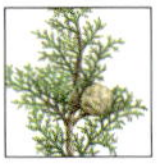

サイプレス
(P.49)

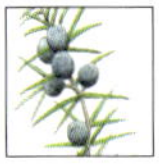

ジュニパーベリー
(P.52)

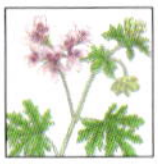

ゼラニウム
(P.54)

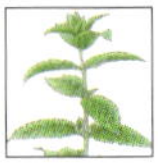

ペパーミント
(P.61)

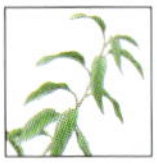

ユーカリ
(P.66)

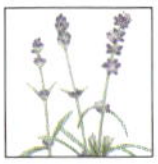

ラベンダー
(P.67)

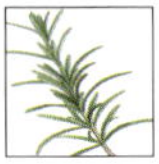

ローズマリー
(P.72)

おすすめの使い方

おもな効能

強壮　抗うつ　高揚　殺菌
収斂　浄化　食欲増進　利尿

〈心〉集中力ややる気アップに

気分をリフレッシュしたいとき、集中力をアップしたいとき、やる気をアップしたいときなどにおすすめ。ストレスが原因で精神的な疲労が溜まっているとき、憂うつな気分のときに香りを嗅ぐと、気持ちが軽くなるでしょう。

〈体〉消化器系のサポートやデトックスに

消化器系の働きをサポートする働きがあり、消化不良や便秘、胃もたれの緩和に役立ちます。利尿作用に優れており、リンパの流れを促す働きがあることから、体内に溜まった余分な水分を毒素とともに排出する、デトックスマッサージにおすすめです。

〈肌〉マッサージやスクラブでセルライトケア

利尿作用やリンパの流れを促す働きは、セルライトのケアにも役立ちます。植物油に混ぜて気になる部分をマッサージしたり、ボディスクラブを作ったりして利用しましょう。

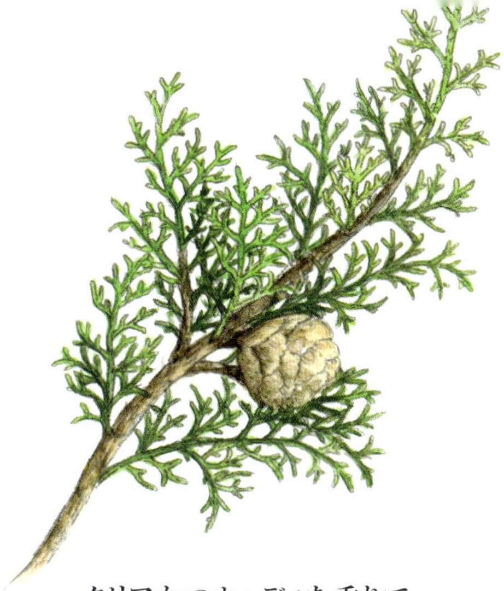

サイプレス

Cypress

学名	*Cupressus sempervirens*
植物名(和名)	サイプレス（イトスギ、ホソイトスギ）
科名	ヒノキ科
種類	高木
抽出部位	葉と果実
精油製造法	水蒸気蒸留法
香りのタイプ	樹木系
価格の目安	◆◆◇

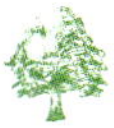

AEAJ1級

クリアかつウッディな香りで苦しみから心を解放

高さ20～30mにもなる、細長い円錐状の形をした地中海地方原産の高木。南欧では庭園や寺院、墓地などでよく見られる木です。精油は針状の葉と、雌性の3cmほどの丸い果実から抽出されます。

〈注意事項〉妊娠中は使用を控えましょう。

おすすめの使い方

おもな効能

血管収縮　抗リウマチ　止血　収斂
制汗　デオドラント　瘢痕形成　利尿

〈心〉イライラや怒りを鎮めて平常心に

イライラを鎮めて平常心と冷静さを取り戻させ、集中力を与えてくれます。苦痛や後悔、自責の念などから心を解放する精油ともいわれ、人生の変化があるときに、それを受け止めて、気持ちを穏やかに保つよう助けます。

〈体〉汗の出過ぎの抑制、月経に関する症状に

収斂作用があることから静脈瘤に役立つことが知られています。汗の出過ぎを抑える働きがあり、緊張で汗をかき過ぎる人、更年期の寝汗にも有効。月経過多、月経痛、PMS（月経前症候群）などの症状にも役立ちます。

〈肌〉オイリー肌やニキビのケアに

皮脂を活発に分泌するオイリー肌やニキビのケアに役立ちます。ローションやフェイシャルスチームで利用するとよいでしょう。また、汗の臭いが気になる場合は、ボディスプレーにして利用すると快適に過ごせます。

ブレンドアドバイス

ノート	ブレンディングファクター
トップ／ミドル	5～7

すっきりとしたシャープな香りで、ウッディな印象もあわせ持ちます。さわやかな柑橘系やハーブ系、深みを与える樹木系の精油とのブレンドがおすすめです。

ブレンドに相性のよい精油

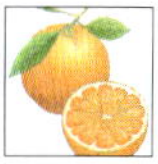

オレンジ・スイート（P.44）

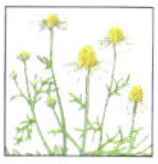

カモミール・ジャーマン（P.45）

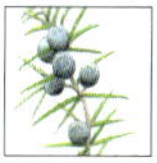

ジュニパーベリー（P.52）

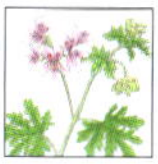

ゼラニウム（P.54）

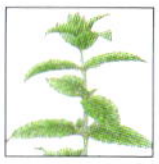

ペパーミント（P.61）

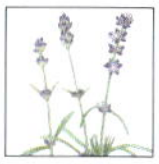

ラベンダー（P.67）

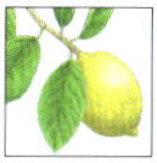

レモン（P.68）

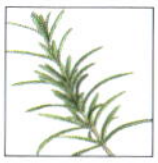

ローズマリー（P.72）

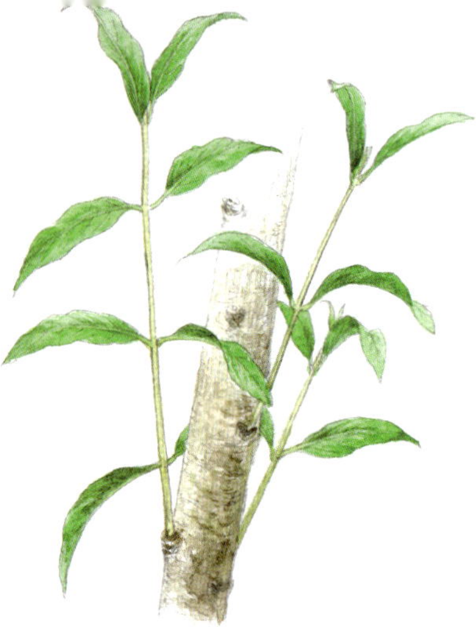

サンダルウッド

Sandalwood

学名	*Santalum album*（インド産）, *Santalum spicatum*（オーストラリア産）
植物名(和名)	サンダルウッド（ビャクダン、ゴウシュウビャクダン）
科名	ビャクダン科
種類	高木
抽出部位	心材
精油製造法	水蒸気蒸留法
香りのタイプ	エキゾチック系
価格の目安	◆◆◇

AEAJ1級

心を鎮静して落ち着かせる やや甘くエキゾチックな香り

サンダルウッド・インドは常緑半寄生小高木で、サンダルウッド・オーストラリアは常緑高木。植物の起源は違いますが、同じビャクダン科の植物です。近年、前者の供給量が減少しているため、後者の流通量が増加しています。

ブレンドアドバイス

ノート	ブレンディングファクター
ベース	4～6

香りに落ち着きを出したいときにおすすめです。ベースノートで香りが最後まで残るので入れ過ぎに注意が必要ですが、ブレンドには利用しやすい精油です。

ブレンドに相性のよい精油

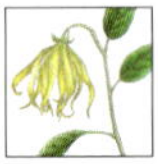
イランイラン（P.43）

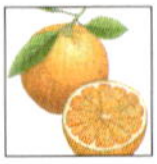
オレンジ・スイート（P.44）

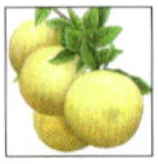
グレープフルーツ（P.48）

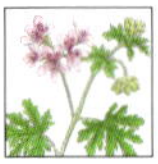
ゼラニウム（P.54）

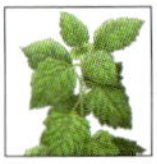
パチュリ（P.57）

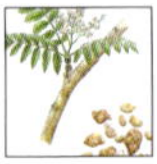
フランキンセンス（P.59）

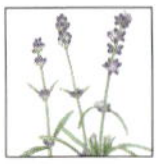
ラベンダー（P.67）

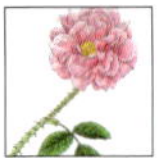
ローズ（P.70-71）

おすすめの使い方

おもな効能

去痰　抗うつ　抗炎症　催淫
細胞成長促進　収斂　鎮痙　鎮静

〈心〉心を安定させ、地に足がつくよう導く

アジアの国々では、古くから宗教儀式や瞑想などに使われることが多い香り。鎮静作用に優れ、心を落ち着かせて精神的なストレスを緩和し、安定させます。大きな木のように、しっかりと地に足をつけるように導きます。

〈体〉呼吸器系のさまざまなトラブルを緩和

呼吸器系のトラブルによく、のどの痛み、せき、鼻水・鼻詰まりの症状緩和に有効。感染症を抑えるだけでなく、深い呼吸を促して、安眠へと誘います。性的なトラブルの解消にもよく、男女共に利用できます。

〈肌〉乾燥が進んでしまった肌のお手入れに

皮膚細胞を活性する働きがあり、ドライ肌のケアに利用できます。とくに肌の保湿に役立ち、マッサージで利用するほか、乾燥が進んでひび割れてしまったような肌にはクリームを作って塗布するとよいでしょう。

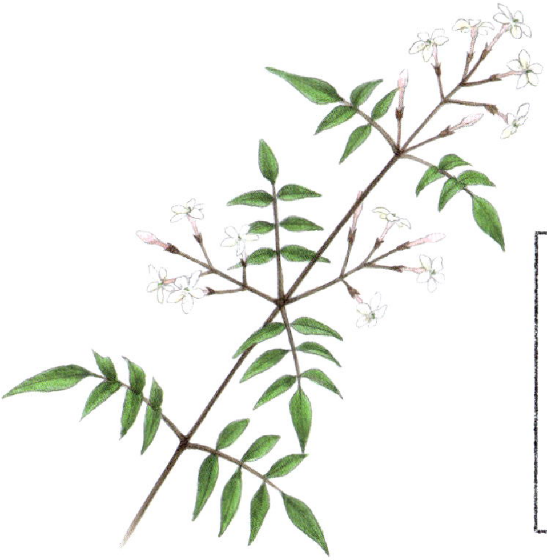

ジャスミン

Jasmine

学名	*Jasminum grandiflorum, Jasminum officinale*
植物名（和名）	ジャスミン（ソケイ、オオバナソケイ）
科名	モクセイ科
種類	低木
抽出部位	花
精油製造法	揮発性有機溶剤抽出法
香りのタイプ	フローラル系
価格の目安	◆◆◆

AEAJ1級

心に自信を取り戻させる甘美な花の香り

つる性の植物でかぐわしい白い花を咲かせます。精油を得るためには大量の花を必要とし、手間もかかるため大変高価。モロッコ、エジプト、インド、イタリアなどで栽培されています。

〈注意事項〉妊娠中は使用を控えましょう。皮膚に刺激を与える可能性があるため、使用量に注意が必要です。

ブレンドアドバイス

ノート	ブレンディングファクター
ミドル／ベース	1

濃厚で甘い花の香り。香りが強いため、わずかな量でも十分に香ります。柑橘系などの軽めの精油（トップノート）と相性がよく、バランスがとれます。

ブレンドに相性のよい精油

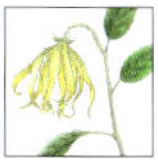
イランイラン（P.43）

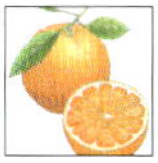
オレンジ・スイート（P.44）

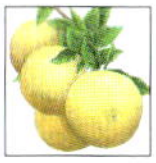
グレープフルーツ（P.48）

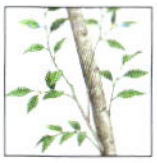
サンダルウッド（P.50）

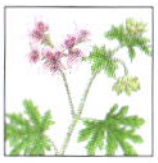
ゼラニウム（P.54）

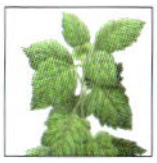
パチュリ（P.57）

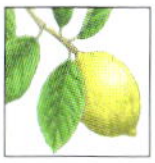
レモン（P.68）

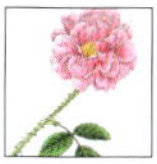
ローズ（P.70-71）

おすすめの使い方

おもな効能

抗うつ　抗炎症　催淫　子宮強壮
鎮痙　鎮静　皮膚軟化　分娩促進

〈心〉疲れた心を癒し、元気を回復

沈んでしまった心に再び自信を取り戻させ、生き生きと輝けるようサポートする精油。「女性としての自信をなくしてしまった」、そんなときにも役立ちます。ほかにも、疲れた心を癒し、元気に回復する手助けとなります。

〈体〉ホルモンバランス調整や出産時のケアに

ホルモンバランスを調整する作用に優れ、月経痛緩和などの働きがあります。催淫作用があり、男女共に性的な問題を解決するようにサポート。出産時は分娩を促したり痛みを和らげたり、産後うつの改善にも用いられます。

〈肌〉肌の衰えを感じるときのケアに

皮膚を軟化する作用があり、加齢肌や年齢を重ねて乾燥が気になる肌など、肌の衰えを感じる方のケアにおすすめ。女性らしい甘い香りが心身をリラックスさせることから、手作り化粧品に利用するとよいでしょう。

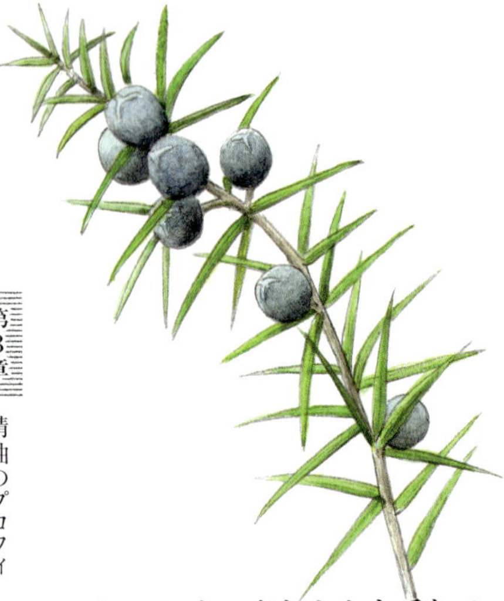

ジュニパーベリー

Juniper Berry

学名	*Juniperus communis*
植物名(和名)	コモンジュニパー(セイヨウネズ、トショウ)
科名	ヒノキ科
種類	低木
抽出部位	果実
精油製造法	水蒸気蒸留法
香りのタイプ	樹木系
価格の目安	◆◆◇

AEAJ1級
AEAJ2級

ウッディかつさわやかな香りで心身共に浄化

葉が針のようにとがっている針葉樹。黄色の花を咲かせ、小さく丸い果実を実らせます。殺菌作用に優れていることから、フランスの病院では昔、ジュニパーの小枝をたたいて空気を浄化していたと伝えられます。

〈注意事項〉妊娠中は使用を控えましょう。

ブレンドアドバイス

ノート	ブレンディングファクター
トップ/ミドル	4

樹木系のウッディな香りでさわやかさも感じられ、男性にも使いやすい精油。ほかの樹木系の精油と合わせると、森林浴のような香りを楽しめます。

ブレンドに相性のよい精油

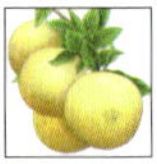
グレープフルーツ(P.48)

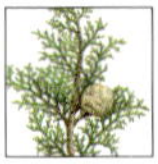
サイプレス(P.49)

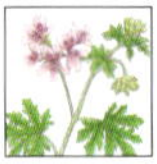
ゼラニウム(P.54)

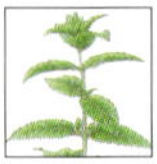
ペパーミント(P.61)

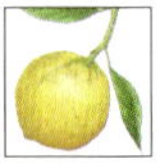
ベルガモット(P.62)

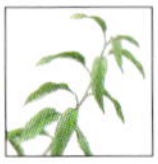
ユーカリ(P.66)

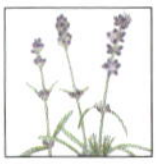
ラベンダー(P.67)

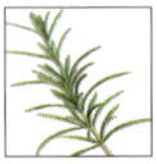
ローズマリー(P.72)

おすすめの使い方

おもな効能

引赤 / 強壮 / 解毒 / 健胃 / 抗リウマチ / 殺菌 / 収斂 / 利尿

〈心〉困難や争い事に立ち向かえるように

心身共に浄化させる精油。悲観的になってしまった心、無気力になってしまった心を洗い流し、再び前向きになれるようにします。困難や争い事に立ち向かうとき、頭の中がよどんでいるようなときにも役立ちます。

〈体〉体内に溜まった水分を流してすっきり

体内の余分な水分や毒素を排出する作用に優れており、体内を浄化させたいときには、とても利用価値の高い精油です。水分が溜まってむくんでいる、前日に飲んだアルコールが残っている、といったときにぴったりです。

〈肌〉オイリー肌、脂っぽい頭皮のお手入れに

オイリー肌、脂っぽい頭皮のお手入れに役立ちます。ニキビや吹き出物が気になる場合はフェイシャルスチーム、頭皮のケアにはシャンプーに利用するのがおすすめ。デトックス作用があるのでセルライトのケアにも使えます。

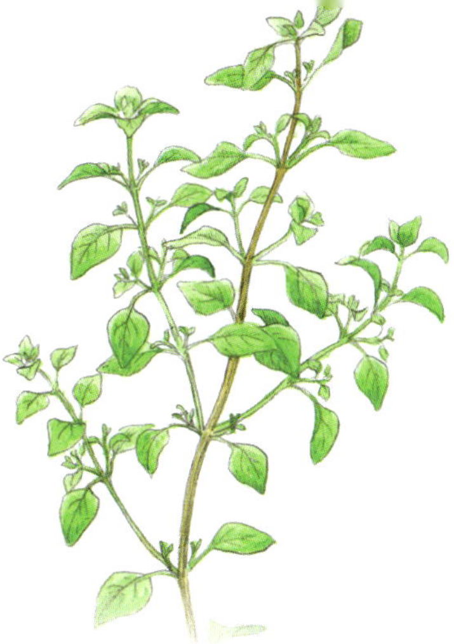

スイートマージョラム

Sweet Marjoram

学名	*Origanum majorana*
植物名(和名)	スイートマージョラム（マヨラナ）
科名	シソ科
種類	低木
抽出部位	葉
精油製造法	水蒸気蒸留法
香りのタイプ	ハーブ系
価格の目安	◆◆◇

AEAJ1級

冷めた気持ちを温める
すっきりとスパイシーな香り

高さ50cmほどの低木。葉は楕円形、ピンクや白の花を咲かせます。地中海沿岸原産で、暖かい地域で栽培されています。精油を抽出する葉は、料理用のハーブとしてもよく利用されます。

〈注意事項〉妊娠中、月経中は使用を控えましょう。

ブレンドアドバイス

ノート	ブレンディングファクター
ミドル	3 ～ 4

ハーブ系や樹木系とブレンドし、さわやかな印象でまとめるのがおすすめです。柑橘系全般にも合いますが、中でもオレンジ・スイートやレモンとよく合います。

ブレンドに相性のよい精油

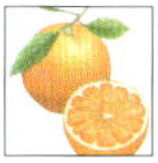

オレンジ・スイート（P.44）

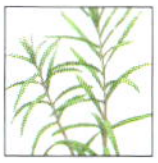

ティートリー（P.55）

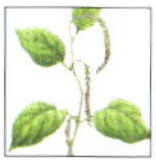

ブラックペッパー（P.58）

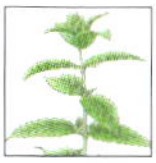

ペパーミント（P.61）

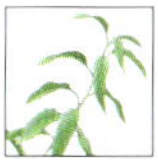

ユーカリ（P.66）

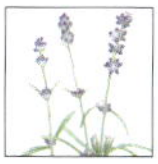

ラベンダー（P.67）

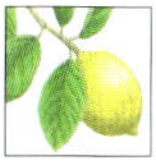

レモン（P.68）

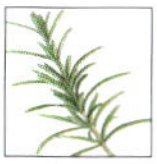

ローズマリー（P.72）

おすすめの使い方

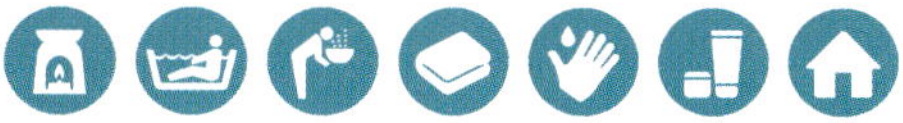

おもな効能

去痰	血圧降下	殺菌	鎮痙
鎮静	鎮痛	通経	癒傷

〈心〉気持ちを優しく包み込んでリラックス

気持ちを包み込み、温める精油。精神的なストレス、緊張、興奮を和らげ、リラックスさせます。落ち着きを失って集中できないようなとき、何かに執着し過ぎてほかのことが頭に入らないようなときにも有効です。

〈体〉筋肉痛やこり、消化器系のトラブルに

鎮痙、鎮静、鎮痛などの作用があり、筋肉痛やこりによく、リウマチや関節炎、腰痛、神経痛にも役立ちます。体を温めるため、風邪のひき始めなどに有効。悪寒がしたりせきが出る際は、背中をマッサージしましょう。

〈肌〉血液の流れをよくして、血色のよい肌に

血液の流れをよくする働きがあるため、血色が優れないようなときは、植物油と混ぜて、マッサージをするとよいでしょう。また、創傷を治す癒傷作用もあることから、傷を負ったあとのケアにも役立ちます。

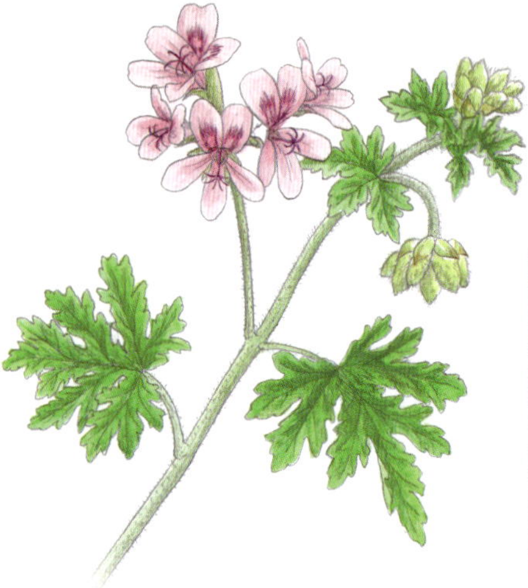

ゼラニウム

Geranium

学名	*Pelargonium graveolens, Pelargonium odoratissimum, Pelargonium asperum*
植物名（和名）	ニオイゼラニウム（ニオイテンジクアオイ、シロバナニオイテンジクアオイ）
科名	フクロソウ科
種類	多年草
抽出部位	葉
精油製造法	水蒸気蒸留法
香りのタイプ	フローラル系
価格の目安	◆◆◇

AEAJ1級

AEAJ2級

ローズに似た甘い香り 心と体のバランサー

高さ60～100cmほどになる多年草。葉はギザギザした形で、小さなピンク色の花を咲かせます。19世紀には香水の都として名高い南フランスのグラース地方で、香料として利用するための栽培が始まり、今日ではさらに産地が広がっています。

ブレンドアドバイス

ノート	ブレンディングファクター
ミドル	3

フローラル系はもちろん、ハーブ系や柑橘系などとブレンドすると香りが大きく変化します。ブレンドを楽しめる精油なので、オリジナルの香りを発見しましょう。

ブレンドに相性のよい精油

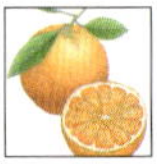

オレンジ・スイート（P.44）

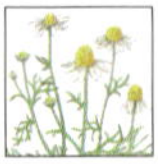

カモミール・ジャーマン（P.45）

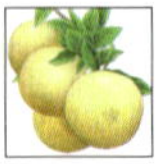

グレープフルーツ（P.48）

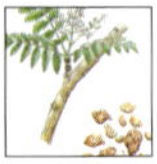

フランキンセンス（P.59）

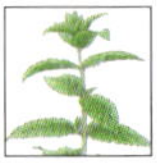

ペパーミント（P.61）

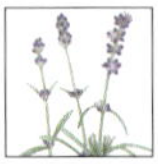

ラベンダー（P.67）

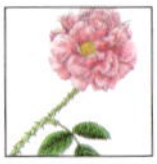

ローズ（P.70-71）

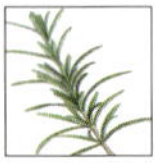

ローズマリー（P.72）

おすすめの使い方

おもな効能

強壮　抗うつ　抗炎症　細胞成長促進

殺菌　収斂　鎮痛　ホルモン調整

〈心〉気分のムラを安定させ、穏やかに

心と体両方のバランスを調整する働きが広く知られています。自律神経のバランスを整えることで、心を穏やかに。イライラしたり落ち込んだり、怒ったり憂うつになったり、そんな気分のムラを安定させます。

〈体〉ホルモンバランスの乱れが原因の症状に

ホルモンバランスの乱れを調整する働きに優れています。月経不順、PMS（月経前症候群）、更年期など女性特有の症状にはとくに効果的。リンパの流れをよくしたり、体内に溜まった老廃物を排出したりする働きもあります。

〈肌〉皮脂バランスを調整し、健やかな肌に

肌の皮脂バランスを整える働きに優れ、そのよい香りも手伝って、スキンケアやヘアケア製品の材料にもよく利用されています。オイリー肌、ドライ肌、両方のお手入れに有効。殺菌作用があり、水虫のケアにも役立ちます。

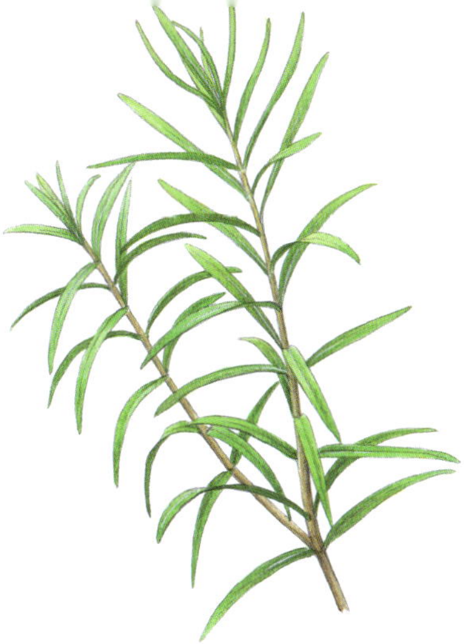

ティートリー

Tea Tree

学名	*Melaleuca alternifolia*
植物名(和名)	ティートリー（ゴセイカユプテ）
科名	フトモモ科
種類	低木
抽出部位	葉
精油製造法	水蒸気蒸留法
香りのタイプ	樹木系
価格の目安	◆◇◇

AEAJ1級

AEAJ2級

シャープなさわやかな香りで気分をリフレッシュ

先がとがった細長い葉をした低木で、栽培されているティートリーは2ｍほど。野生のものは7ｍにまで生長します。オーストラリアの先住民であるアボリジニは、薬の代わりとして役立てていました。

〈注意事項〉皮膚に刺激を与える可能性があるため、使用量に注意が必要です。

ブレンドアドバイス

ノート	ブレンディングファクター
トップ	3～5

シャープで強く主張する香りの精油なので、ペパーミントやユーカリなど同じシャープな香りでまとめるのがおすすめ。男性に好まれるブレンドに仕上がります。

ブレンドに相性のよい精油

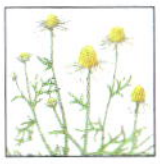

カモミール・ジャーマン（P.45）

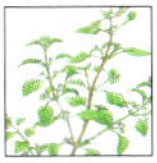

スイートマージョラム（P.53）

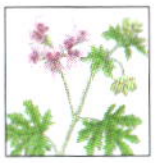

ゼラニウム（P.54）

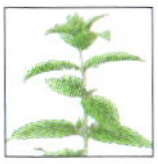

ペパーミント（P.61）

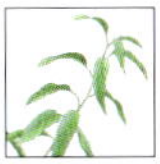

ユーカリ（P.66）

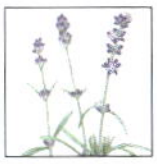

ラベンダー（P.67）

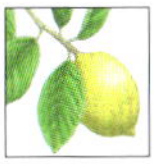

レモン（P.68）

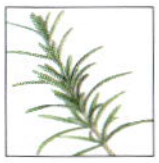

ローズマリー（P.72）

おすすめの使い方

おもな効能

強壮　去痰　抗ウイルス　殺菌
鎮痛　瘢痕形成　免疫強化

〈心〉気分転換したいとき、集中できないときに

気分をリフレッシュしたいとき、気分転換したいときなどにおすすめです。大切な仕事や試験の前はもちろんのこと、花粉症などで、頭がぼんやりしてしまって集中できないときなどに効果的です。

〈体〉優れた殺菌・消毒作用で感染症を予防

鼻通りをよくするため、花粉症や鼻水・鼻詰まりの緩和に役立ちます。殺菌効果が高く、感染症の予防や病気に対する抵抗力となる免疫力アップの働きもあります。風邪やインフルエンザが流行する季節などは芳香浴やマッサージで予防に利用しましょう。

〈肌〉ニキビや水虫などのケアに

優れた殺菌作用や消毒作用は肌にも有効で、ニキビ、やけど、たむし、水虫などのケアに役立ちます。沐浴したり、植物油と混ぜて肌に塗布したりして使いましょう。

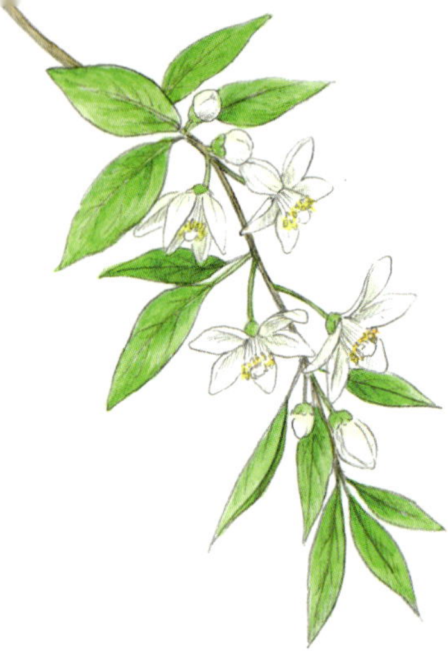

ネロリ

Neroli

学名	*Citrus aurantium*
植物名(和名)	ビターオレンジ（ダイダイ）
科名	ミカン科
種類	高木
抽出部位	花
精油製造法	水蒸気蒸留法
香りのタイプ	フローラル系
価格の目安	◆◆◆

AEAJ1級

優雅なフローラルの香りで優しい気持ちを満たす

ネロリが抽出されるビターオレンジは、高さ10mほどの高木。白く美しい花を咲かせ、その花からネロリが作られます。ネロリという名は、この香りを愛好した17世紀末イタリアのネロラ公妃マリー・アンヌに由来します。

ブレンドアドバイス

ノート	ブレンディングファクター
トップ／ミドル	1～2

フローラルの優しい香りですが、かすかに苦味のようなものを感じます。多くの精油と合いますが、ベースノートの精油とブレンドするとバランスがとれます。

ブレンドに相性のよい精油

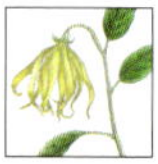
イランイラン（P.43）

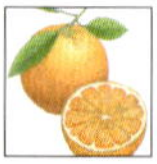
オレンジ・スイート（P.44）

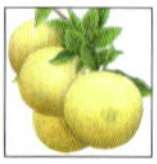
グレープフルーツ（P.48）

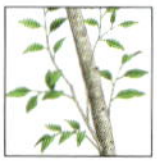
サンダルウッド（P.50）

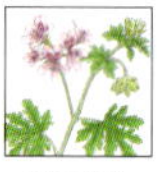
ゼラニウム（P.54）

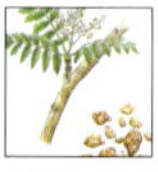
フランキンセンス（P.59）

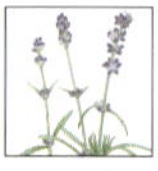
ラベンダー（P.67）

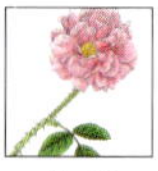
ローズ（P.70-71）

おすすめの使い方

おもな効能

抗うつ　抗炎症　催淫　細胞成長促進
殺菌　鎮痙　鎮静　皮膚軟化

〈心〉マイナスな心を癒し、前向きに

憂うつなとき、興奮や怒りがおさまらないとき、恐怖心があるとき、深く傷ついたりショックを受けたりしたときに、心を癒し、優しい気持ちで満たします。また、試験や面接のときなどは、自信を与えてくれるでしょう。

〈体〉精神的なストレスが原因の症状全般に

リラックス効果に優れていることからストレス性胃腸炎などの消化器系のトラブルによいほか、睡眠障害、頭痛、性欲減退など、精神的なストレスやプレッシャーが原因と思われるさまざまな症状の緩和に役立ちます。

〈肌〉細胞の成長を促し、加齢肌をケア

細胞成長促進作用や皮膚軟化作用など肌によい作用があり、スキンケアにとても向いています。肌の弾力性を改善するともいわれるため、加齢肌のお手入れにとくにおすすめ。妊娠線の予防や傷痕の治癒などにも有効。

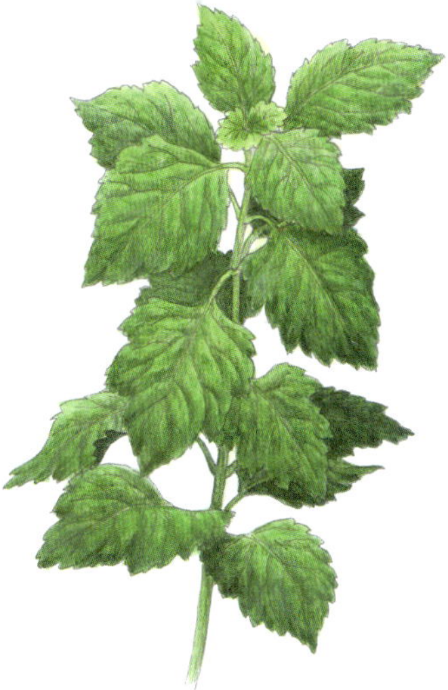

パチュリ

Patchouli

学名	*Pogostemon cablin, Pogostemon patchouli*
植物名(和名)	パチュリ（パチュリ、パチョリ）
科名	シソ科
種類	多年草
抽出部位	葉
精油製造法	水蒸気蒸留法
香りのタイプ	エキゾチック系
価格の目安	◆◇◇

AEAJ1級

心にゆとりを持たせる オリエンタルムードの香り

高さ90cmほどの多年草。卵形の大きな葉をつけ、白っぽい花を咲かせます。インドネシアやインドなどのアジアがおもな産地。葉からは強い香りがして、虫除けになるため、産地では衣類の間に入れて防虫剤として利用します。

ブレンドアドバイス

ノート	ブレンディングファクター
ベース	3 ～ 5

個性の強い香りですが、ブレンドすると香りが変化し、意外に使いやすい精油。パチュリを入れると落ち着いた香りになり、ブレンドの仕上がりに幅を持たせます。

ブレンドに相性のよい精油

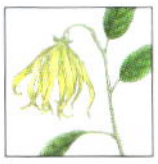
イランイラン（P.43）

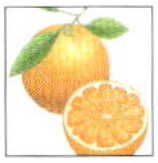
オレンジ・スイート（P.44）

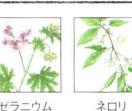

ゼラニウム（P.54）

ネロリ（P.56）

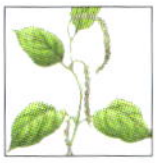
ブラックペッパー（P.58）

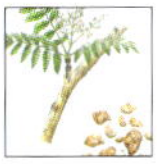
フランキンセンス（P.59）

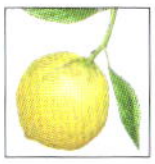
ベルガモット（P.62）

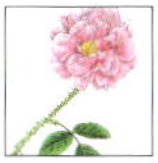
ローズ（P.70-71）

おすすめの使い方

おもな効能

抗炎症　催淫　細胞成長促進　殺菌
収斂　鎮静　瘢痕形成

〈心〉興奮しているときのクールダウンに

緊張や不安を和らげて、精神的なストレスを緩和。心を落ち着かせてゆとりを持たせるように働きかけます。興奮して気分が高ぶっているとき、何かに執着し過ぎるとき、妄想してしまうときなどにもよいでしょう。

〈体〉ダイエット中など食欲を抑えたいときに

食欲を抑える精油として有名。もし、ダイエットで食事制限をしたり、ストレスによる食欲過多などで悩んだりしているときに嗅いでみましょう。また、むくみを改善したり、リンパの流れをよくしたりします。

〈肌〉皮膚の引き締めや荒れた肌のケアに

加齢肌のお手入れに役立ちます。細胞成長促進作用や瘢痕形成作用があるため、荒れた肌のケアによく、たるんだ皮膚を引き締めたいときにも役立ちます。傷跡のケアにも有効。クリームを作っておくと活躍します。

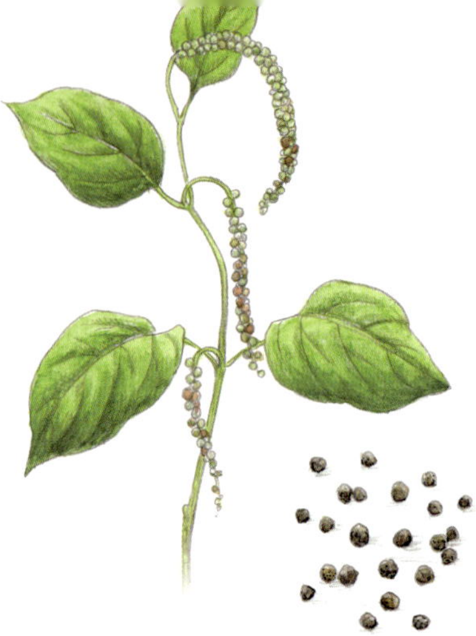

ブラックペッパー

Black Pepper

学名	*Piper nigrum*
植物名（和名）	コショウ、ペッパー（コショウ）
科名	コショウ科
種類	低木
抽出部位	果実
精油製造法	水蒸気蒸留法
香りのタイプ	スパイス系
価格の目安	◆◆◇

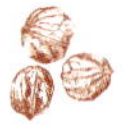

AEAJ1級

心も体も温める スパイシーで鋭い香り

高さ4mほどのつる性の低木で、緑から赤褐色になる小さな実をつけ、その実から精油が抽出されます。中世ヨーロッパでは非常に価値が高く、大航海時代に貿易商によって広まったそうです。

〈注意事項〉皮膚に刺激を与える可能性があるため、使用量に注意が必要です。

ブレンドアドバイス

ノート	ブレンディングファクター
トップ／ミドル	2〜4

スパイシーですが、多くの精油と相性がよく、思っているより使いやすい精油。少し入れるだけでブレンドにパンチを出させる、黒子的な存在といえます。

ブレンドに相性のよい精油

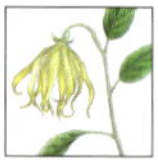

イランイラン（P.43）

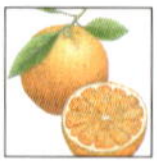

オレンジ・スイート（P.44）

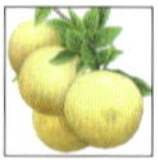

グレープフルーツ（P.48）

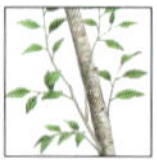

サンダルウッド（P.50）

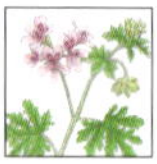

ゼラニウム（P.54）

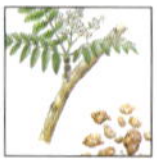

フランキンセンス（P.59）

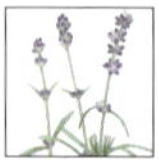

ラベンダー（P.67）

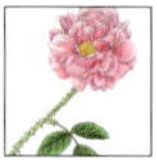

ローズ（P.70-71）

おすすめの使い方

おもな効能

抗うつ　抗炎症　催淫　細胞成長促進
殺菌　食欲増進　鎮静　皮膚軟化

〈心〉神経を強化し、やる気を喚起

心と体、両方を温める精油として知られています。冷淡になり過ぎてしまった心を温め、神経を強化。料理のスパイスのように刺激を与えて、やる気を喚起し、新しい目標に向かって、タフに活動できるように助けてくれます。

〈体〉食欲を増進、冷え性や筋肉痛の改善にも

食欲を増進させる働きがあり、消化不良、お腹のはり、便秘、吐き気など、消化器系全般のトラブルを改善します。血液の循環をよくするため、手足の冷えが気になる方は、足浴や手浴で利用しましょう。また、血液循環をよくする働きは筋肉痛や肩こりの緩和にも役立ちます。

〈肌〉冷えが原因の肌荒れやしもやけなどに

手足の冷えが原因の肌荒れ、あかぎれ、しもやけなどに有効です。手浴・足浴のほか、植物油に混ぜて、患部に塗布しましょう。

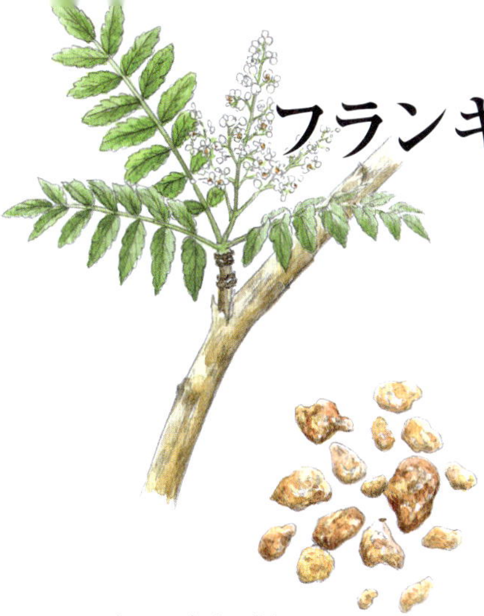

フランキンセンス（オリバナム／乳香《にゅうこう》）

Frankincense (Olibanum)

学名	*Boswellia carterii, Boswellia thurifera*
植物名（和名）	ニュウコウノキ、ニュウコウジュ（ニュウコウジュ）
科名	カンラン科
種類	低木
抽出部位	樹脂
精油製造法	水蒸気蒸留法
香りのタイプ	樹脂系
価格の目安	◆◆◇

AEAJ1級

お香のような香りで深い呼吸を促す

中東を原産とする低木で、樹皮に切り込みを入れると、中から乳白色の樹脂が流れ出し、精油はこの樹脂から作られます。乳香という名は、この乳白色の樹脂に由来します。イエス・キリスト誕生の際に捧げられた香りとして有名。

おすすめの使い方

おもな効能

強壮　去痰　抗うつ　抗炎症　細胞成長促進　鎮静　瘢痕形成　癒傷

〈心〉心身をリラックスさせ、心に平穏を

深い呼吸を促し、リラックスさせて心に平穏をもたらします。ストレスがあるとき、緊張しているとき、孤独や寂しさを感じるとき、急に不安になったとき、怒りを鎮めたいときなどに、落ち着きを取り戻すよう助けます。

〈体〉呼吸器系のトラブルと免疫力アップに

横隔膜をリラックスさせて深い呼吸を促すとともに、肺を浄化するといわれ、鼻水・鼻詰まり、のどの痛み、気管支炎、せき、喘息などの症状緩和に役立ちます。筋肉疲労や関節炎、リウマチなどのマッサージにも有効です。

〈肌〉しわやたるみを改善、エイジングケアに

細胞成長促進、瘢痕形成、癒傷など、肌によい作用をたくさん持つ精油です。肌にはりを持たせ、しわやたるみの改善に役立つことから、加齢肌のお手入れにはとくに有効。妊娠線の予防にもおすすめです。

ブレンドアドバイス

ノート	ブレンディングファクター
ミドル／ベース	3～5

すっきりと落ち着いた香りですが、ミドル～ベースノートなので、ブレンドしたあとにも香りが残ります。万人に好まれる香りではないので注意が必要です。

ブレンドに相性のよい精油

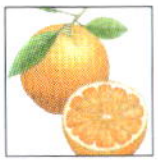

オレンジ・スイート（P.44）

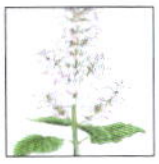

クラリセージ（P.47）

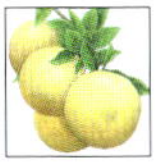

グレープフルーツ（P.48）

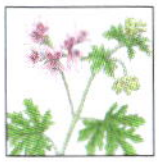

ゼラニウム（P.54）

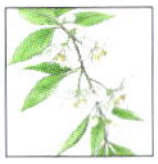

ネロリ（P.56）

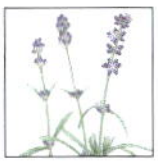

ラベンダー（P.67）

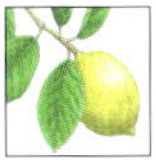

レモン（P.68）

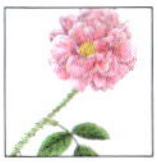

ローズ（P.70-71）

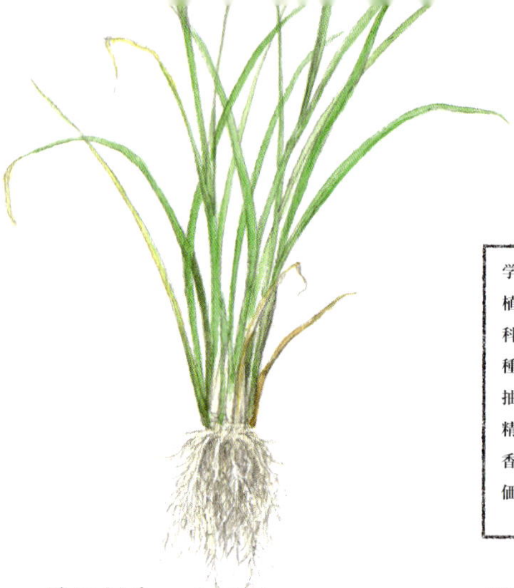

ベチバー

Vetiver

学名	*Vetiveria zizanioides*
植物名(和名)	ベチバー（ベチベル）
科名	イネ科
種類	多年草
抽出部位	根
精油製造法	水蒸気蒸留法
香りのタイプ	エキゾチック系
価格の目安	◆◆◇

AEAJ1級

地に足をつかせる土っぽい個性的な香り

高さ２～３ｍになる多年草。細くて長い葉が密集して生えていますが、葉は香りがほとんどしません。根は芳香があり、地下深くまで伸び、精油はその根から抽出します。アジアでは、うちわやすだれ、敷物など生活用品としても利用されてきました。

ブレンドアドバイス

ノート	ブレンディングファクター
ベース	１～３

かなり土っぽい香りがします。香りが強くベースノートなので、使用量には十分注意を。軽い柑橘系、やわらかいフローラル系の香りなどとよく合います。

ブレンドに相性のよい精油

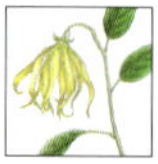

イランイラン（P.43）

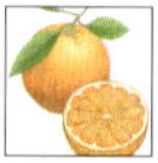

オレンジ・スイート（P.44）

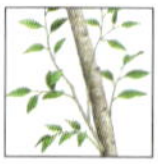

サンダルウッド（P.50）

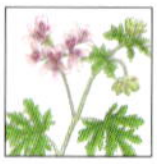

ゼラニウム（P.54）

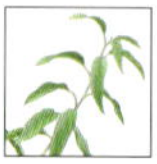

ユーカリ（P.66）

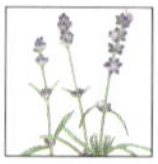

ラベンダー（P.67）

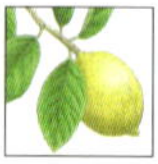

レモン（P.68）

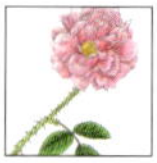

ローズ（P.70-71）

おすすめの使い方

おもな効能

強壮　駆風　殺菌　鎮静　鎮痙　癒傷

〈心〉心を落ち着かせる「静寂の精油」

優れた鎮静作用があり、気持ちを落ち着かせて地に足をつかせることから、「静寂の精油」と呼ばれます。興奮や怒りを鎮めたいとき、緊張や憂うつな気分を解きたいときによく、心のバランスを取り戻す助けとなります。また、不眠にも役立ちます。

〈体〉ストレスが原因の症状や疲労の回復に

精神的なストレスが原因のさまざまな症状によく、体の機能や能力を向上させる強壮作用もあるため、疲労が溜まっているときの回復にも役立ちます。殺菌作用が強いので、カンジダ菌などが原因のトラブルに有効です。

〈肌〉さまざまな肌トラブルのケアに

オイリー肌のお手入れ、ニキビ、吹き出物などのケアに役立ちます。ゼラニウム、ラベンダーなどの精油とブレンドして手作り化粧品に利用するとよいでしょう。

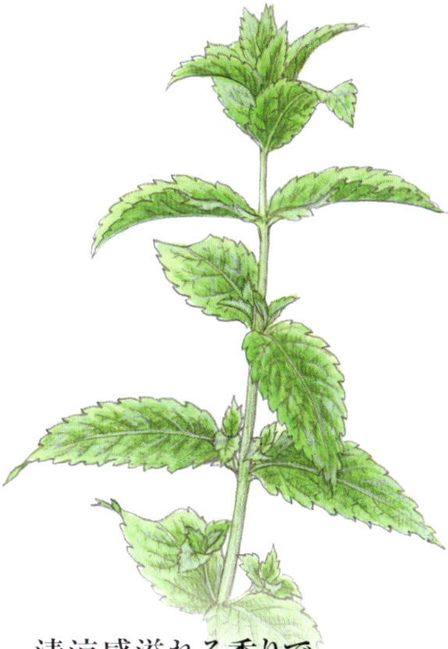

ペパーミント

Peppermint

学名	*Mentha piperita*
植物名(和名)	ペパーミント（セイヨウハッカ）
科名	シソ科
種類	多年草
抽出部位	葉
精油製造法	水蒸気蒸留法
香りのタイプ	ハーブ系
価格の目安	◆◆◇

AEAJ1級

AEAJ2級

清涼感溢れる香りで気分をすっきりとさせる

高さ70～80cmほどの多年草で、生長が早く、繁殖力が強いのが特徴。ペパーミントはスペアミント（*Mentha spicata*）とウォーターミント（*Menta aquatica*）との交配種。ほかにも多くの交配種があります。

〈注意事項〉妊娠中の方や子供には使用を控えましょう。皮膚に刺激を与える可能性があるため、使用量に注意が必要です。

ブレンドアドバイス

ノート	ブレンディングファクター
トップ／ミドル	1

すっきりとシャープで清涼感のある香り。少量でも強く香るので、使用量には注意が必要。なじみのある香りなので、初心者でも抵抗なく使いやすい精油です。

ブレンドに相性のよい精油

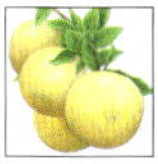
グレープフルーツ（P.48）

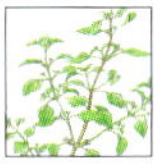
スイートマージョラム（P.53）

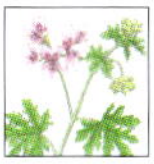
ゼラニウム（P.54）

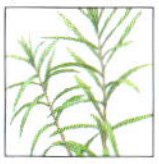
ティートリー（P.55）

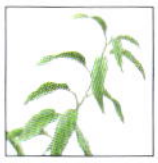
ユーカリ（P.66）

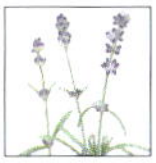
ラベンダー（P.67）

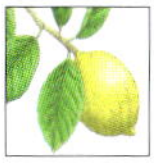
レモン（P.68）

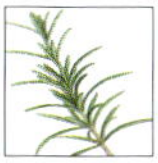
ローズマリー（P.72）

おすすめの使い方

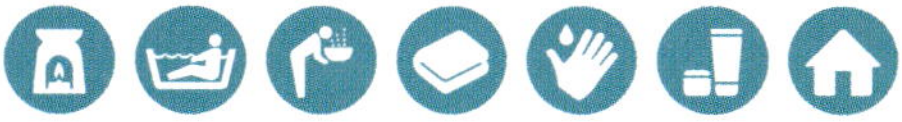

おもな効能

去痰　駆風　解熱　健胃　頭脳明晰化　胆汁分泌促進　鎮痛　虫除け

〈心〉リフレッシュしたいときや眠気覚ましに

気分をリフレッシュしたいとき、気力をなくしたとき、眠気がおそってくるときなどにおすすめ。スーッとする香りが脳に刺激を与え、頭の中をすっきりさせます。ただし、使い過ぎると不眠になる可能性があるので注意を。

〈体〉呼吸器系、消化器系のトラブルを改善

消化器系の不調にまず使われる精油。便秘、下痢、お腹のはりなどによく、乗り物酔いや二日酔いなど吐き気を抑えたいときにも役立ちます。鼻水・鼻詰まり、のどの痛み、花粉症など、呼吸器系のトラブルや、歯痛や頭痛などの痛みにも効果を発揮します。

〈肌〉日焼けしたあとのお手入れや虫除けに

日焼けした肌や炎症した肌のケアにも役立ちます。日焼けあとはラベンダーとブレンドしたボディスプレーがおすすめ。虫が嫌う香りなので、虫除けスプレーにも利用できます。

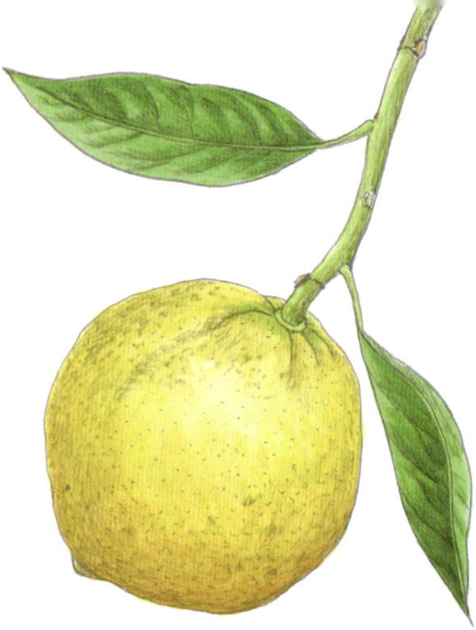

ベルガモット

Bergamot

学名	*Citrus bergamia*
植物名（和名）	ベルガモット（ベルガモット）
科名	ミカン科
種類	高木
抽出部位	果皮
精油製造法	圧搾法
香りのタイプ	柑橘系
価格の目安	◆◇◇

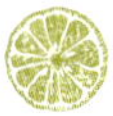

AEAJ1級

自然の抗うつ剤と呼ばれる甘さのある柑橘の香り

白い花と果実をつける高木。果皮は紅茶のアールグレイの香りづけに利用されます。シソ科のタイマツバナ（*Monarda didyma*）も、英語名は同じですが、ここで紹介するものとは別の植物です。

〈注意事項〉皮膚に使用したあとは、紫外線に当たらないようにしましょう。

ブレンドアドバイス

ノート	ブレンディングファクター
トップ	4～6

柑橘系の中でもやわらかさがあり、子供から老人まで男女問わず好まれます。フローラル系や樹脂系とブレンドすると温かみを感じられます。

ブレンドに相性のよい精油

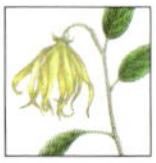

イランイラン（P.43）

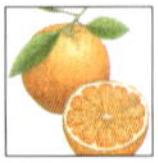

オレンジ・スイート（P.44）

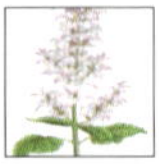

クラリセージ（P.47）

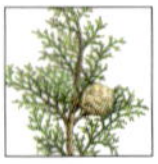

サイプレス（P.49）

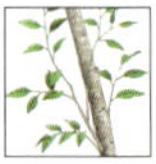

サンダルウッド（P.50）

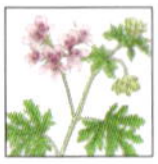

ゼラニウム（P.54）

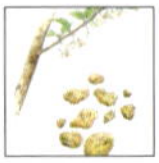

ベンゾイン（P.63）

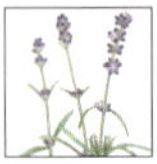

ラベンダー（P.67）

おすすめの使い方

おもな効能

駆風　抗うつ　殺菌　消化促進
鎮痙　鎮静　鎮痛　瘢痕形成

〈心〉高揚と鎮静の作用で心のバランスキープ

自然の抗うつ薬とも呼ばれる精油。気分が沈んだとき、自信を持ちたいときによく、気持ちを軽くし、興奮を鎮めたり緊張を和らげる働きがあります。高揚と鎮静の両方の働きがあり、心のバランスを保つよう助けます。

〈体〉消化器系のトラブル、とくに食欲不振に

ほかの柑橘系の精油と同様に、消化器系のトラブル改善に役立つ精油です。消化不良やお腹のはりなどを和らげるほか、食欲不振にはとくに役立ちます。精神的なストレスが原因で胃腸の調子を崩しているときにも有効です。

〈肌〉ニキビや吹き出物のケアに

ニキビや吹き出物、湿疹のケア、オイリー肌のお手入れによく、セルライトの改善にも役立ちます。デオドラントにも適し、汗が気になる季節は、ボディスプレーを作って利用するのもよいでしょう。

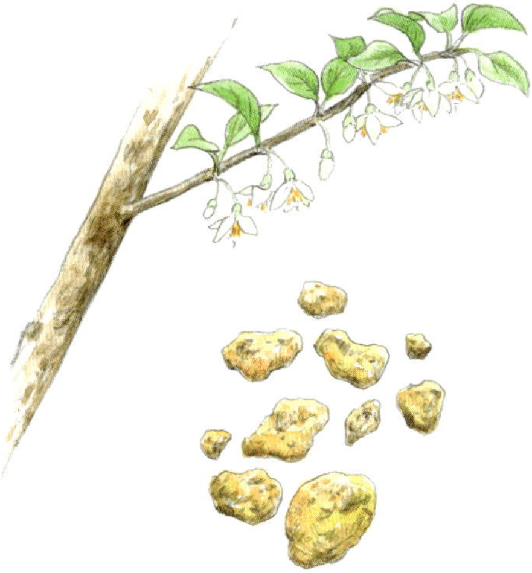

ベンゾイン（安息香《あんそくこう》）

Benzoin

学名	*Styrax benzoin*（スマトラ安息香）, *Styrax tonkinensis*（シャム安息香）
植物名（和名）	アンソクコウノキ（アンソクコウノキ、アンソクコウジュ）
科名	エゴノキ科
種類	高木
抽出部位	樹脂
精油製造法	揮発性有機溶剤抽出法
香りのタイプ	樹脂系
価格の目安	◆◆◇

AEAJ1級

甘いバニラの香りが心を安心させ、ストレスを緩和

熱帯雨林に育つ高さ9mほどの高木。樹皮に切り込みを入れると、中から黄赤色の樹脂が流れ出し、精油はこの樹脂から作られます。これは、傷に反応して自身を保護するためと考えられています。

〈注意事項〉皮膚に刺激を与える可能性があるため、使用量に注意が必要です。

ブレンドアドバイス

ノート	ブレンディングファクター
ベース	2～4

柑橘系とブレンドすると軽い印象になり、フローラル系と合わせると甘さが倍増します。オレンジ・スイートとブレンドするとオレンジチョコレートのような香りに。

ブレンドに相性のよい精油

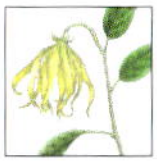
イランイラン（P.43）

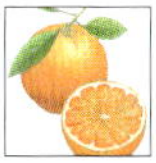
オレンジ・スイート（P.44）

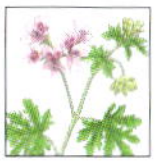
ゼラニウム（P.54）

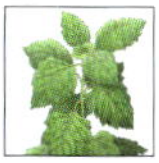
パチュリ（P.57）

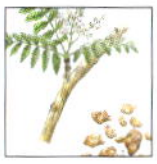
フランキンセンス（P.59）

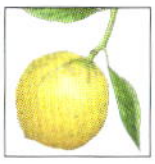
ベルガモット（P.62）

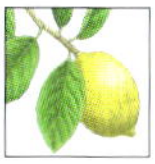
レモン（P.68）

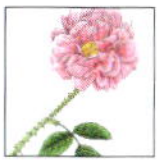
ローズ（P.70-71）

おすすめの使い方

おもな効能

去痰　駆風　抗炎症　殺菌　鎮静　癒傷

〈心〉悲しみや孤独感を和らげなぐさめる

安息香という名前からもわかるように、安心させる香りです。悲しさ、寂しさ、孤独感に襲われた心を優しく包み、なぐさめます。また、緊張や不安、精神的なストレスを和らげ、気持ちを楽にリラックスさせます。精神的に疲れきっているときに利用しましょう。

〈体〉呼吸器系のさまざまなトラブルを改善

呼吸器系の不調を緩和させる働きが、広く知られている精油です。のどの痛みやせき、風邪、痰がからむなどの症状を和らげ、呼吸を安定させます。また、気管支炎、喘息、副鼻腔炎などの症状緩和にも有効です。

〈肌〉あかぎれなど、荒れた肌のお手入れに

荒れた肌、乾燥した肌を癒す働きがあり、ひび割れ、あかぎれ、しもやけなどにはとくにおすすめ。手浴や足浴で利用したり、クリームを作って塗布したりするのもよいでしょう。

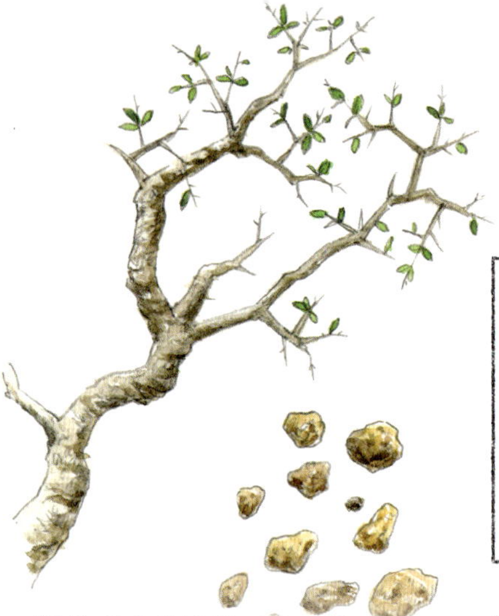

ミルラ（マー／没薬《もつやく》）

Myrrh

学名	*Commiphora myrrha, Commiphora abyssinica, Commiphora molmol*
植物名（和名）	モツヤクノキ、モツヤクジュ（ミルラノキ）
科名	カンラン科
種類	低木
抽出部位	樹脂
精油製造法	水蒸気蒸留法
香りのタイプ	樹脂系
価格の目安	◆◆◇

AEAJ1級

深みのあるスモーキーな香りの「鎮静の精油」

乾燥した土地に育つ、2～3mほどのトゲがある低木。精油は赤褐色の樹脂から作られます。殺菌や消毒の作用に優れているため、古代エジプトではミイラを作る際に利用しました。

〈注意事項〉妊娠中、月経中は使用を控えましょう。

ブレンドアドバイス

ノート	ブレンディングファクター
ベース	1～3

同じ樹脂系以外では、エキゾチック系の香りやフローラル系と相性がよい精油。好き嫌いがある精油なので使う前に、香りの確認をするようにしましょう。

ブレンドに相性のよい精油

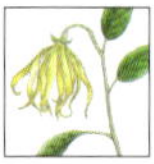
イランイラン（P.43）

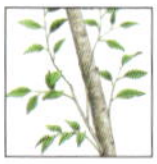
サンダルウッド（P.50）

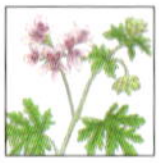
ゼラニウム（P.54）

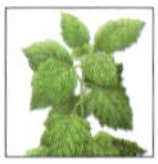
パチュリ（P.57）

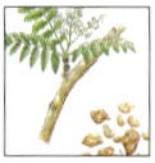
フランキンセンス（P.59）

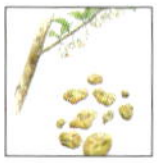
ベンゾイン（P.63）

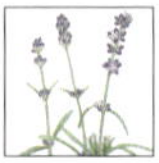
ラベンダー（P.67）

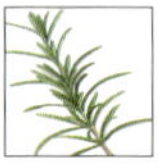
ローズマリー（P.72）

おすすめの使い方

おもな効能

強壮	去痰	抗炎症	抗リウマチ
収斂	鎮静	鎮痛	癒傷

〈心〉心を落ち着かせ、瞑想に向く香り

不安やストレス性の緊張、恐怖、悲しみ、気分の落ち込み、心の傷などを和らげ、気持ちを落ち着かせる「鎮静の精油」。気持ちがふわふわする際は、地に足をつかせます。精神を研ぎすます効果もあり、瞑想に向いています。

〈体〉呼吸器系の症状緩和、肺の浄化に

呼吸器系によい働きを持っています。肺を浄化させる働きがあるといわれ、気管支炎、鼻水・鼻詰まり、痰の出過ぎ、のどの痛み、せきなどの症状緩和に役立ちます。関節炎やリウマチなどの体の痛みにも有効です。

〈肌〉殺菌作用に優れ、傷の治りをサポート

ミイラ作りに利用されるほど優れた殺菌や消毒作用があり、創傷を治す癒傷作用や、炎症を鎮める作用もあることから、肌にもよい効果をもたらします。あかぎれ、ひび割れ、妊娠後のストレッチマークにも役立ちます。

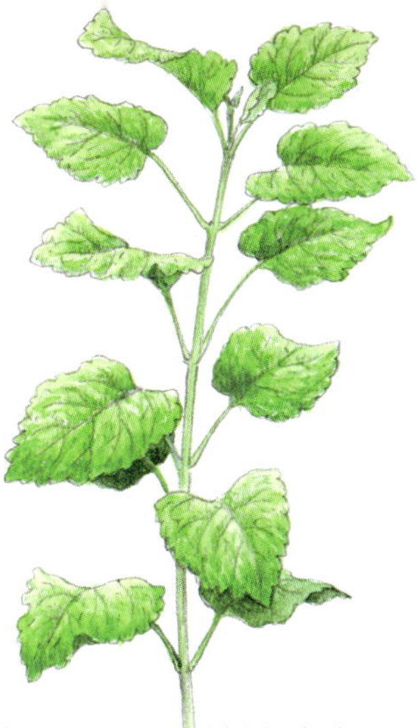

メリッサ（レモンバーム）

Melissa (Lemon Balm)

学名	*Melissa officinalis*
植物名（和名）	レモンバーム、メリッサ（セイヨウヤマハッカ）
科名	シソ科
種類	多年草
抽出部位	葉
精油製造法	水蒸気蒸留法
香りのタイプ	柑橘系
価格の目安	◆◆◆

AEAJ1級

ストレスによる不調を癒す レモンを思わせる香り

高さ60cmほどの多年草で、夏に白や黄色の花を咲かせます。緑がギザギザの葉を手でこするとレモンに似た香りがします。蜂が好む植物で、メリッサ（Melissa）とはギリシャ語でミツバチを意味します。

〈注意事項〉皮膚に刺激を与える可能性があるため、使用量に注意が必要です。

ブレンドアドバイス

ノート	ブレンディングファクター
ミドル	1

香りが強いので、少量から使い始めましょう。フローラル系の優しい香りやフランキンセンスなど落ち着いた香りとのブレンドがおすすめです。

ブレンドに相性のよい精油

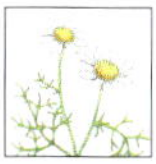
カモミール・ローマン（P.46）

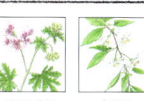

ゼラニウム（P.54）

ネロリ（P.56）

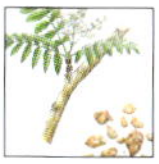
フランキンセンス（P.59）

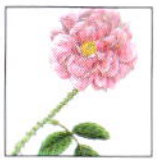
ローズ（P.70-71）

おすすめの使い方

おもな効能

強壮　駆風　血圧降下　健胃
抗うつ　殺菌　鎮静　虫除け

〈心〉鎮静と明るくさせる両方の働き

ストレスによって、元気をなくした心を癒します。ショックを受けたりパニックになったりしたときは心を鎮静させます。心が弱って傷ついたときは明るくさせる働きがあり、心のバランスを保つように導いてくれます。

〈体〉ストレスが原因のあらゆる不調に

ストレスが原因と思われる不調全般によい精油。健胃作用もあり、消化不良や胃もたれ、お腹のはりなど消化器系の不調にもおすすめです。婦人科系の症状にもよく、月経不順、月経痛に役立ち、血圧を下げる働きもあります。

〈肌〉脂っぽい肌や頭皮、髪のお手入れに

皮脂の分泌を調整する働きがあり、脂っぽい肌や頭皮、髪のお手入れによい精油。虫を寄せつけない働きもあり、ボディスプレーを作って利用するとよいでしょう。殺菌の作用が強く、虫に刺されたあとのケアにも使えます。

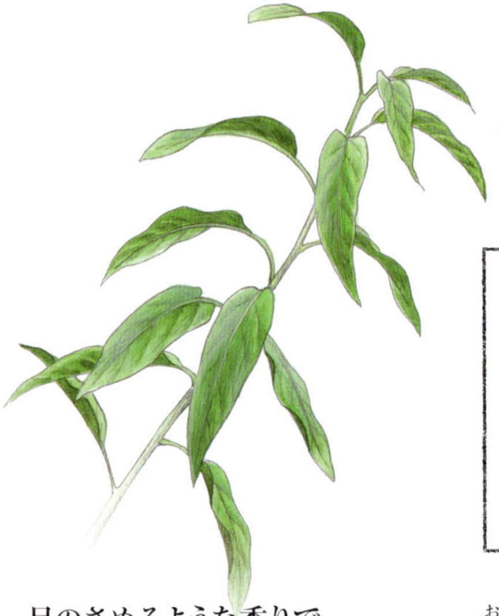

ユーカリ（ユーカリプタス）

Eucalyptus

学名	*Eucalyptus globulus*
植物名（和名）	ユーカリ、ユーカリプタス（ユーカリ、ユーカリノキ）
科名	フトモモ科
種類	高木
抽出部位	葉
精油製造法	水蒸気蒸留法
香りのタイプ	樹木系
価格の目安	◆◇◇

AEAJ1級
AEAJ2級

目のさめるような香りで エネルギーをチャージ

100mを超えるまで生長し、よく繁殖する高木。ユーカリ・グロブルスのほかに、ユーカリ・シトリオドラ（*Eucalyptus citriodora*）、ユーカリ・ラジアータ（*Eucalyptus radiata*）などがあり、作用も多少異なります。

〈注意事項〉皮膚に刺激を与える可能性があるため、使用量に注意が必要です。

ブレンドアドバイス

ノート	ブレンディングファクター
トップ	2～5

とてもシャープでスーッとする香り。ハーブ系の香りとブレンドするとさわやかな印象になり、イランイランとブレンドするとその濃い甘さが気にならなくなります。

ブレンドに相性のよい精油

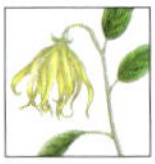

イランイラン
（P.43）

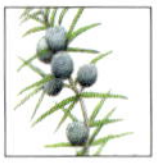

ジュニパーベリー
（P.52）

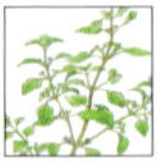

スイートマージョラム
（P.53）

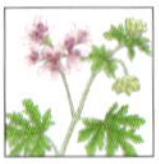

ゼラニウム
（P.54）

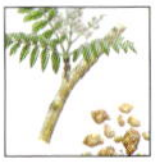

フランキンセンス
（P.59）

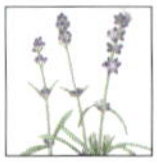

ラベンダー
（P.67）

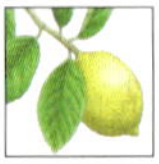

レモン
（P.68）

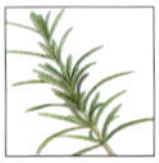

ローズマリー
（P.72）

おすすめの使い方

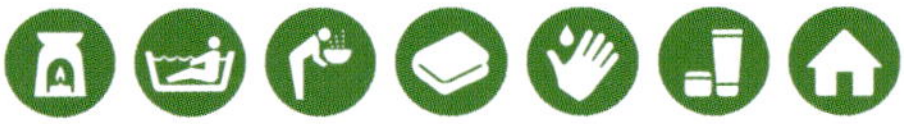

おもな効能

引赤　去痰　抗ウイルス　殺菌
刺激　鎮痛　免疫強化　虫除け

〈心〉頭の中をすっきりさせ、やる気をアップ

ペパーミントに似たシャープな香りで、気分をリフレッシュさせます。頭がボーッとする、なんだか体がだるい……そんなどんよりとした気分を吹き飛ばして、頭の中をすっきりさせ、やる気と集中力をアップします。昼間の眠気解消にもよいでしょう。

〈体〉風邪やインフルエンザの予防に

風邪や花粉症の鼻水・鼻詰まりによく、せきやのどの痛みにも効果を発揮します。殺菌や抗ウイルス、免疫強化の作用があるので、風邪やインフルエンザが流行する季節などに有効。頭痛、偏頭痛の緩和にも役立ちます。

〈肌〉傷の手当てや、デオドラントに

炎症を鎮めたり創傷を治したり、殺菌する働きがあるため、傷の手当てによく、ニキビのお手入れにもおすすめです。虫除けにもよいため、ボディスプレーで利用するとよいでしょう。

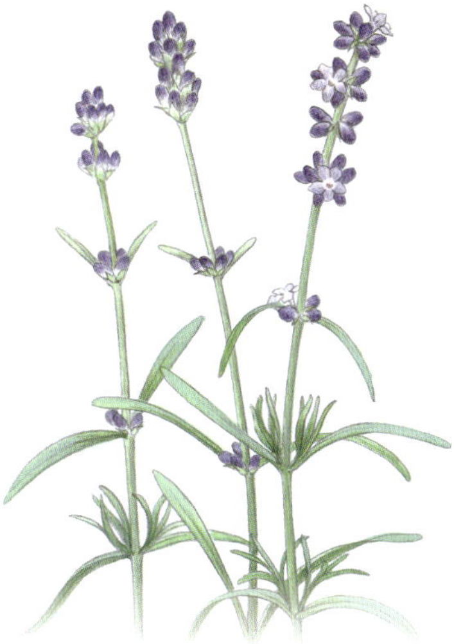

ラベンダー

Lavender

学名	*Lavandula angustifolia, Lavandula officinalis, Lavandula vera*
植物名（和名）	ラベンダー（ラベンダー）
科名	シソ科
種類	低木
抽出部位	花と葉
精油製造法	水蒸気蒸留法
香りのタイプ	フローラル系
価格の目安	◆◆◇

AEAJ1級

AEAJ2級

心身共に万能に役立つ アロマテラピー最初の１本

高さ１mほどの低木で、初夏によい香りのする薄紫色から紫色の花を咲かせます。ここで紹介するラベンダーは真正ラベンダーですが、ほかにスパイクラベンダー（*Lavandula latifolia*）や、ラバンジン（*Lavandula hybrid*）などもアロマテラピーに利用します。

おすすめの使い方

おもな効能

抗うつ　抗炎症　細胞成長促進　殺菌
鎮痙　鎮静　鎮痛　癒傷

〈心〉リラックス効果が高く、不眠にも有効

アロマテラピーを始める最初の1本におすすめする精油。心にも体にも汎用性が高く、子供やお年寄りにも安心して使えます。リラックス効果の高い精油で、気持ちを明るくし、怒りやイライラを鎮め、不眠にも役立ちます。

〈体〉痛み緩和や風邪予防など幅広く活躍

自律神経のバランスを整えるため、精神的なストレスからくる、さまざまな症状の緩和に効果を発揮。痛みを鎮める働きがあるため、頭痛・偏頭痛、月経痛などにもよく、高血圧の改善や風邪の予防にも利用するとよいでしょう。

〈肌〉創傷などは、直接肌につけてOK

通常、精油は直接肌につけることは厳禁ですが、ラベンダーだけは別。切り傷、軽いやけど、虫さされ、ニキビなどには、肌に原液を直接つけてもかまいません。スキンケアによい成分も豊富に含む精油です。

ブレンドアドバイス

ノート	ブレンディングファクター
ミドル	5～7

花の優しさとさわやかさを感じる幅広い人に好まれる香りですが、ブレンドすると意外に香りが主張し過ぎることがあります。滴数には注意しましょう。

ブレンドに相性のよい精油

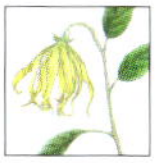
イランイラン（P.43）

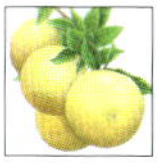
グレープフルーツ（P.48）

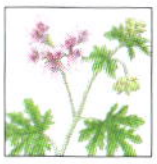
ゼラニウム（P.54）

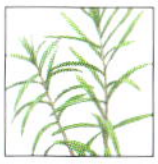
ティートリー（P.55）

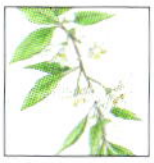
ネロリ（P.56）

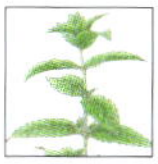
ペパーミント（P.61）

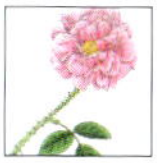
ローズ（P.70-71）

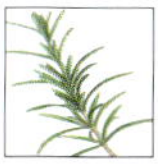
ローズマリー（P.72）

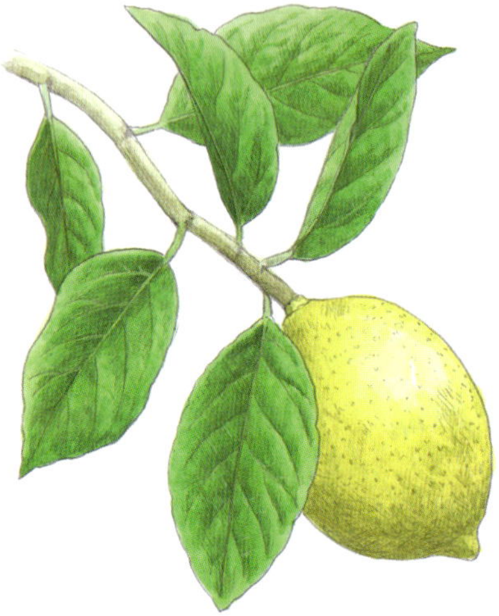

レモン

Lemon

学名	*Citrus limon*
植物名（和名）	レモン（レモン）
科名	ミカン科
種類	高木
抽出部位	果皮
精油製造法	圧搾法
香りのタイプ	柑橘系
価格の目安	◆◇◇

AEAJ1級
AEAJ2級

頭の働きを活発にする フレッシュな香り

高さ7mほどの高木。1年を通して、よい香りの白く小さな花を咲かせます。誰でも知っているうえ好まれる香りで、食品、飲料、化粧品、日用品などの香料としても、幅広く利用されています。

〈注意事項〉皮膚に刺激を与える可能性があるため、使用量に注意が必要です。皮膚に使用したあとは、紫外線に当たらないようにしましょう。

ブレンドアドバイス

ノート	ブレンディングファクター
トップ	4

老若男女、万人に愛される香り。柑橘系はもちろん、どんな精油とも相性がよく、初心者にもおすすめの精油。ブレンドのトップノートとして活躍します。

ブレンドに相性のよい精油

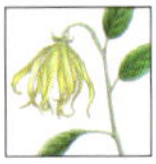
イランイラン（P.43）

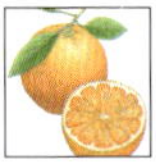
オレンジ・スイート（P.44）

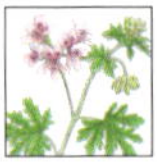
ゼラニウム（P.54）

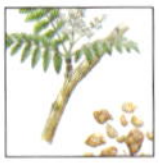
フランキンセンス（P.59）

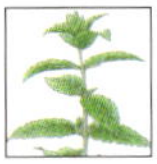
ペパーミント（P.61）

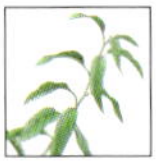
ユーカリ（P.66）

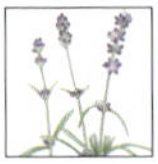
ラベンダー（P.67）

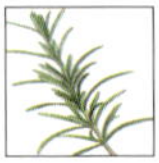
ローズマリー（P.72）

おすすめの使い方

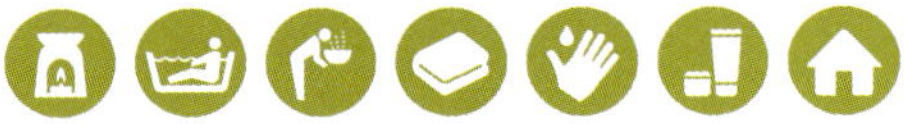

おもな効能

強肝　駆風　解熱　健胃
抗リウマチ　殺菌　収斂　利尿

〈心〉生き生きと元気に過ごすためにサポート

気分も頭の中もすっきりリフレッシュさせます。頭の働きを活発にする働きも知られ、認知症予防にも有効とされています。集中力、記憶力、やる気を向上させ、生き生きと元気に過ごすためのサポートとなります。

〈体〉風邪やインフルエンザの予防に

肝臓と胆のうの強壮剤。消化器系の働きをサポートし、胃もたれや消化不良に役立ちます。高血圧の改善や、風邪など感染症の予防にも効果を発揮。筋肉疲労にもよいのでスポーツ前後のマッサージにおすすめです。

〈肌〉オイリー肌やニキビ、爪のお手入れに

収斂作用があり、オイリー肌やニキビのお手入れ、セルライトのケアに重宝します。ニキビにはフェイシャルスチームがとくにおすすめ。爪のお手入れにもよいため、植物油と混ぜてネイルオイルとして利用するとよいでしょう。

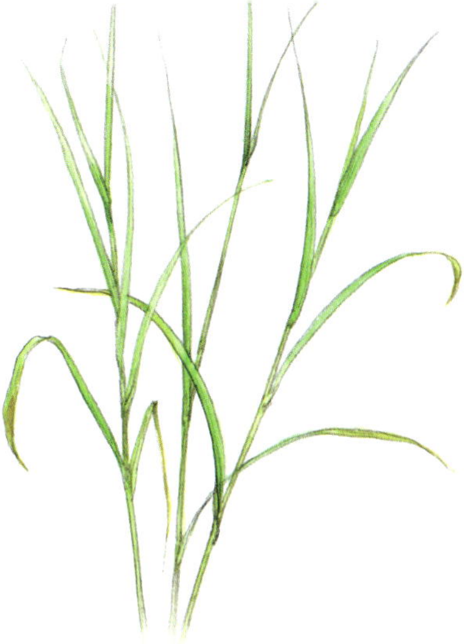

レモングラス

Lemongrass

学名	*Cymbopogon flexuosus*（東インド型）, *Cymbopogon citratus*（西インド型）
植物名（和名）	レモングラス（レモンソウ、レモンガヤ）
科名	イネ科
種類	多年草
抽出部位	葉
精油製造法	水蒸気蒸留法
香りのタイプ	柑橘系
価格の目安	◆◇◇

AEAJ1級

レモンに似た香りで エネルギーを増進

熱帯から亜熱帯地方で栽培されている、高さ1.5mほどの多年草。葉はレモンのような香りがします。西インド型と東インド型とで学名が異なり（上記参照）、成分にもやや違いがあります。

〈注意事項〉 子供には使用を控えましょう。皮膚に刺激を与える可能性があるため、使用量に注意が必要です。

ブレンドアドバイス

ノート	ブレンディングファクター
トップ／ミドル／ベース	1

非常に香りが強いため、滴数は少なめに。パチュリ、ブラックペッパー、ベチバーなど個性的な香りと相性がよいですが、ブレンド上級者向きの精油といえます。

ブレンドに相性のよい精油

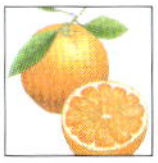

オレンジ・スイート（P.44）

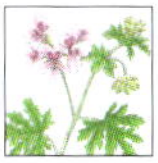

ゼラニウム（P.54）

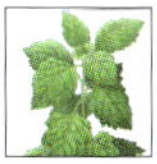

パチュリ（P.57）

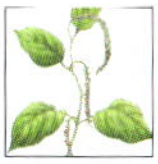

ブラックペッパー（P.58）

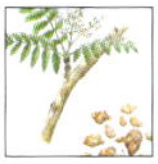

フランキンセンス（P.59）

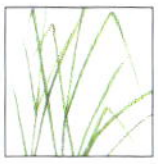

ベチバー（P.60）

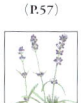

ラベンダー（P.67）

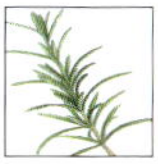

ローズマリー（P.72）

おすすめの使い方

おもな効能

強壮　抗うつ　殺菌　消化促進
鎮静　鎮痛　虫除け

〈心〉疲れて元気も集中力もなくしたときに

疲れてボーッとしたり、集中力に欠けたりする場合によい精油。気分が沈んでいるときには、リフレッシュしてエネルギーを与えてくれます。過去のトラウマを引きずっているときなどにも、利用するとよいでしょう。

〈体〉消化器系のトラブル、筋肉のこりに

消化を助ける働きに優れており、精神的なストレスによる食欲不振、胃痛、拒食症などの症状緩和に役立ちます。また、血行促進するので、緊張による筋肉のこりや、血行不良からくる頭痛や偏頭痛にも効果を発揮します。

〈肌〉ニキビや水虫のケア、デオドラントに

皮脂分泌のバランスをとり、殺菌や消毒の作用があるため、オイリー肌のお手入れ、ニキビや水虫のケアなどに役立ちます。虫が嫌う香りなので、ボディスプレーやルームスプレーを作っておくと、虫除けに活躍します。

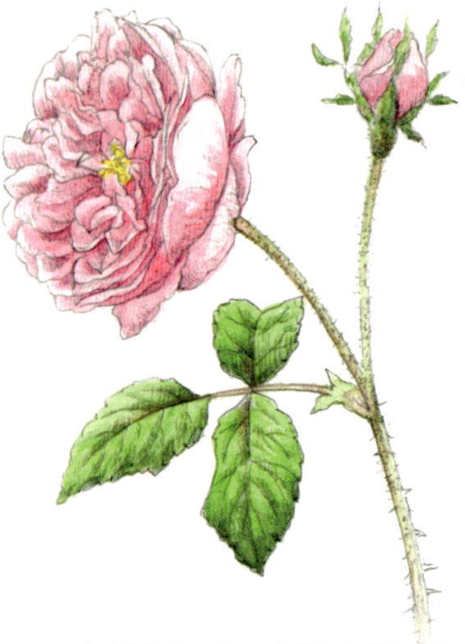

ローズアブソリュート

Rose Absolute

学名	*Rosa centifolia, Rosa damascena*
植物名(和名)	キャベジローズ、ダマスクローズ (セイヨウバラ、バラ)
科名	バラ科
種類	低木
抽出部位	花
精油製造法	揮発性有機溶剤抽出法
香りのタイプ	フローラル系
価格の目安	◆◆◆

AEAJ1級

女性としての自信を高める華やかな香り

おもに欧州産のキャベジローズ(*Rosa centifolia*)やダマスクローズ(*Rosa damascene*)の花から揮発性有機溶剤抽出法で抽出されます。キャベジローズの名は、花がキャベツのように重なっていることからつけられたそうです。

ブレンドアドバイス

ノート	ブレンディングファクター
トップ/ミドル/ベース	1

非常に濃厚で華やかな存在感のある香りなので、使用量は控えめにするのがポイント。少量でも、女性らしくフローラルな印象のブレンドが楽しめます。

ブレンドに相性のよい精油

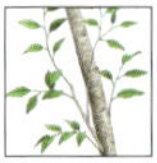
サンダルウッド(P.50)

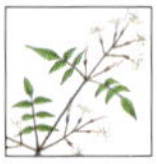
ジャスミン(P.51)

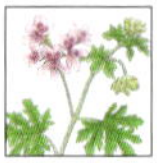
ゼラニウム(P.54)

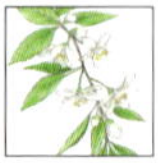
ネロリ(P.56)

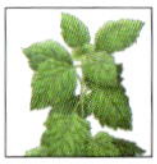
パチュリ(P.57)

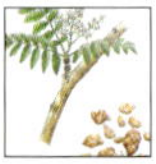
フランキンセンス(P.59)

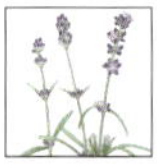
ラベンダー(P.67)

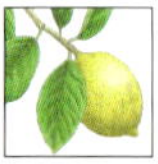
レモン(P.68)

おすすめの使い方

おもな効能

血圧降下　抗うつ　抗炎症　催淫
子宮強壮　鎮痙　鎮静　瘢痕形成

〈心〉心のバランスを保ち、幸せな気分に

幸せな気持ちにさせてくれる精油。高価ですが持っている価値があります。心に安らぎを与え、バランスを保つよう助けます。女性らしさを高めるともいわれ、精神的にも肉体的にも女性としての自信をなくしたときにおすすめ。

〈体〉女性特有の症状、更年期のサポートに

女性特有のトラブル全般によいとされ、女性ホルモンのバランスを整えたり、子宮を強壮したりする働きがあります。PMS(月経前症候群)、月経痛、月経不順などによいほか、更年期に起こるあらゆる症状に役立ちます。

〈肌〉あらゆる肌質と年齢の肌のお手入れに

女性ホルモンのバランスを整えることで、肌の状態もよくします。あらゆる肌質と年齢の肌のお手入れによく、肌荒れやニキビのケアにもおすすめ。華やかな香りを楽しみながらのスキンケアは、心にゆとりを持たせます。

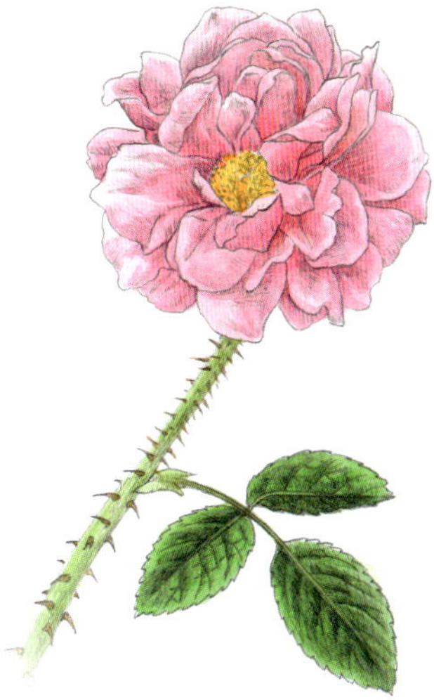

ローズオットー

Rose Otto

学名	*Rosa damascena*
植物名（和名）	ダマスクローズ（バラ）
科名	バラ科
種類	低木
抽出部位	花
精油製造法	水蒸気蒸留法
香りのタイプ	フローラル系
価格の目安	◆◆◆

AEAJ1級

女らしい優しい気持ちに導く「香りの女王」

高さ2mほどの低木の、ダマスクローズの花から抽出される精油。水蒸気蒸留法で抽出されるローズオットーは、揮発性有機溶剤抽出法で抽出されるローズアブソリュート（左ページ）よりもさらに抽出量が少なく、大変貴重で高価です。

おすすめの使い方

おもな効能

血圧降下　抗うつ　抗炎症　催淫
子宮強壮　鎮痙　鎮静　瘢痕形成

〈心〉女性としての魅力を高め、愛情を表現

ストレスを和らげ、幸福感を与える精油。心身の緊張を解きほぐして優しい気持ちへと誘い、気持ちが沈んだときには、この優しい香りが心を癒します。女性としての魅力を高め、性的にも愛情を表現できるよう助けます。

〈体〉ホルモンバランスの乱れが原因の症状に

ローズアブソリュートと同様、女性特有のトラブル全般に役立ちます。女性ホルモンのバランスが崩れたことで起きる、PMS（月経前症候群）、月経痛、月経不順、更年期のあらゆる症状を和らげます。

〈肌〉ドライ肌や加齢肌のお手入れに

すべての肌質、あらゆる年齢の肌のお手入れに役立ちますが、とくにドライ肌や加齢肌のお手入れにおすすめ。水蒸気蒸留法で精油を抽出するときに産出される芳香蒸留水（ローズウォーター）も化粧水として利用できます。

ブレンドアドバイス

ノート	ブレンディングファクター
トップ／ミドル／ベース	1

上品で優雅な印象を与える香りです。ローズアブソリュート同様、少量でも十分な存在感を発揮します。やわらかい印象のブレンドにまとめたいときにおすすめ。

ブレンドに相性のよい精油

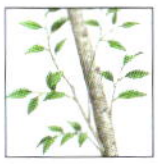
サンダルウッド（P.50）

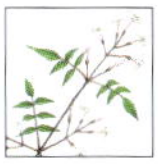
ジャスミン（P.51）

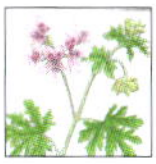
ゼラニウム（P.54）

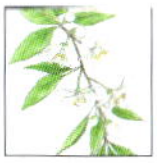
ネロリ（P.56）

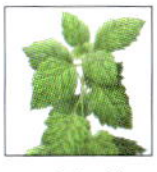
パチュリ（P.57）

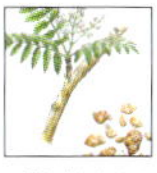
フランキンセンス（P.59）

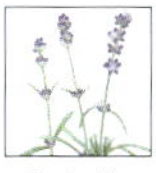
ラベンダー（P.67）

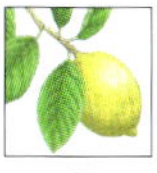
レモン（P.68）

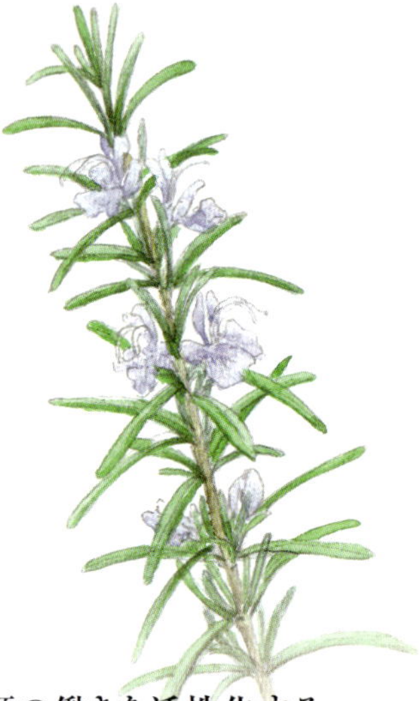

ローズマリー

Rosemary

学名	*Rosmarinus officinalis*
植物名（和名）	ローズマリー（マンネンロウ）
科名	シソ科
種類	低木
抽出部位	花と葉
精油製造法	水蒸気蒸留法
香りのタイプ	ハーブ系
価格の目安	◆◇◇

AEAJ1級

AEAJ2級

頭の働きを活性化する清々しいハーブの香り

高さ２ｍほどの低木。春から初夏に青紫色の小さな花を咲かせます。学名のRosmarinusはラテン語で「海のしずく」に由来し、地中海に面した国々では、海沿いに生育している光景をよく見かけます。

〈注意事項〉高血圧、てんかん、妊娠中の方、子供には使用を控えましょう。

ブレンドアドバイス

ノート	ブレンディングファクター
トップ／ミドル	２～５

グレープフルーツやレモンと合わせると、樟脳《しょうのう》のようなツンとした香りが抑えられ、フランキンセンスなどと合わせると、シャープな香りがさらに際立ちます。

ブレンドに相性のよい精油

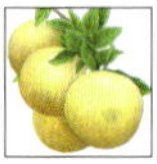
グレープフルーツ（P.48）

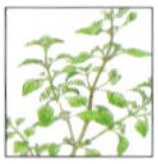
スイートマージョラム（P.53）

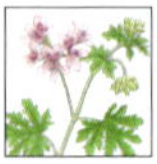
ゼラニウム（P.54）

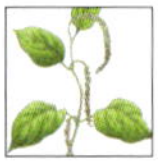
ブラックペッパー（P.58）

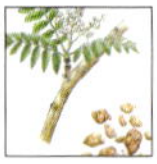
フランキンセンス（P.59）

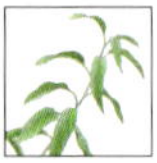
ユーカリ（P.66）

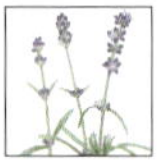
ラベンダー（P.67）

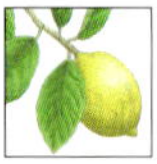
レモン（P.68）

おすすめの使い方

おもな効能

去痰　血圧上昇　抗ウイルス　殺菌
刺激　頭脳明晰化　鎮痙　鎮痛

〈心〉記憶力や集中力アップ、眠気覚ましに

頭の働きも、体の機能も活性化させ、最近では認知症の予防によいと人気を集めています。記憶力アップ、集中力アップ、眠気覚ましによく、そのさわやかな香りは、頭の中をクリアにし、やる気も元気も出させます。

〈体〉冷え性や疲労、筋肉痛を緩和

体の機能を活性化する働きは、血行促進、発汗促進などに役立ち、冷え性、肉体的な疲労、筋肉痛などの改善に効果を発揮します。血圧を上げる働きもあるため、低血圧で悩んでいる方は、マッサージなどで活用してみましょう。

〈肌〉脂っぽい頭皮や髪、抜け毛のケアに

肌を引き締める収斂作用があり、中世ヨーロッパの時代から若返りのハーブとして知られています。頭皮や髪のお手入れによく利用され、脂っぽい頭皮、フケ、髪のベタつき、抜け毛などが気になる場合に役立ちます。

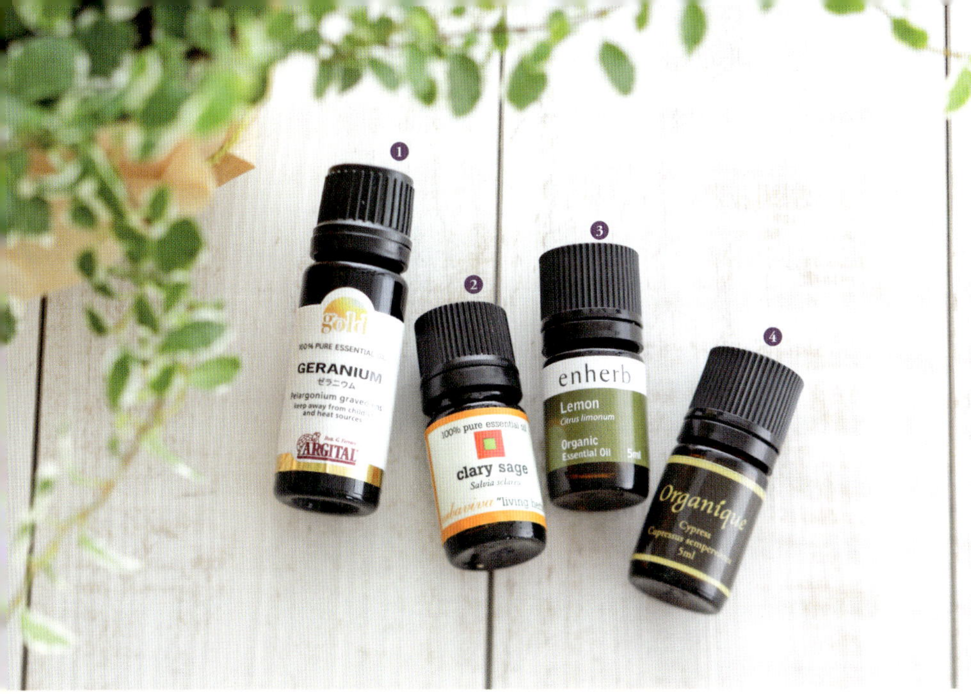

おすすめのアロマテラピーブランド21

品質にこだわったもの作りをしている、21のブランドを紹介します。同じ名前の精油でも、ブランドによって香りが微妙に異なります。実際に香りを嗅いで、お気に入りのブランド、精油を見つけましょう。

独自のゴールド製法により
生まれた精油

1 アルジタル Argital

植物の中に閉じ込められた香りの記憶を呼び起こすという、アルジタル独自のゴールド製法による精油。全種類の精油がICEAやBDIHなどのオーガニック認証を取得しています。

石澤研究所
http://www.argital.jp
0120-49-1430

未来の子供たちのために
カリフォルニアで誕生

2 エルバビーバ Erbaviva

ブランド名はイタリア語で「生きているハーブ」の意味。1996年にカリフォルニアに住む1組の夫婦が、未来の子供たちのために誕生させたブランド。スキンケア製品も豊富。

スタイラ
http://www.erbaviva.jp
0120-207-217

厳選した原料を
徹底した管理下のもと充填

3 エンハーブ enherb

ハーブで健やかな毎日を応援する日本ブランドで、精油はACOやUSDAのオーガニック認証取得。生命力に溢れる香りを厳選しています。ホームページで精油の成分分析表を閲覧可能。

コネクト
http://www.enherb.jp
0120-184-802

オーガニック認証を得た
農場の原料を選択

4 オーガニーク Organique

大自然の環境で強く自生している植物、それに近い環境で有機農法によって栽培された植物を使用することにこだわる日本のブランド。セラピスト向けの業務用サイズもあります。

ファルマボタニカ
http://organique.jp
☎03-6672-6623

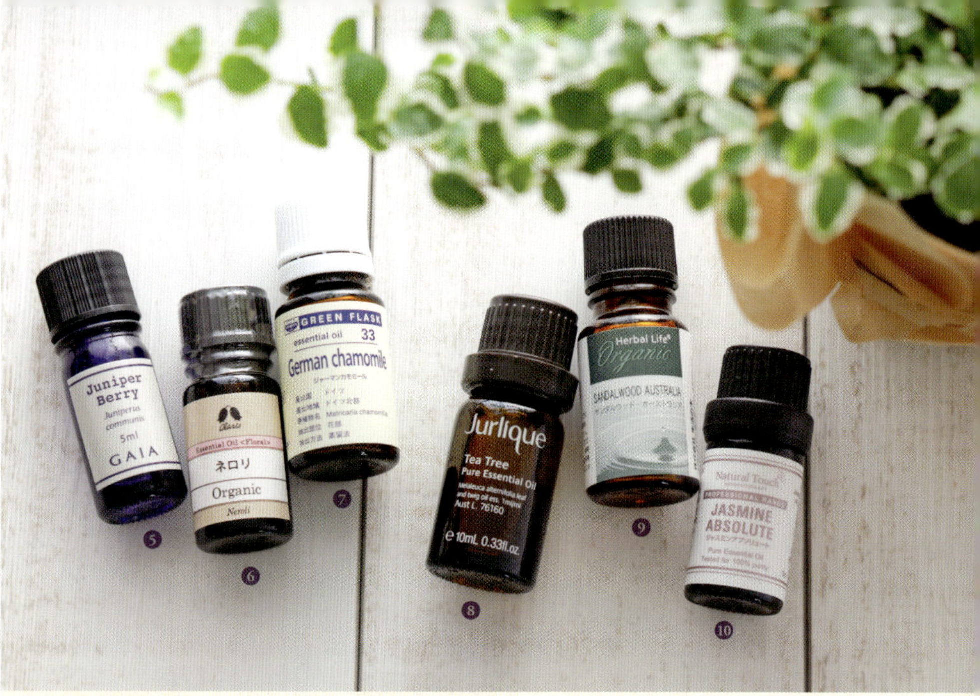

認証を受けた原料を使い
オーガニック精油を展開

⑤ ガイア　Gaia

ブランド名は、ラテン語で「大地の女神」の意味。オーガニック精油はフランスのECOCERTやイタリアのICEAなどの、オーガニック認証機関による認証を受けた原料を使用。

ガイア・エヌピー
http://www.gaia-np.com
☎ 03-5784-6658

シングルもブレンドも
豊富な品揃え

⑥ カリス成城　Charis Seijo

1983年にハーブショップとしてオープンして以来、日本のハーブ文化を牽引する存在。豊富な種類とサイズのシングルの精油を展開しており、ブレンドオイルもバラエティ豊か。

カリス成城
http://www.charis-herb.com
☎ 03-3483-1960

自然の恵みを生かした
緑の医学の普及を推進

⑦ グリーンフラスコ　Green Frask

植物を美容や健康に役立てるため、「緑の医学」の考え方に基づいた植物療法を提案するブランド。アロマやハーブ療法の普及に取り組んでいる薬剤師・林真一郎氏によって1985年に設立。

グリーンフラスコ
http://www.greenflask.com
☎ 03-5729-1660

自然のちからに満ちた
オーガニック農園を運営

⑧ ジュリーク　Jurlique

南オーストラリアのアデレードヒルを本拠地とする老舗ブランド。バイオダイナミック無農薬有機農法により認定を受ける自社農園を有し、高い品質の製品を作り続けています。

ジュリーク・ジャパン
http://www.jurlique-japan.com
0120-400-814

アロマとハーブの世界を
満喫できる専門店

⑨ 生活の木　Tree of Life

ハーブのある暮らし「ハーバルライフ」を提案するアロマテラピーとハーブの専門店。世界51カ国の提携農園から厳選して仕入れた精油やハーブなどを、全国の直営店で販売。

生活の木
http://www.treeoflife.co.jp
0120-175082

スコットランド農業大学が
品質の高さを証明

⑩ ナチュラルタッチ　Natural Touch

1985年にイギリスで誕生。アロマテラピー分野では権威のあるスコットランド農業大学（SAC）の全面的協力を得て、精油ひとつひとつにSAC認定の品質分析証明書が発行されます。

ジーピークリエイツ
http://www.gp-create.co.jp
☎ 06-6352-0601

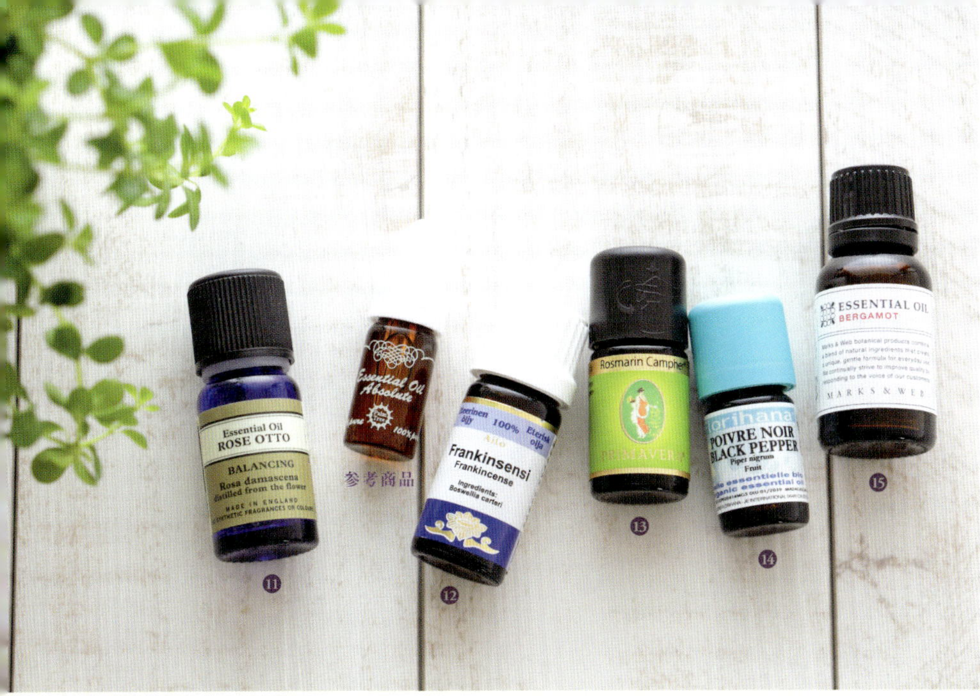

ロンドンのアポセカリーが
ブランドの原点

11 ニールズヤード レメディーズ Neal's Yard Remedies

ロンドンのコヴェントガーデンにオープンした、スキンケアや精油、ハーブなどを扱うアポセカリー（薬局）がブランドの原点。可能な限り英国ソイルアソシエーションのオーガニック認定を得た製品を提供。

ニールズヤード レメディーズ
http://www.nealsyard.co.jp
0120-554-565

300年続く自社ハーブ園で
製造から出荷まで

12 フランシラ Frantsila

300年の歴史を誇るオーガニックハーブ園を持つ、フィンランドのブランド。精油の原料は、この農園の第11代当主であるヴィルピ女史の厳しい選択眼によって選ばれています。

フランシラ＆フランツ
http://www.frantsila.jp
☎ 03-3444-8743

オーガニック栽培
プロジェクトを世界で展開

13 プリマヴェーラ Primavera

1986年春にドイツのザルツブルグで誕生したブランド。植物原料を安定して得るためのオーガニック栽培プロジェクトを世界各地で展開し、その原料を使って精油を製造。

プリマヴェーラ オーガニックライフ トウキョウ
http://www.primavera-japan.jp
☎ 03-6804-2697

コートダジュールを拠点に
技術革新にも実績

14 フロリハナ Florihana

フランスのコートダジュールを拠点とするブランド。ヨーロッパではECOCERT、米国ではUSDA、日本では有機JAS認定などのオーガニック認定を取得しています。

フロリハナ
http://www.florihana.co.jp
☎ 0475-36-3614

毎日の生活を豊かにする
デイリープロダクトを提案

15 マークスアンドウェブ MARKS&WEB

2000年に東京で生まれたブランド。植物の恵みを生かした商品は、安全性や環境に配慮するだけでなく、デザイン性にもこだわって多品種を展開。初心者にも楽しみやすい精油を揃えています。

マークスアンドウェブ
http://www.marksandweb.com
0120-756-868

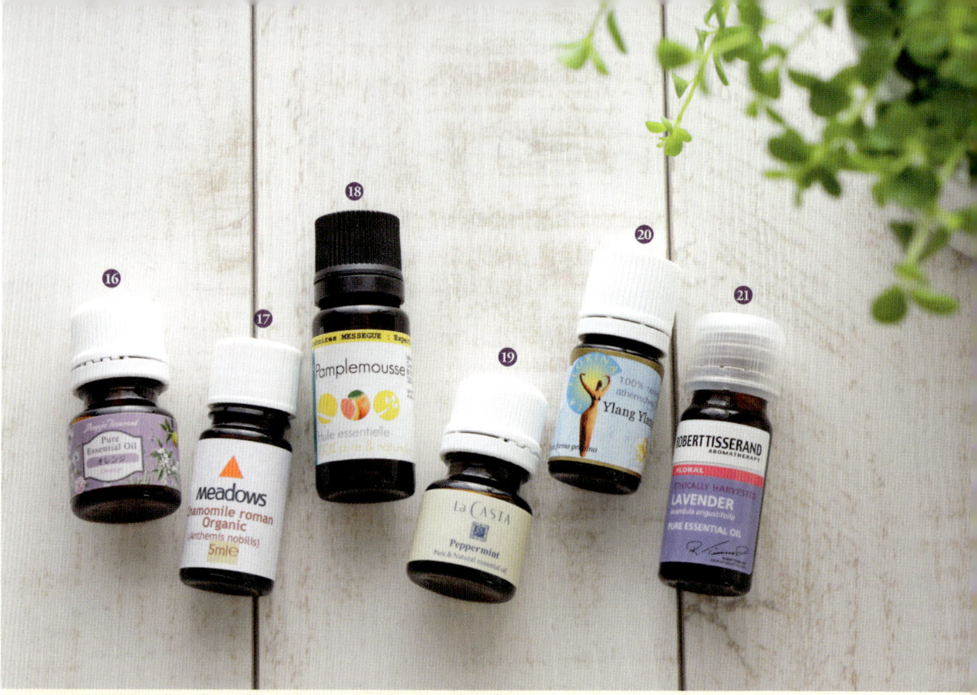

マギー・ティスランド自身が
品質を確かめ厳選

⑯ マギー ティスランド Maggie Tisserand

アロマテラピー実践研究家、マギー・ティスランド女史とのライセンスによるブランド。彼女自身が世界20数カ国にある産地を訪ねて品質を確かめ、厳選した精油を提供しています。

アルペンローゼ
http://www.alpenrose.co.jp/brand/maggie.html
0120-887-572

創業者自身が契約農家を
厳選し精油を抽出

⑰ メドウズ Meadows

1991年イギリス南部ケント州のカンタベリーで誕生したブランド。精油は創業者であるダーリン・ペイン自身が選び抜いた、世界中の契約農家が無農薬で育てた植物から抽出しています。

メドウズジャパン
http://www.meadowsjp.com
☎029-224-7171

ハーブの父が生んだ
植物のエネルギー溢れる精油

⑱ モーリスメセゲ Maurice Messegue

1921年に南仏ガスコーニュ地方で生まれ、父の代から薬草治療を実践してきたハーブの父、モーリス・メセゲ氏。その信念を受け継ぎ、世界22カ国で好評を得ているブランド。

ヴェーダヴィ
http://www.vedavie.jp
0120-828-228

精油の持つ美容や健康に
働きかける可能性に着目

⑲ ラ・カスタ La Casta

1996年、日本でいち早く精油を取り入れた上質のナチュラルヒーリング化粧品ブランドとして誕生。世界各国から厳選した、オーガニック精油をはじめとするこだわりの精油を提供しています。

アルペンローゼ
http://www.lacasta.jp/
0120-887-572

ブランド特有の
個性溢れる香りに高い支持

⑳ ラ・フロリーナ La Florina

ドイツの自然療法士であるスザンネ・フィッシャー・リチィ氏のセレクトで誕生したブランド。可能な限り有機栽培のものを選び、ほとんどの精油に成分分析表を添付しています。

プリマヴェーラ オーガニックライフ トウキョウ
http://www.wiese.co.jp
☎03-6804-2697

パイオニアの専門的知識を
注いだブランド

㉑ ロバート ティスランド Roberttisserand

アロマテラピーのパイオニアであるロバート・ティスランド氏。彼の専門的知識と技術の数々が吹き込まれたブランドで、世界中のアロマセラピストから愛用されています。

サンファーム商事
http://www.tisserand.co.jp
☎03-3866-1712

第4章

植物油のプロフィール

Profile of Carrier oils

精油と同じくらいアロマテラピーに欠かせないのが植物油です。
精油は直接肌に塗布することができないため、
アロマママッサージなどでは、かならず植物油に混ぜて使用するほか、
手作り化粧品の材料としても利用します。
植物油も精油と同様、植物から抽出し、有効な成分をたくさん含むもの。
その特徴を知ることで、アロマテラピーの効果も高まります。

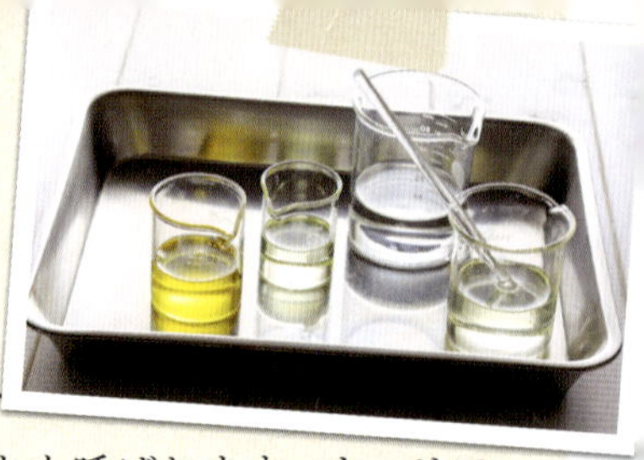

Fundamental Knowledge of Carrier oils

植物油の基礎知識

35ページでは、アロマテラピーをもっとも効果的に利用する方法がマッサージだと紹介しました。ただし、精油は植物の成分が凝縮されているため刺激が強く、直接肌に塗布することができません。肌に利用する際は、かならず植物油で希釈して（薄めて）利用します。希釈濃度は大人で１～２％。つまり98～99％植物油が占めるわけで、アロマテラピーでは精油と同様に植物油は大切な存在です。

植物油は、ベースオイル、キャリアオイルとも呼ばれます。キャリアは「運ぶもの」という意味の「Carrier」に由来し、植物油に混ぜた精油の成分を、体内に運ぶという意味からその名がついたといわれています。植物油は種子や果実を圧搾して抽出される油で、もちろん植物油そのものにも肌によい成分を豊富に含んでおり、それぞれに特徴があります。それらを知ることは、アロマテラピーで得られる効果をさらに高めることにつながります。

選び方

この章で紹介しているプロフィール、あるいは159ページの表などを参考に選びます。植物油はそのまま単体で使用できるものと、ほかの植物油に混ぜて使用するものがありますので、注意しましょう。

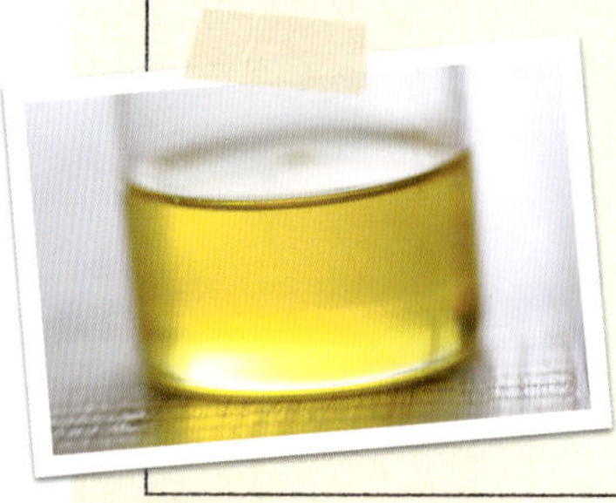

購入方法

アロマテラピー専門店で購入できます。植物油は酸化しやすいものが多いため、大きな瓶でまとめ買いするのではなく、必要な分のみを購入しましょう。開封後の使用期限は、ボトルに記載されている日付、わからない場合はショップの人に確認しましょう。植物油の中には食用油として使われているものもありますが、アロマテラピーには、マッサージ用やトリートメント用として販売されているものを選びましょう。

保存方法

キャップをしっかりと締め、冷暗所で保管します。バスルームなど湿気のある場所は避けましょう。

使い方

マッサージに使用したり、手作り化粧品の材料に使用したりします。

使用する際の注意

使用する前にパッチテスト（22ページ参照）を行いましょう。かゆみや炎症などの異常が起きた場合は、その植物油は使用しないでください。

Column.1

浸出油ってなに？

アロマテラピーショップに行くと、植物油の近くに、「浸出油」というオイルも一緒に並んでいる場合があります。浸出油はマセレイティッドオイル（Macerated oil）とも呼ばれ、この章で紹介しているような植物油にハーブを漬け込み、脂溶性の成分を浸出させたものです。ベースとなっている植物油はさまざまで、漬け込んだハーブの名前がつけられています。アルニカ油、カレンデュラ油、セントジョンズワート油などが一般的。保存方法、使い方などは植物油と同じです。

Column.2

植物油に含まれる肌によい成分とは？

植物油には、肌によい成分がいろいろと含まれますが、代表的なものが下記の4つです。

〈オレイン酸〉人の皮膚にも含まれている成分。皮膚をやわらかくする働きがあり、乾燥やしわの緩和などに役立ちます。

〈パルミトレイン酸〉人の皮膚にも含まれている成分。加齢に伴い減少する成分のため、補うことで老化を抑えます。

〈ビタミンE〉抗酸化や血行促進の作用があり、加齢肌のケアによい成分です。

〈リノール酸〉保湿したり炎症を鎮めたりする働きがある成分です。

植物油のプロフィールの使い方

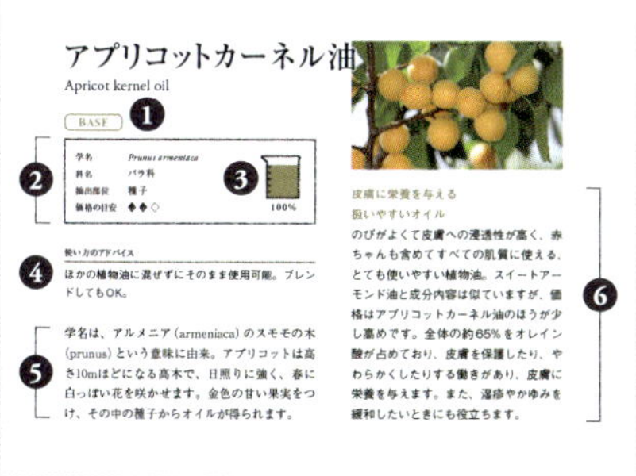
アプリコットカーネル油
Apricot kernel oil
BASE ❶
❷
学名	*Prunus armeniaca*
科名	バラ科
抽出部位	種子
価格の目安	◆◆◇

❸ 100%

使い方のアドバイス
❹ ほかの植物油に混ぜずにそのまま使用可能。ブレンドしてもOK。

❺ 学名は、アルメニア（armeniaca）のスモモの木（prunus）という意味に由来。アプリコットは高さ10mほどになる高木で、日照りに強く、春に白っぽい花を咲かせます。金色の甘い果実をつけ、その中の種子からオイルが得られます。

❻ 皮膚に栄養を与える
扱いやすいオイル
のびがよくて皮膚への浸透性が高く、赤ちゃんも含めてすべての肌質に使える、とても使いやすい植物油。スイートアーモンド油と成分内容は似ていますが、価格はアプリコットカーネル油のほうが少し高めです。全体の約65％をオレイン酸が占めており、皮膚を保護したり、やわらかくしたりする働きがあり、皮膚に栄養を与えます。また、湿疹やかゆみを緩和したいときにも役立ちます。

❶

BASE

ほかの植物油に混ぜずに、単体でそのまま使用できる植物油。

BLEND

粘性が高かったり香りが強かったりするため、ほかの植物油に混ぜて使用する植物油。

❷

学名
世界共通の学術上の名称です。前の部分が属名、後ろの部分が種小名です。

科名
生物を分類するうえでの、科の名称です。

抽出部位
精油が抽出される、原料となる植物の部位です。

価格の目安
購入する際の価格の目安を◆の数で紹介しています。

◆◇◇
800～2500円（50㎖）

◆◆◇
2500円～4000円（50㎖）

◆◆◆
4000円～（50㎖）

❸

使用する割合
使用する割合の目安をアイコンで表しています。単体でそのまま使用できるものは100％、ほかの植物油に混ぜて使用するものは、その割合を書いています。

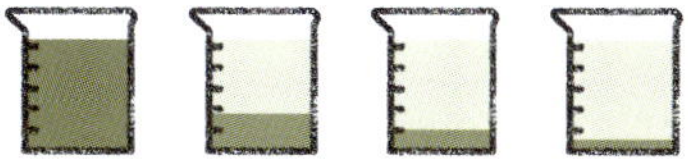
100％　20-30％　10％　5％

❹

使い方のアドバイス
単体で使用できるか、ほかの植物油と混ぜて使用するかを紹介しています。

❺

植物の特徴
植物油の原料となる植物の特徴や、その植物にまつわるエピソードを紹介しています。

❻

精油の持つ働き
植物油が私たちの肌や体にどのように役立つかを説明しています。

アプリコットカーネル油

Apricot kernel oil

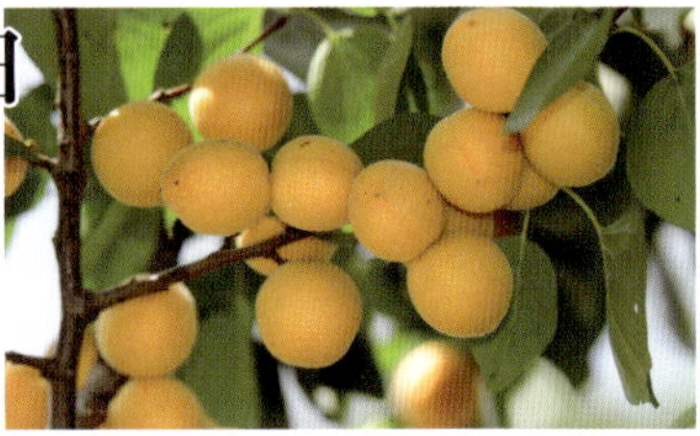

BASE

学名	*Prunus armeniaca*
科名	バラ科
抽出部位	種子
価格の目安	◆◆◇

100%

使い方のアドバイス

ほかの植物油に混ぜずにそのまま使用可能。ブレンドしてもOK。

学名は、アルメニア（armeniaca）のスモモの木（prunus）という意味に由来。アプリコットは高さ10mほどになる高木で、日照りに強く、春に白っぽい花を咲かせます。金色の甘い果実をつけ、その中の種子からオイルが得られます。

皮膚に栄養を与える扱いやすいオイル

のびがよくて皮膚への浸透性が高く、赤ちゃんも含めてすべての肌質に使える、とても使いやすい植物油。スイートアーモンド油と成分内容は似ていますが、価格はアプリコットカーネル油のほうが少し高めです。全体の約65%をオレイン酸が占めており、皮膚を保護したり、やわらかくしたりする働きがあり、皮膚に栄養を与えます。また、湿疹やかゆみを緩和したいときにも役立ちます。

アボカド油

Avocado oil

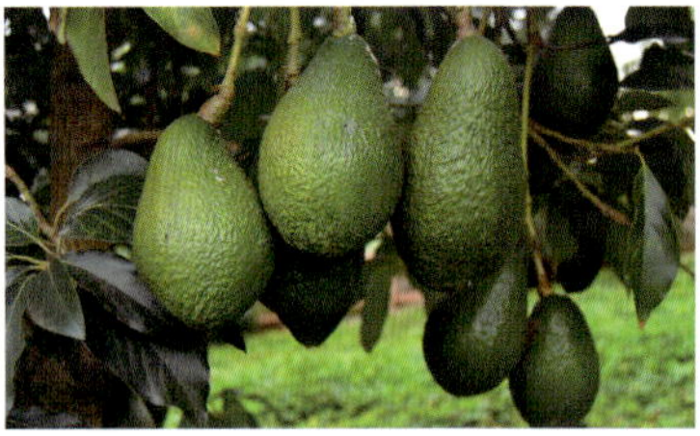

BLEND

学名	*Persea americana*
科名	クスノキ科
抽出部位	果肉
価格の目安	◆◆◇

10%

使い方のアドバイス

BASE 印のついた植物油に10%以下混ぜて使用する。

アボカドは高さ20mほどの高木または低木。緑色がかった花を咲かせ、緑色の果実をつけます。濃厚な味のおいしい果肉は、栄養価が非常に高いことから「森のバター」と呼ばれ、その果肉からオイルが得られます。

ドライ肌や加齢肌のお手入れスポーツ後にも

皮膚を外部環境から守り、肌をやわらかくしたり、しわを予防したりする働きがあり、ドライ肌や加齢肌のスキンケアにとくにおすすめです。オレイン酸を全体の70%前後含んでおり、かゆみを鎮めたり、炎症を抑えたりする作用があり、スポーツ後のマッサージにも有効です。香りが強く粘性も高いため、スイートアーモンド油やホホバ油に10%以下混ぜて使いましょう。

アルガン油
Argan oil

BASE

学名	*Argania spinosa*
科名	アカテツ科
抽出部位	種子
価格の目安	◆◆◆

100%

使い方のアドバイス

ほかの植物油に混ぜずにそのまま使用可能。ブレンドしてもOK。

モロッコを原産とし、高さ10mほどまで生長するアルガンツリー。大量の実の種子からごく少量のオイルしか得られないため大変貴重かつ高価。モロッコでは、古くから珍重されており、現地の女性の美しさを支えてきました。

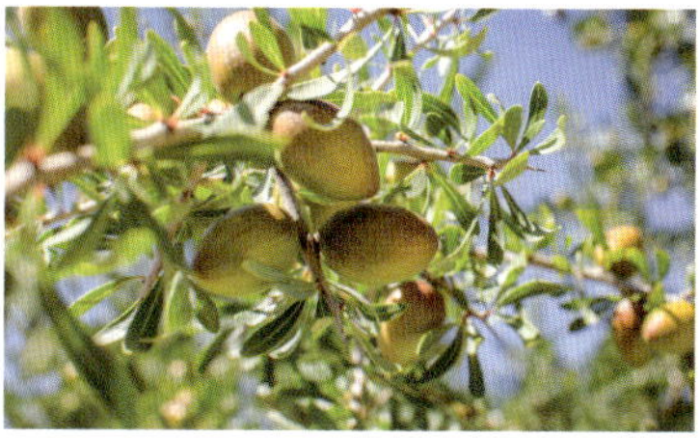

モロッコの女性の美を支えた貴重なオイル

ここ数年で、一気に人気が高まったオイルで、ビタミンE、オレイン酸、リノール酸が豊富。肌をやわらかくする成分、紫外線から肌を守る成分を含んでいることから、あらゆる肌質のスキンケアや頭皮ケアに利用される美容オイルとして広く知られています。さらりとした質感なので、そのままボディにも使えます。しかし、高価なオイルなので、ほかの植物油とブレンドして使ってもよいでしょう。

オリーブ油
Olive oil

BLEND

学名	*Olea europaea*
科名	モクセイ科
抽出部位	果肉
価格の目安	◆◇◇

20-30%

使い方のアドバイス

BASE 印のついた植物油に20～30%混ぜて使用する。部分的に使う場合は、そのまま使用可能。

国連旗のシンボルにも使われ、平和の象徴として知られるオリーブ。高さ7mほどの高木で、4千年も前から栽培されていたそうです。寿命が長く、乾燥した土地でも生き抜く生命力の強い植物。熟した実を圧搾してオイルが得られます。

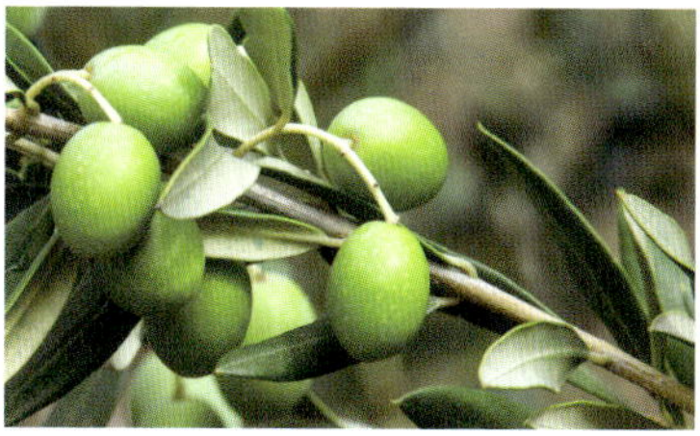

乾燥やひび割れの緩和 血行促進をしたいときに

食用としてもおなじみの植物油で、スキンケアにも古くから利用されてきました。特徴は、オレイン酸を70～80%ほど含み、ビタミンEの含有量も高いこと。とくにドライ肌によるひび割れやかゆみの改善、軽いやけどなどの緩和、血行促進にもおすすめです。やや強めの香りがしますが、頭皮や髪、手など部分的に用いる場合は、ブレンドせずにそのまま使用してもOKです。

カメリア油（椿油）

Camellia oil

BLEND

学名	*Camellia japonica*
科名	ツバキ科
抽出部位	種子
価格の目安	◆◇◇

20-30%

使い方のアドバイス

BASE 印のついた植物油に20～30%混ぜて使用する。髪には、ほかの植物油に混ぜずにそのまま使用可能。

カメリア（椿）は高さ6mほどの高木。冬から初春に赤や白の美しい花を咲かせ、果実の中の種子を圧搾してオイルが得られます。園芸用のものも含めて日本各地で見られますが、五島列島や伊豆諸島が産地としてよく知られています。

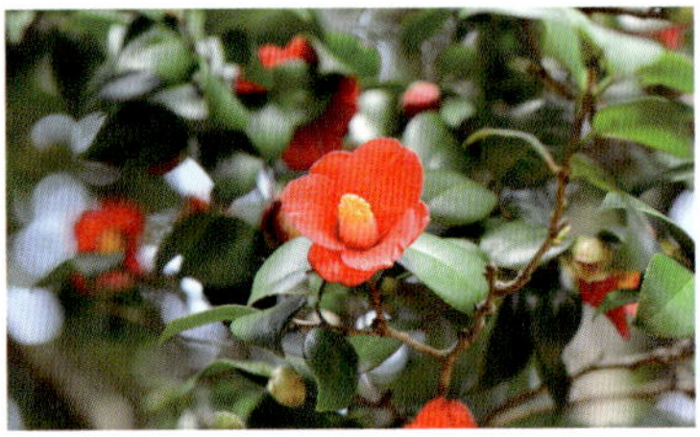

髪や頭皮のお手入れにぴったり
日本生まれのオイル

Camellia japonicaという学名からもわかるように、日本原産の椿から抽出されるオイル。古くから髪のお手入れに利用されたオイルとして、広く知られています。抜け毛や枝毛、フケ、頭皮の乾燥などによく、育毛にも役立ち、髪に潤いとつやを与えます。オレイン酸を豊富に含んでおり、髪や頭皮、肌を紫外線から守る働きもあり、ドライ肌や加齢肌のお手入れにもおすすめです。

グレープシード油

Grape seed oil

BASE

学名	*Vitis vinifera*
科名	ブドウ科
抽出部位	種子
価格の目安	◆◇◇

100%

使い方のアドバイス

ほかの植物油に混ぜずにそのまま使用可能。ブレンドしてもOK。

グレープは長さ35mほどに生長する、つる植物。切れ込みのあるような葉と巻きひげがあり、夏に花が咲いたあと、甘い果実がなります。その実を使ってワインを醸造して残ったブドウの種を圧搾して、植物油が抽出されます。

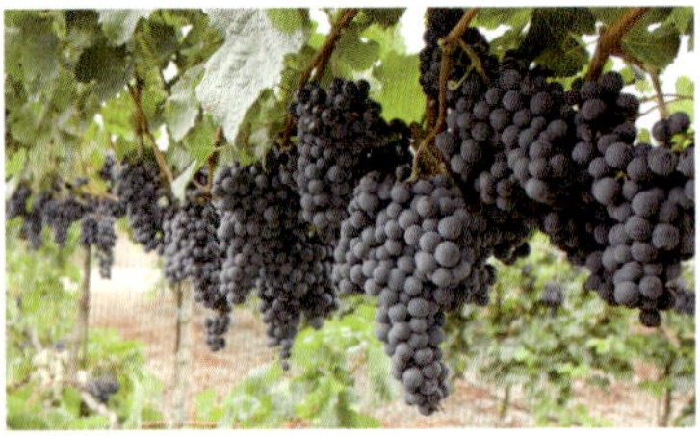

扱いやすく価格も手頃
全身マッサージに

のびがよくて扱いやすく、価格も植物油の中ではお手頃なため、ボディ全体のマッサージに向いています。肌を保湿してなめらかにする働きがあり、すべての肌質に使えますが、とくに皮膚組織を引き締める働きが高いため、オイリー肌のお手入れにおすすめ。香りもほとんどないため、精油の香りをより楽しみたいときにもよく、手作り化粧品に使う基材としても、利用価値の高い植物油です。

ククイナッツ油
Kukui nut oil

BASE

学名	*Aleurites moluccana*
科名	トウダイグサ科
抽出部位	種子
価格の目安	◆◆◇

100%

使い方のアドバイス

ほかの植物油に混ぜずにそのまま使用可能。ブレンドしてもOK。

〈注意事項〉 ナッツアレルギーの方は使用に注意する。

ククイは高さ20mほどの高木。キャンドルナッツツリーとも呼ばれ、ハワイの州木になっています。固い皮で包まれてた果実の中の種子を圧搾してオイルが得られます。

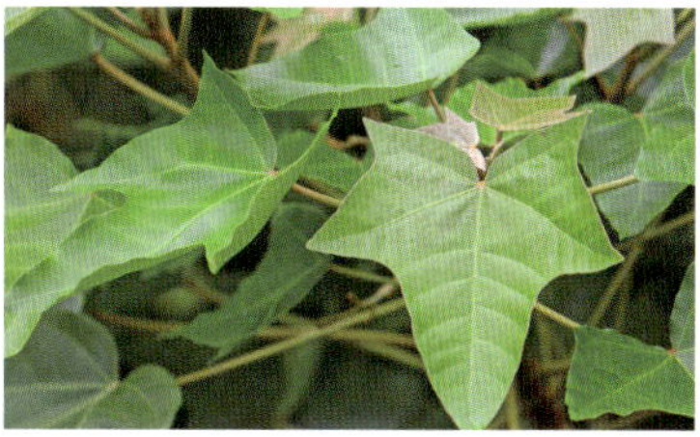

紫外線から肌をガード
日焼け後のケアにも

ククイはハワイで広く生育している木で、ククイナッツオイルは現地では古くから赤ちゃんの肌を紫外線から保護するために利用されたそうです。皮膚にも浸透しやすく、顔にも全身にも使いやすいオイルのひとつ。肌を紫外線から守るだけでなく、日焼けによる炎症にも役立ち、乾燥肌のお手入れやしわの予防にもおすすめ。荒れた肌のケアや湿疹、乾癬《かんせん》などにも有効です。

小麦胚芽油（ウィートジャーム油）
Wheatgerm oil

BLEND

学名	*Triticum aestivum*
科名	イネ科
抽出部位	胚芽
価格の目安	◆◆◇

5%

使い方のアドバイス

BASE 印のついた植物油に約5%混ぜて使用する。

〈注意事項〉 小麦アレルギーの方は使用に注意する。

小麦は高さ1mほどの一年草。小麦を製造する際に、穀粒を挽いて小麦胚芽を分け、その小麦胚芽からオイルが得られます。小麦胚芽には、豊富な栄養素が詰まっており、食物としても利用されます。

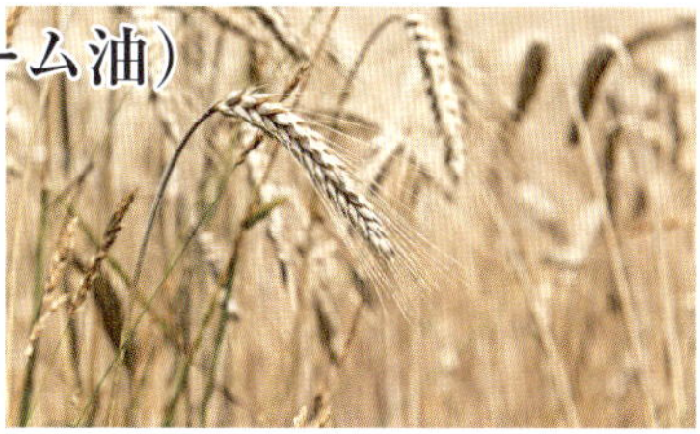

ビタミンEがたっぷり
ドライ肌や加齢肌のケアに

ビタミンEを豊富に含んでいるオイルで、天然の抗酸化剤としての役割があり、ほかの植物油に少量加えることで酸化を遅らせます。強い香りを和らげるためにも、ほかの植物油に5%ほど混ぜて使うのがよいでしょう。脂溶性のビタミンも豊富に含有していることから、ドライ肌や加齢肌にはとくにおすすめのオイル。皮膚の炎症や湿疹などのトラブルがあるときにも役立ちます。

スイートアーモンド油

Sweet almond oil

BASE

学名	*Prunus amygdalus var.dulcis*	
科名	バラ科	
抽出部位	種子	
価格の目安	◆◇◇	100%

使い方のアドバイス

ほかの植物油に混ぜずにそのまま使用可能。ブレンドしてもOK。

〈注意事項〉ナッツアレルギーの方は使用に注意する。

高さ9mほどの高木。早春に桃色から白の花を咲かせ、果実を実らせます。その果実の種子の仁を圧搾してオイルが得られます。アプリコットカーネルやピーチカーネルも同じ仲間です。

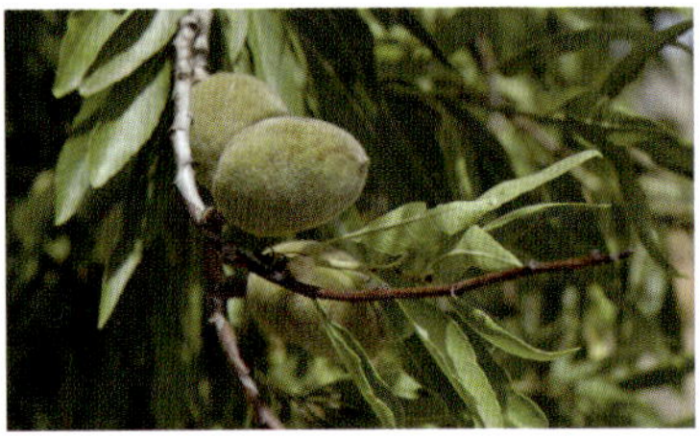

皮膚をやわらかくする働きがあり
敏感肌にもおすすめ

古くから美容に役立つことが知られ、肌になじみもよく、化粧品の材料としても活用されてきたオイル。約80%のオレイン酸を含んでおり、皮膚をやわらかくする働きに優れています。乾燥肌のお手入れによく、炎症を鎮めたり、湿疹やかゆみなどを緩和したりするほか、日焼けあとのケアなどにも役立ちます。敏感肌の方も安心して使うことができ、ベビーマッサージにもおすすめのオイルです。

セサミ油（ゴマ油）

Sesame oil

BLEND

学名	*Sesamun indicum*	
科名	ゴマ科	
抽出部位	種子	
価格の目安	◆◇◇	10%

使い方のアドバイス

BASE印のついた植物油に10%以下混ぜて使用する。

〈注意事項〉ゴマアレルギーの方は使用に注意する。

ゴマは高さ1mほどの一年草で、地面から垂直に生長します。種子を圧搾してオイルが得られます。紀元前約1800年頃のパピルス文書の中にも書かれているほど、古くから利用された植物。

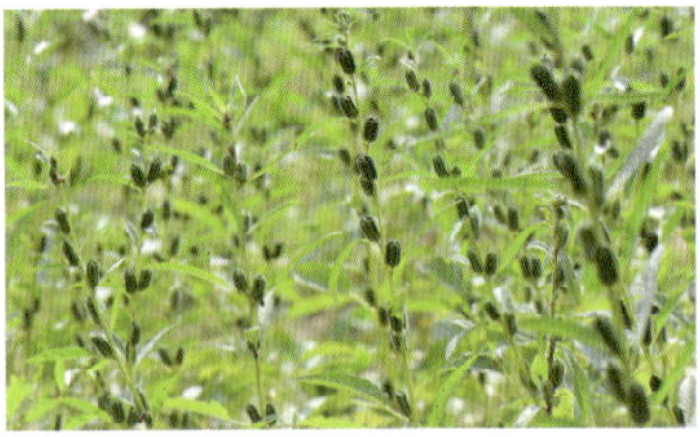

皮膚組織の再生を助ける
バランスのよいオイル

食用油として私たち日本人にも親しみのあるゴマ油です。スキンケアにも古くから利用され、アーユルヴェーダでも欠かせないオイル。オレイン酸とリノール酸をちょうど同量ずつ含んでおり、皮膚組織を再生する働きがあり、ドライ肌のお手入れや乾燥性の湿疹の緩和によいといわれています。抗酸化作用が高いので長く使え、ほかの植物油に混ぜることで、酸化を遅らせる働きがあります。

月見草油（イブニングプリムローズ油）

Evening primrose oil

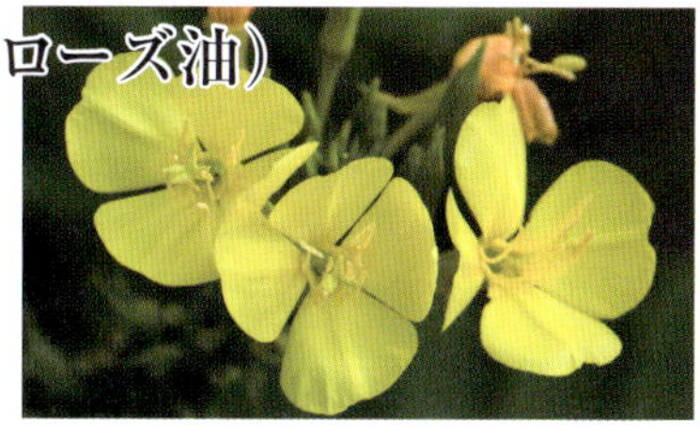

BLEND

学名	*Oenothera biennis*
科名	アカバナ科
抽出部位	種子
価格の目安	◆◆◆

10%

使い方のアドバイス

BASE 印のついた植物油に10％以下混ぜて使用する。

月見草は高さ150cmほどの二年草。月見草という名にも現れているように、よい香りのする黄色の花を一夜のみ咲かせます。アメリカの先住民は、種子から得られるオイルだけでなく、葉、茎、根も保存食や治療薬として利用していました。

乾燥による肌荒れ、湿疹、フケなどの緩和に

肌トラブルの応急処置によいオイルで、皮膚をやわらかくしたり再生を調整したりする働きがあります。乾燥による肌荒れ、湿疹、フケに役立つなど、効能豊かなオイルですが、植物油の中でも非常に酸化しやすいため、利用する分のみ少量ずつ購入しましょう。血中のコレステロール値を下げたり、血圧を降下させたりする働きがあることから、内服用のカプセルも販売されています。

ホホバ油

Jojoba oil

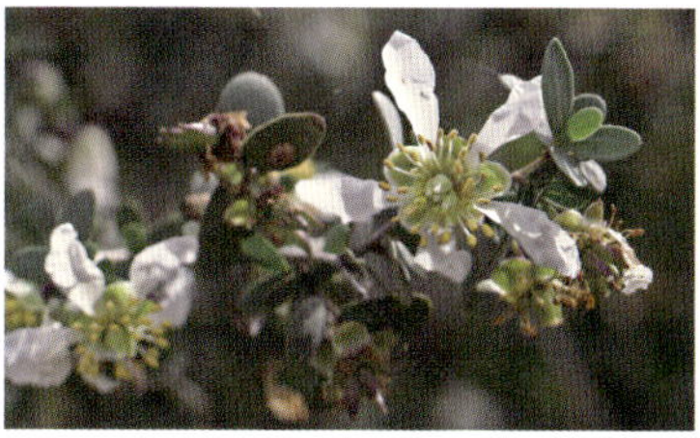

BASE

学名	*Simmondsia chinensis*
科名	ツゲ科
抽出部位	種子
価格の目安	◆◆◇

100%

使い方のアドバイス

ほかの植物油に混ぜずにそのまま使用可能。ブレンドしてもOK。

ホホバは高さ２mほどの低木で、降雨量の少ない乾燥した地域でもたくましく育つ植物です。茶色になった果実の中に、コーヒー豆のような種子が入っており、その種子を圧搾してオイル（ワックス）を得ます。

トラブルのある肌や頭皮のケアに、長期保存も可能

一般的にホホバ油と呼びますが、成分的にはワックスです。そのため、何年たっても酸化せず、長期保存することが可能。加熱しても成分が変化しないのも特徴です。のびがよくて浸透しやすく、すべての肌質のお手入れに有効。しわの予防、妊娠線の予防にもおすすめ。ひび割れ、かゆみ、湿疹、日焼け、乾燥した頭皮など、あらゆるトラブルの緩和にも役立ちます。

マカデミアナッツ油

Macadamia nut oil

BASE

学名	*Macadamia integrifolia*
科名	ヤマモガシ科
抽出部位	種子
価格の目安	◆◇◇

100%

使い方のアドバイス

ほかの植物油に混ぜずにそのまま使用可能。ブレンドしてもOK。

〈注意事項〉ナッツアレルギーの方は使用に注意する。

マカデミアは高さ10～20mの高木。その実は「ナッツの女王」と呼ばれ、おいしくて栄養抜群。オーストラリアの先住民、アボリジニにとっては主食であり、生活の中で活用されてきました。

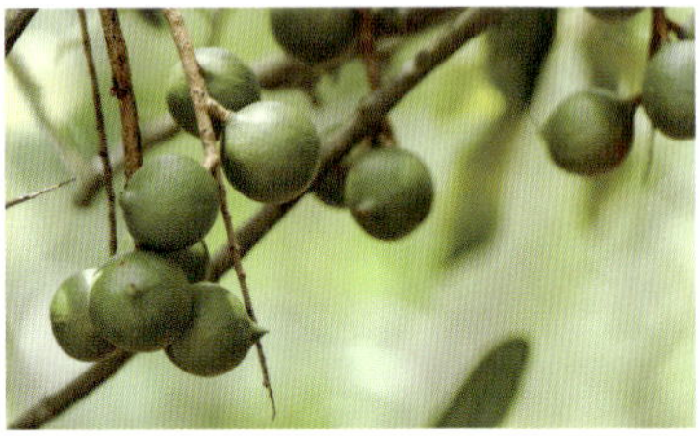

人の皮脂と同じ成分を含有
加齢肌におすすめ

パルミトレイン酸を豊富に含んでいるのが、このオイルの最大の特徴。パルミトレイン酸とは人の皮脂、とくに若い人の皮脂に多く含まれるもの。オレイン酸の作用をサポートする働きもあります。そのため、加齢肌にとても有効です。髪や頭皮のケアにもよく、痛んだ髪の修復を助けたり、ごわごわした髪をなめらかにしたりするなどの効果が期待できます。価格も手頃で使いやすいオイルです。

ローズヒップ油

Rosehip oil

BLEND

学名	*Rosa canina, Rosa rubiginosa*
科名	バラ科
抽出部位	種子
価格の目安	◆◆◆

20-30%

使い方のアドバイス

BASE 印のついた植物油に20～30%混ぜて使用する。フェイスマッサージには、そのまま使用可能。

ローズヒップ油が得られるのは、高さ5mほどのドッグローズと呼ばれる低木。ラグビーボールのような真っ赤な実がなり、その実の70%を占める種子を圧搾してオイルが得られます。そのほかの部分は、ハーブティーとして人気です。

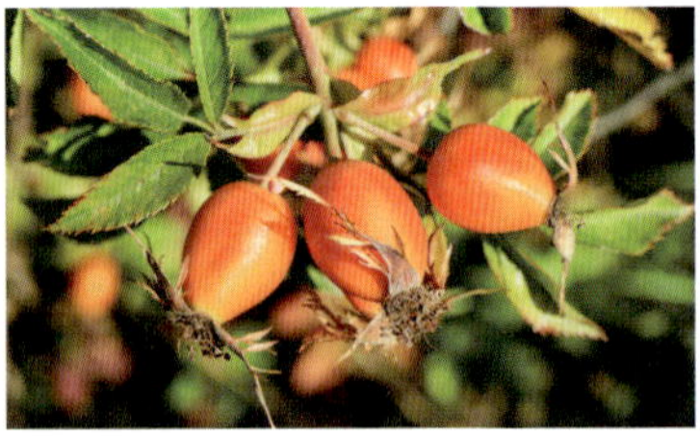

エイジングケアや
日焼けした肌のお手入れに

ローズヒップ油は、美容によいオイルとしてさまざまな化粧品の材料に用いられています。肌によい働きがたくさんありますが、皮膚の再生を助ける働きがあり、加齢肌のお手入れやエイジングケア、しわの予防におすすめ。しみや日焼けした肌、湿疹などにも役立ちます。高価なオイルですが、フェイスケアに利用する場合は、ほかの植物油とブレンドせずにそのまま使用したほうが効果的です。

第5章

精油のブレンドレッスン

How to blend Essential oils

精油は1種類だけでも、とてもよい香りがしますが、
数種類をブレンドすることで新たな香りが生まれます。
自分の好みでブレンドして作った香りは、
世界にたったひとつのオリジナル。
ブレンドは、精油への理解を深めるためにも、アロマテラピーの
楽しさを広げるためにも役立ちます。ぜひ、挑戦してみてください。

Blending Method

ブレンドしてオリジナルの香りを作りましょう

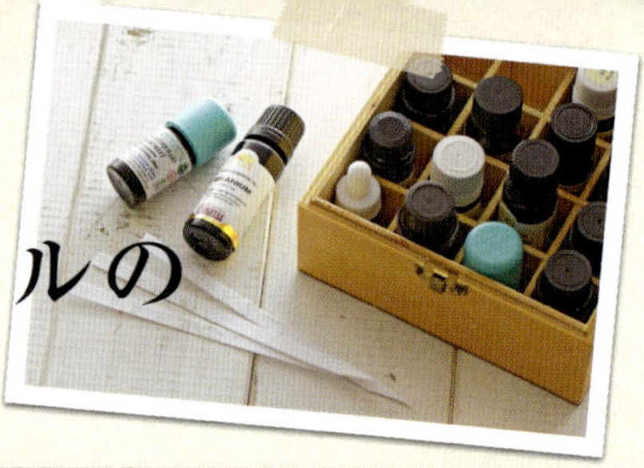

心地よいと感じる香りがあなたに必要な香りです

アロマテラピーは心身の健康や美容に大いに役立ちますが、もっとも大切なのは、心地よいと感じる香りの精油を使用することです。そのために知っておくとよいのが、ブレンドの知識です。精油は1種類でもさまざまな効能がありますが、ブレンドすることで相乗効果となり、香りも深まります。ほんの1滴で香りが変わるブレンドは、ときに難しくも感じますが、お気に入りの香りが完成すれば、アロマテラピーの楽しさがぐんと広がります。ここで紹介するステップを基本にして、世界にひとつのあなただけの香りをカスタマイズしてください。

ブレンドのキーポイントは、香りが伝わる速さ（ノート）と香りの強さ（ブレンディングファクター）です。

● 第3章の精油のプロフィールには、ノートとブレンディングファクターを記載しています。
● 100ページには、ノートとブレンディングファクターの一覧表を記載しています。

ノート

Note

香りの伝わる速さを表すのが「ノート」で、3つに分けられます。精油のボトルを開けて、すぐに香るものはトップノート、少し時間をおいて香るものはミドルノート、ゆっくり時間をおいて香るものはベースノートです。例えばレモンなど柑橘系の果皮から抽出した精油はトップノートが多く、ベンゾインやベチバーなど樹脂や根から抽出した精油はベースノートが多くなります。この3つのノートの精油をそれぞれ入れるのが、バランスのよいブレンドといえます。

ブレンディングファクター

Blending Factor

香りの強さを表すのが「ブレンディングファクター」で、10段階の数字で表します。1がもっとも強い香りで、10がもっとも弱い香り。同じ1滴でも、ブレンディングファクターが1のペパーミントはとても強く香り、5〜7のサイプレスやラベンダーの香りは弱めです。ブレンディングファクターの数字が小さい精油は少なめ、数字が大きい精油は多めの滴数にするのが、ブレンドのひとつの目安。最終的には、香りのバランスを見ながら滴数を決めましょう。

準備するもの

❶精油
❷ビーカー
❸かくはん棒
❹ムエット（試香紙）

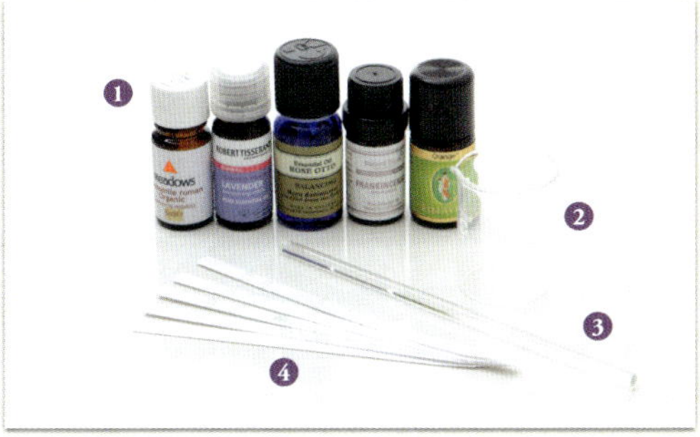

STEP 1 目的に合わせて精油を選ぶ

「リラックスしたい」「肩こりを和らげたい」「便秘を改善したい」など、まずはアロマテラピーの目的を決めます。もし、複数のトラブルを抱えている場合は、まずは何を改善したいか、優先すべきことを2つ程度に絞りましょう。

それが決まったら、94～97ページの「精油の心身への働き一覧表」を見て、適している精油を選びます。「月経痛を和らげて、リラックスしたい」など、2つのトラブルを改善したい場合は、「月経痛」と「リラックス」に共通する精油を選びましょう。

STEP 2 主役となる精油を1種類決める

目的にあった精油の香りを嗅いで、もっとも好きな香りを1種類決めます。アロマテラピーは「好きな香りではないけれど、○○にいいと書いてあるから」ではなく、「私はこの香りが、とても心地よい」と感じることが大切です。実際に香りを嗅いで決めましょう。

Blend

例 月経痛を和らげてリラックスしたい場合

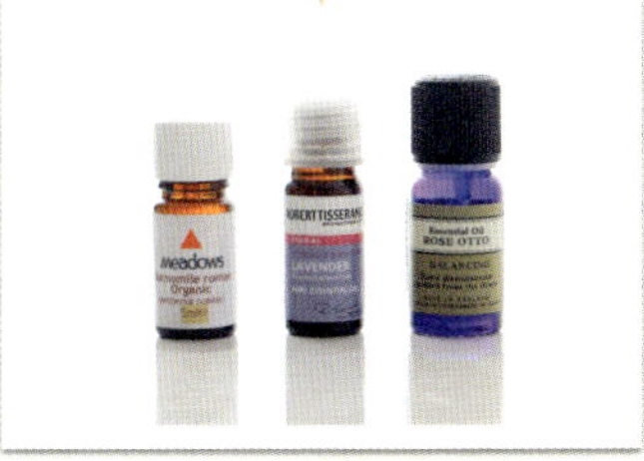

一覧表を見ると、「月経痛」と「リラックス」に共通している精油は、カモミール・ローマン、ラベンダー、ローズオットー（ローズアブソリュートでもOK）です。

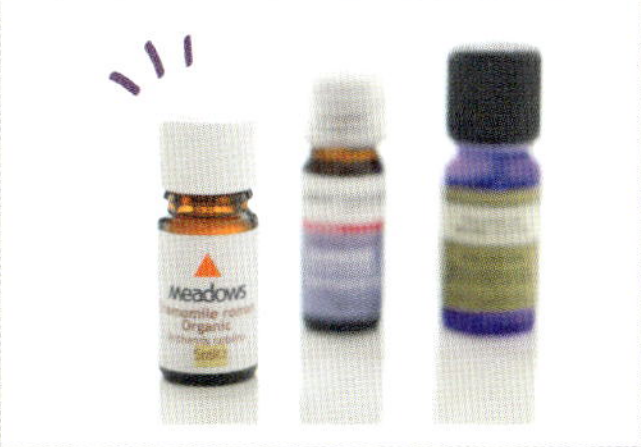

「月経痛」と「リラックス」に共通して役立つ3種類の精油の中から、ここではカモミール・ローマンを主役にしましょう。

次ページに続きます。

STEP 3 香りのバランスを考えてブレンドする精油を決める

バランスのよい香りとは、トップノート、ミドルノート、ベースノート（88ページ参照）の精油が含まれていること。それぞれのノートが含まれていることで、香りが長く続き、香りに奥行きを感じることができます。

ブレンドする精油の種類は2～5種類程度が目安。94～97ページの「精油の心身への働き一覧表」を見て、目的に合った精油の中から選べればベストですし、その中にバランスのとれるノートがない、好きな香りがない場合などは、メインとなる精油とブレンドの相性がよい精油（98～99ページ参照）を選んでもかまいません。

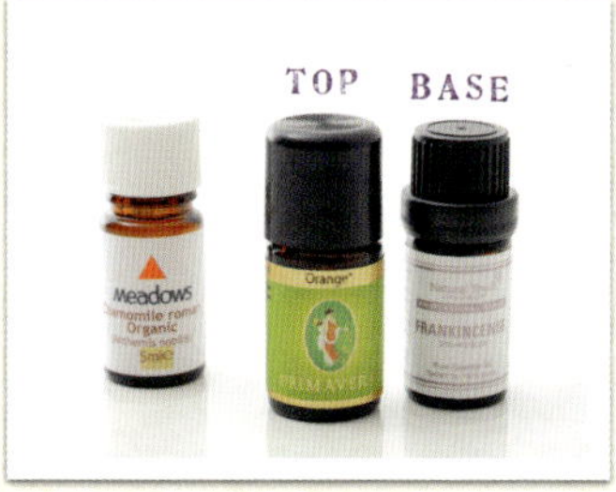

STEP 2で主役としたカモミール・ローマンはミドルノートです。ここでは、「リラックス」に役立つ精油の中から、トップノートのオレンジ・スイート、ミドル～ベースノートのフランキンセンスを選びます。

STEP 4 香りを嗅いでみる

ムエットにSTEP 3で選んだ精油を、それぞれ1滴ずつ垂らし、鼻から15cmくらいにもっていき、香りを嗅いでみましょう。

このとき、ブレンディングファクター（88ページ参照）の数字が大きい精油（香りが弱い精油）を垂らしたムエットを鼻の近くに、ブレンディングファクターの数字が小さい精油（香りが強い精油）を垂らしたムエットを鼻の遠くになるように、高さに差をつけて持ちましょう。

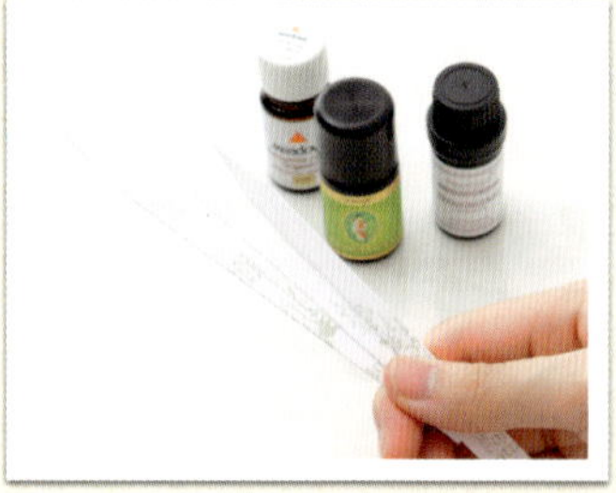

カモミール・ローマンのブレンディングファクターは1～3、オレンジ・スイートのブレンディングファクターは4、フランキンセンスは3～5なので、上からオレンジ・スイート、フランキンセンス、カモミール・ローマンの順に持ちます。

STEP 5 香りを調整する

STEP 4で香りを嗅いで、よい香りと思ったら、次のステップへ。もし、もう少し香りを加えたい場合は、ムエットに足したい精油を垂らして、香りを嗅ぎ、好みの香りに調整しましょう。

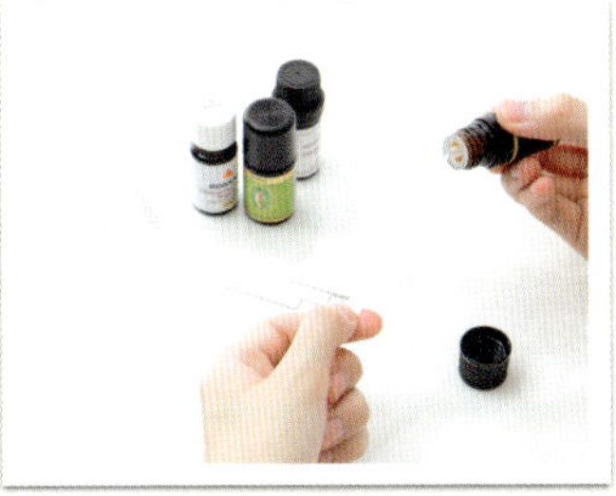

もう少しさわやかで気持ちが軽くなるような香りに仕上げたいので、ここでは安心感を与えてくれる、樹木系の香りのサイプレスを加えてみましょう。ムエットに垂らして、もう一度、香りを嗅いで確認しましょう。

STEP 6 滴数を決める

バランスのよい香りに仕上げるためには、ブレンディングファクター〈88ページ参照〉も重要。100ページの「ノートとブレンディングファクター 一覧表」を見て、滴数を決めます。

ただし、ブレンディングファクターの数字は目安であり、大切なのは好きな香りに仕上げることです。好きな香りの精油は滴数を多めにしてもかまいません。入れた滴数は、忘れないように専用の手帳などを作って記録しておきましょう。

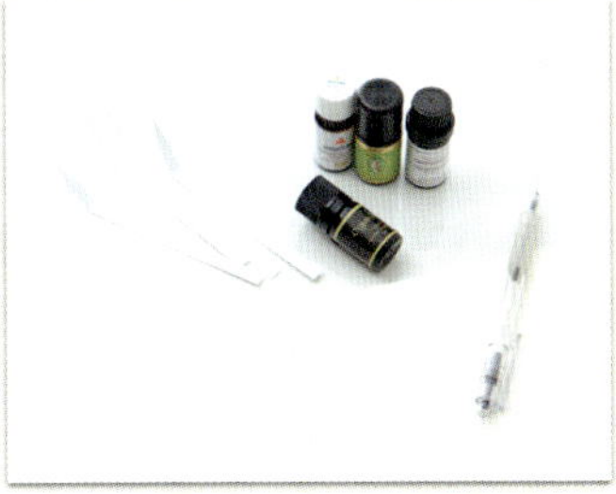

お気に入りのブレンドができたら、再現できるようにメモしておきましょう。

次ページに続きます。

● 精油の滴数（例）

精油名	ノート	ブレンディングファクター	滴数
カモミール・ローマン	ミドル	1～3	3滴
オレンジ・スイート	トップ	4	6滴
フランキンセンス	ミドル～ベース	3～5	5滴
サイプレス	トップ～ミドル	5～7	6滴

ここでは全部で20滴になるように滴数を決めてみましょう。

STEP 7 ブレンドする

STEP 6で決めた滴数をビーカーに入れます。このときのポイントは、STEP 6で決めた滴数より1滴ずつ少なく入れることです。ビーカーに入れたらかくはん棒で軽く混ぜ、ムエットに垂らして香りを確認します。

好みの香りであれば、各精油を1滴ずつ加えて完成。好みの香りでない場合は、最後の1滴の範囲内で調整しましょう。

これでブレンドが終了。世界にひとつのオリジナルブレンドの完成です。

ブレンドは、芳香浴、沐浴、吸入など、幅広く使えます。その場合は、少し多めに作って、右の写真のようなドロッパー付きの遮光瓶に入れておくと便利です。

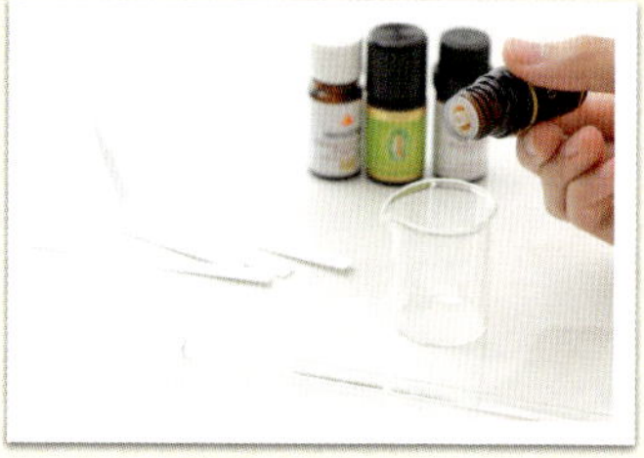

ビーカーに精油を入れて混ぜたら、ムエットに垂らして香りの確認をしましょう。

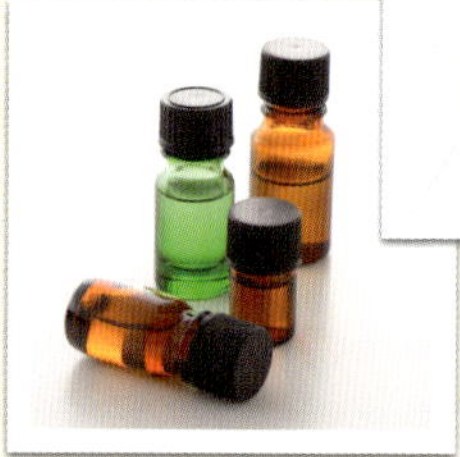

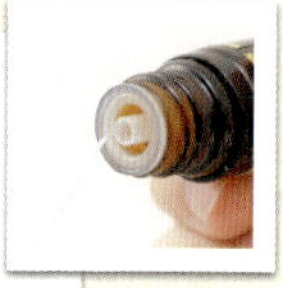

ドロッパー

ブレンドはさまざまな用途に使えます。多めに作ったら、遮光瓶に入れて保管を。

STEP 8 植物油と混ぜてマッサージオイルを作る 応用編

ブレンドしたオイルをもっとも効果的に使えるのがアロマママッサージです。植物油にSTEP 7で作ったブレンドを加え、かくはん棒で混ぜてマッサージオイルを作りましょう。植物油に何滴精油を混ぜるかの希釈濃度については、右ページをご覧ください。

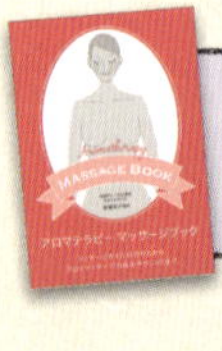

マッサージオイルの作り方は、別冊『アロマテラピー マッサージブック』の4ページでくわしく紹介しています。

Arrange

例 オリジナルの香りのマッサージオイルを作る

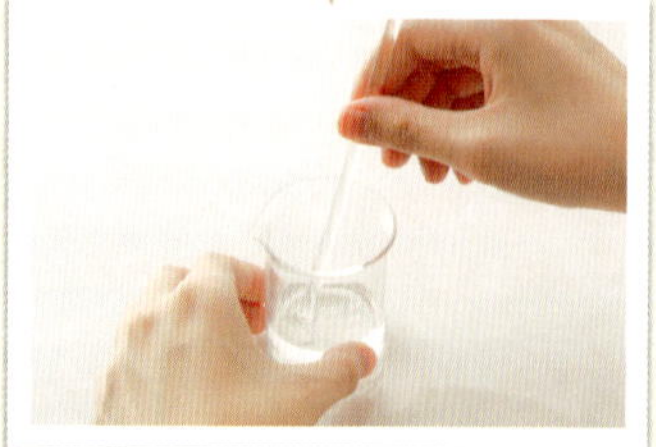

第4章を参考に植物油を選び、STEP 7のブレンドを混ぜてマッサージオイルを作ります。

マッサージオイルの希釈濃度

Column

体には2％、顔には1％の希釈濃度で使います

精油は植物の成分が濃縮されているため、そのまま肌に塗布することはできません。マッサージに利用する際は、植物油で薄めて使用します。薄めることをアロマテラピーでは「希釈する」といい、植物油に対し、何％精油が含まれているかを「希釈濃度」といいます。精油1滴は0.05mℓとして計算します。

本書では、マッサージオイルの希釈濃度をフェイスマッサージ用は1％、ボディマッサージ用を2％とし、植物油の量と精油の滴数を、下記のように統一しています。※

少ない分量のマッサージオイルを作る場合

例えば10mℓのボディ用マッサージオイルを作りたい場合、精油の滴数は4滴です（下記参照）。もし、4種類の精油を使いたい場合は、1滴ずつしか入れられず、ブレンドを調整できません。そのような場合は、STEP 7の精油をドロッパー付きの遮光瓶に入れて、必要な滴数を植物油に混ぜるとよいでしょう。

※AEAJはマッサージオイルの希釈濃度をフェイス用は0.5％、ボディ用は1％以下を目安としていますが、別冊『アロマテラピー マッサージブック』と第7章のアロマ処方箋では、より精油の効能を得るために、フェイス用のマッサージオイルは希釈濃度1％、ボディ用は2％でレシピを紹介しています。

●滴数の簡単な計算方法

植物油の量	10mℓ	20 mℓ	30mℓ	50mℓ
フェイスマッサージ用　（1%）	2滴	4滴	6滴	10滴
ボディマッサージ用　（2%）	4滴	8滴	12滴	20滴

植物油のmℓと同じ数字の滴数から、1％や2％の滴数を割り出す方法です。

〈例1〉20mℓの植物油に対し、20滴の精油を混ぜると5％の希釈濃度になります。これを1%の希釈濃度にしたい場合は20滴÷5で4滴。2％の希釈濃度にしたい場合は、その倍の8滴です。

〈例2〉10mℓの植物油に対し、10滴の精油を混ぜると5％の希釈濃度。1％にしたい場合は10滴÷5で2滴、2％にしたい場合は4滴です。

〈注意〉

※使用する前にパッチテストを行いましょう。**パッチテストの方法（22ページ参照）：**前腕部の内側に適量を塗り、約24～48時間放置して様子を見ます。肌に異常が生じた場合は、すぐに大量の流水で洗い流し、使用しないでください。

※肌が弱い方やお年寄り、既往歴のある方は、希釈濃度を明記している半分以下のマッサージオイルで行ってください。

※3歳未満の幼児に行うベビーマッサージは、植物油のみを使用し、精油は使用しないでください。

※子供には、大人の10分の1程度の希釈濃度から始め、多くても2分の1程度で行いましょう。

精油の心身への働き 一覧表 ①

第３章で紹介した30種類の精油が、どのようなときに役立つのか、第７章のアロマ処方箋の項目別にまとめた一覧表です。心身の不調を改善したいときはもちろんのこと、ブレンドする精油を選ぶときの参考にしてください。

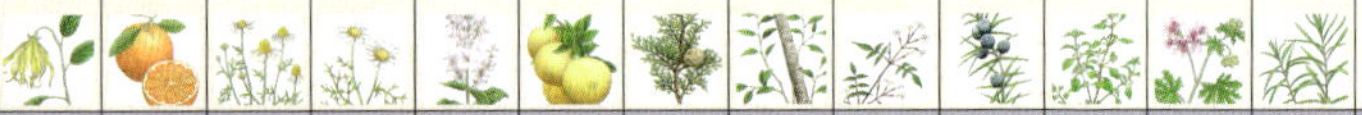

精油 数字はくわしく紹介しているページ 症状や目的 数字はレシピを紹介しているページ		イランイラン 43	オレンジ・スイート 44	カモミール・ジャーマン 45	カモミール・ローマン 46	クラリセージ 47	グレープフルーツ 48	サイプレス 49	サンダルウッド 50	ジャスミン 51	ジュニパーベリー 52	スイートマージョラム 53	ゼラニウム 54	ティートリー 55
リラックス	115		●		●								●	
快眠・安眠	116		●		●				●					
集中力アップ	117						●							
やる気アップ	118		●				●				●			
明るい気分に	119		●			●	●							
心を平穏に	120	●	●						●					
ロマンチックに	121	●							●	●				
頭痛・偏頭痛	123						●							
眼精疲労	124													
疲労感	125						●							
肩こり	126						●				●	●		
冷え性	129											●		
脚のむくみ	130						●	●	●		●		●	
血圧調整	132	●										●		
痔	133							●						
しもやけ	133											●		

次ページに続きます。

- メンタルの悩み（115 ～ 121 ページ）
- ストレスの悩み（123 ～ 127 ページ）
- 循環器系の悩み（129 ～ 133 ページ）

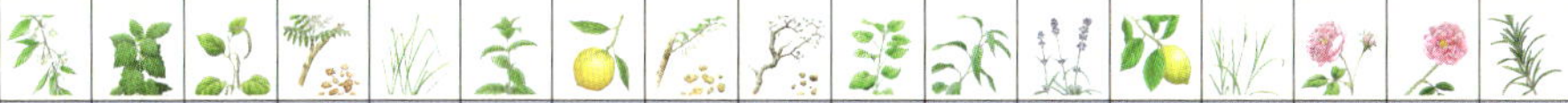

ネロリ 56	パチュリ 57	ブラックペッパー 58	フランキンセンス 59	ベチバー 60	ペパーミント 61	ベルガモット 62	ベンゾイン 63	ミルラ 64	メリッサ 65	ユーカリ 66	ラベンダー 67	レモン 68	レモングラス 69	ローズアブソリュート 70	ローズオットー 71	ローズマリー 72
●			●								●			●	●	
●				●					●		●				●	
					●							●				●
					●	●				●		●				●
						●						●		●	●	
●			●								●			●	●	
	●													●	●	
					●					●	●	●				
											●			●	●	
									●	●				●	●	
		●			●					●	●					●
		●									●					●
											●	●				●
					●						●	●				
		●										●				●

精油の心身への働き 一覧表 ②

前ページからの続き。

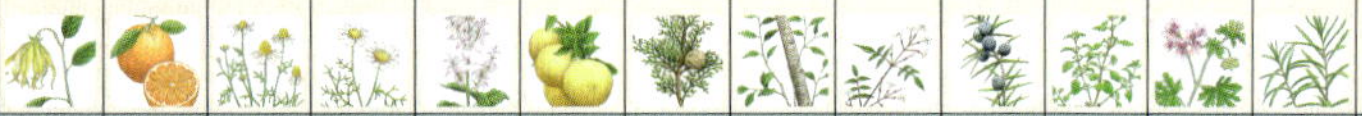

症状や目的（数字はレシピを紹介しているページ） ＼ 精油（数字はくわしく紹介しているページ）		イランイラン 43	オレンジ・スイート 44	カモミール・ジャーマン 45	カモミール・ローマン 46	クラリセージ 47	グレープフルーツ 48	サイプレス 49	サンダルウッド 50	ジャスミン 51	ジュニパーベリー 52	スイートマージョラム 53	ゼラニウム 54	ティートリー 55
風邪・インフルエンザ	135													●
のどの痛み・せき	136											●		●
免疫力アップ	137			●										●
花粉症（鼻水・鼻詰まり）	138				●									●
便秘	141		●											
胃腸の不調	142				●							●		
吐き気	143						●							
二日酔い	143						●				●			
乾燥・しわ	145									●			●	
ニキビ・吹き出物	146		●		●		●	●					●	●
日焼け	147			●	●								●	
創傷	147			●										●
月経不順・無月経	149				●	●						●	●	
月経痛	150	●		●	●	●								
PMS（月経前症候群）	152		●		●	●	●						●	
更年期	153	●			●	●				●			●	
高齢者のケア	154		●		●									

免疫系・呼吸器系の悩み（135 ～ 139ページ）
消化器系の悩み（141 ～ 143ページ）
肌の悩み（145 ～ 147ページ）
婦人科系の悩み（149 ～ 153ページ）
高齢者の悩み（154ページ）

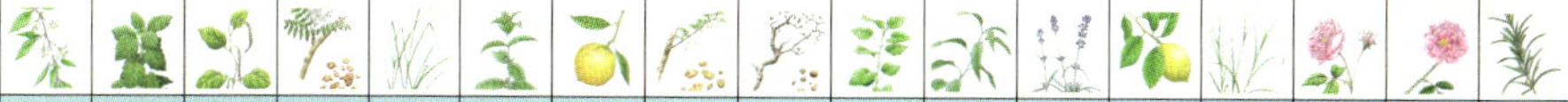

	ネロリ 56	パチュリ 57	ブラックペッパー 58	フランキンセンス 59	ベチバー 60	ペパーミント 61	ベルガモット 62	ベンゾイン 63	ミルラ 64	メリッサ 65	ユーカリ 66	ラベンダー 67	レモン 68	レモングラス 69	ローズアブソリュート 70	ローズオットー 71	ローズマリー 72
			●								●	●					
				●							●	●					
											●		●				
						●					●	●					
			●			●							●				●
		●				●						●					●
						●							●				
						●											●
	●	●		●								●			●	●	
							●					●					
						●						●					
				●								●					
										●					●	●	
												●			●	●	
							●					●				●	
		●													●	●	
												●	●				●

精油のブレンド相性表

● とくに相性のよい精油　○ 相性のよい精油

相性のよい精油（数字はくわしく紹介しているページ） ＼ 主役となる精油（数字はくわしく紹介しているページ）		イランイラン 43	オレンジ・スイート 44	カモミール・ジャーマン 45	カモミール・ローマン 46	クラリセージ 47	グレープフルーツ 48	サイプレス 49	サンダルウッド 50	ジャスミン 51	ジュニパーベリー 52	スイートマージョラム 53	ゼラニウム 54	ティートリー 55
イランイラン	43	―	○		●	●	●		●	●				
オレンジ・スイート	44	●	―				○	●	●	●		●	●	
カモミール・ジャーマン	45			―		○	○	●				○	●	●
カモミール・ローマン	46	●			―	●	○		○	○			○	
クラリセージ	47	○		●	○	―	○				○	○	○	
グレープフルーツ	48	○	●	●	●	●	―	○	●	●	●		●	
サイプレス	49		○	○			●	―			●		○	
サンダルウッド	50	●	●		●		○		―	●			○	
ジャスミン	51	●	○		●		○		○	―			○	
ジュニパーベリー	52					●	●	●			―		○	
スイートマージョラム	53		○	●		●						―		●
ゼラニウム	54		●	●	●	●	●	●	●	●	●		―	●
ティートリー	55			●								●	○	―
ネロリ	56	○	●				○		○				○	
パチュリ	57	●	○						●	●			○	
ブラックペッパー	58	○	○				○		○			●	○	
フランキンセンス	59		●			○	○		●				●	
ベチバー	60	○	○						○				○	
ペパーミント	61						●	●			●	●	●	●
ベルガモット	62	○	●	●		○		○	○		●		○	
ベンゾイン	63	○	●										○	
ミルラ	64	○							○				○	
メリッサ	65				○								○	
ユーカリ	66	○					●				●	●	○	●
ラベンダー	67	●		●	●	●	●	●	●		●	●	●	●
レモン	68	●	○	●	●			●		●		●	○	●
レモングラス	69		○										○	
ローズアブソリュート	70	●	●		●	●			●	●			●	
ローズオットー	71	●	●		●	●			●	●			●	
ローズマリー	72						●	●			●	●	●	●

第３章で紹介した30種類の精油をブレンドする場合に、どのような精油と相性がよいかを一覧表にしました。この表は縦軸を主役となる精油とし、横軸はその主役となる精油とブレンドの相性がよい精油としています。この表を参考にしながら、感性を大切にしながら、ブレンドを楽しんでください。

ネロリ 56	パチュリ 57	ブラックペッパー 58	フランキンセンス 59	ベチバー 60	ペパーミント 61	ベルガモット 62	ベンゾイン 63	ミルラ 64	メリッサ 65	ユーカリ 66	ラベンダー 67	レモン 68	レモングラス 69	ローズアブソリュート 70	ローズオットー 71	ローズマリー 72
●	●	●		●		●	●	●		●	●	●		○	○	
●	●	●	●	●		●	●					●	●	○	○	
						○					○	○				
									●		○	○		○	○	
			●			●					○			○	○	
●		●	●		●					○	●					●
					○	●					○	○				○
●	○	●	○	●		●		●			○			●	●	
	○											○		●	●	
					○	○				●	○					○
		○			●					●	○	○				●
●	●	●	●	●	●	●	●	●	●	●	●	●	●	●	●	●
					●					○	●	○				○
—	●		●						●		●			●	●	
○	—	○	○			○	●	●					●	●	●	
	●	—	○								○		●	○	○	●
●	●	●	—				●	●	●	●	○	●	●	●	●	●
				—						○	○	○	●	○	○	
					—					○	●	●				○
	●					—	●				○					
	○		○			●	—	●				○		○	○	
	○		○				○	—			○					○
○			○						—					○	○	
			○	●	●					—	○	●				●
●		●	●	●	●	●		●		●	—	●	●	●	●	●
			●	●	●		●			●	○	—		●	●	●
	○	○	○	○							○		—			○
●	●	●	●	●			●		●		●	○		—		
●	●	●	●	●			●		●		●	○			—	
		○	○		●			●		●	●	●	●			—

ノートとブレンディングファクター 一覧表

88ページで説明したように、ブレンドのカギとなるのはノートとブレンディングファクター。これは、その2点をひと目で比較できるようにまとめた一覧表です。バランスのよいブレンドを作る参考にしてください。

精油	ページ	トップノート	ミドルノート	ベースノート	ブレンディングファクター
イランイラン	43		●		2～4
オレンジ・スイート	44	●			4
カモミール・ジャーマン	45		●		1～3
カモミール・ローマン	46		●		1～3
クラリセージ	47	●	●		2～4
グレープフルーツ	48	●			4
サイプレス	49	●	●		5～7
サンダルウッド	50			●	4～6
ジャスミン	51		●	●	1
ジュニパーベリー	52	●	●		4
スイートマージョラム	53		●		3～4
ゼラニウム	54		●		3
ティートリー	55	●			3～5
ネロリ	56	●	●		1～2
パチュリ	57			●	3～5
ブラックペッパー	58	●	●		2～4
フランキンセンス	59		●	●	3～5
ベチバー	60			●	1～3
ペパーミント	61	●	●		1
ベルガモット	62	●			4～6
ベンゾイン	63			●	2～4
ミルラ	64			●	1～3
メリッサ	65		●		1
ユーカリ	66	●			2～5
ラベンダー	67		●		5～7
レモン	68	●			4
レモングラス	69	●	●	●	1
ローズアブソリュート	70	●	●	●	1
ローズオットー	71	●	●	●	1
ローズマリー	72	●	●		2～5

Advice to enjoy a Blend more

ブレンドをさらに楽しむためのアドバイス

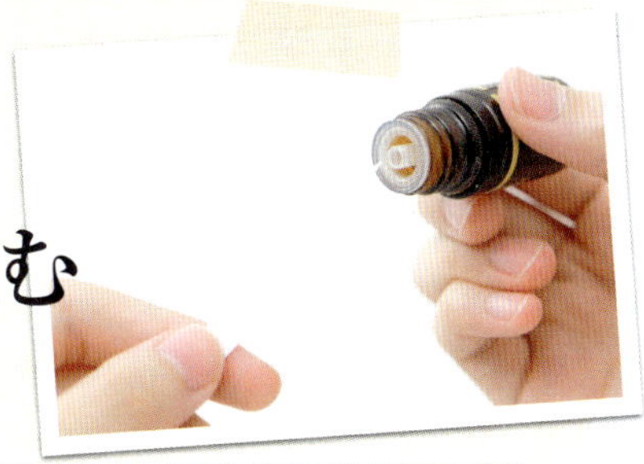

ADVICE 1 症状だけでなく原因を探ってブレンド

89ページでは、何を改善したいか優先すべきことを決めると紹介しましたが、アロマセラピストはカウンセリングの中で、その症状の原因についても探ります。例えば、過敏性腸症候群の場合。便秘と下痢を繰り返す症状なので、消化器系によい精油を使って改善する方法もありますが、原因のほとんどはストレスによるものです。そのストレスを改善するための精油を中心にブレンドを考える場合もあります。これが「ホリスティック・アロマテラピー」の考え方で、症状そのものだけでなく、心と体全体を見て判断するものです。

ADVICE 2 ブレンドはアート 感性を大切に

ノートとブレンディングファクターは、ブレンドの大きな目安になることに間違いはありませんが、香りの好みや感じ方には個人差があります。それが、香りに対する感性です。91ページで決めた滴数も、人によっては「カモミール・ローマンが強過ぎる」「オレンジ・スイートの香りをあまり感じない」などと思うかもしれません。その場合は、ブレンディングファクターにとらわれ過ぎず、調整してOK。

「ブレンドはアート」とはアロマセラピストの間でよくいわれる言葉。感性を大切に香りの世界を楽しみましょう。

ADVICE 3 ブレンドは失敗しながら学びましょう

ブレンドは精油1滴で大きく香りが変わります。そのため、プロのアロマセラピストでさえ、イメージ通りのブレンドに仕上げるのは簡単なことではありません。

精油に慣れ親しんでくると、香りに対する感性がどんどん培われていきます。もし、好みの香りにブレンドできなくても、それはブレンドが上達するためのステップ。アロマテラピーの楽しさがさらに広がるきっかけと考え、新しいブレンドにどんどん挑戦してください。

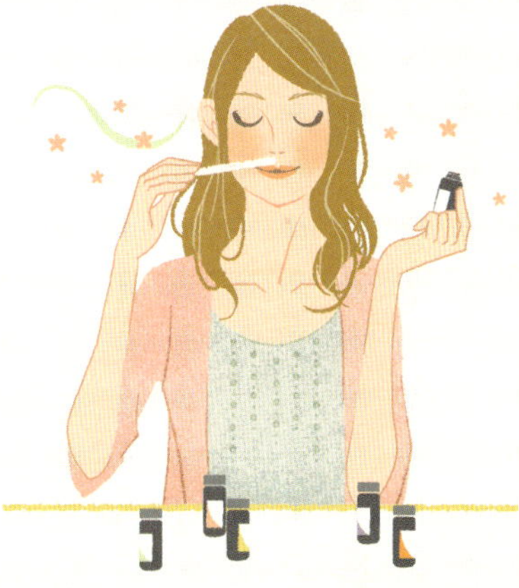

精油にまつわるQ&A

Column

Q ケモタイプの精油ってなに？

A 生育場所によって精油成分が顕著に異なるものです。

17ページでも説明した同じ学名の植物から抽出された精油でも、生育場所によって香りが異なるものをケモタイプの精油といいます。育った環境や天候の影響をとくに受けやすく、精油成分の構成が顕著に違うものをさします。本書で紹介している精油では、ローズマリーが（72ページ参照）が、ケモタイプ（Chemotype）がある精油。成分の特徴によって下記のように表記します。

ローズマリー・カンファー
Rosmarinus officinalis ct.camphor

ローズマリー・シネオール
Rosmarinus officinalis ct.cineole

ローズマリー・ベルベノン
Rosmarinus officinalis ct.verbenone

学名についている「ct.」は「chemotype（ケモタイプ）」を表しています。成分の違いをくわしく知りたい場合は、成分分析表を見るとよいでしょう。

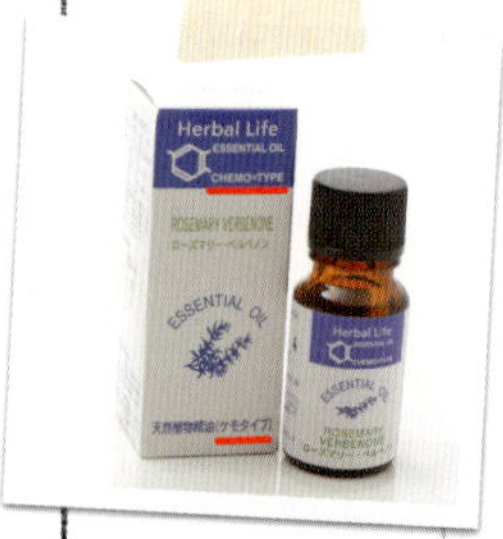

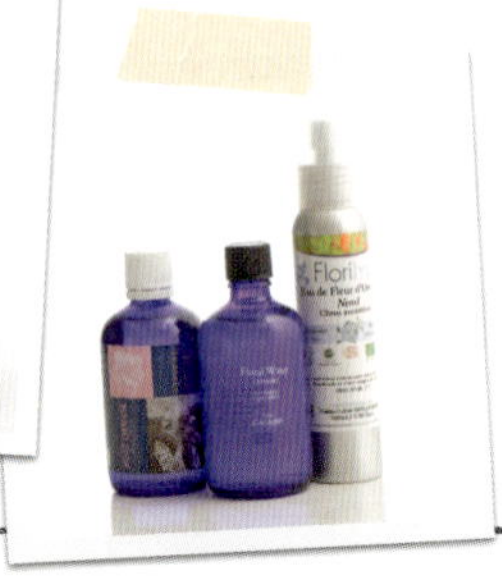

Q 精油や植物油のボトルに記載されているこれらのマークはなに？

A オーガニック製品であることを認証するマークです。

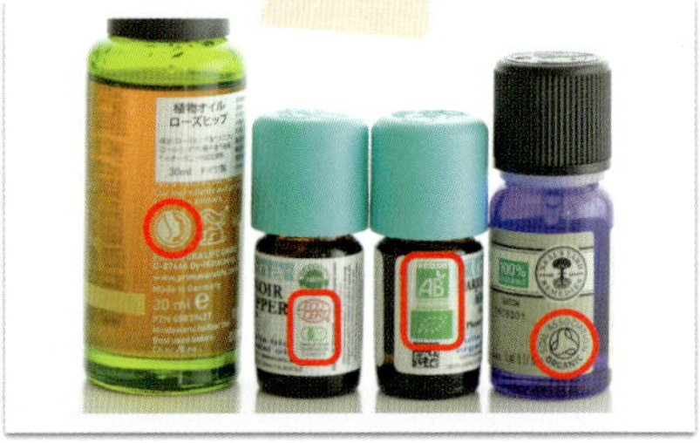

世界には、オーガニック製品であることを認証する団体があり、それぞれの基準を満たした製品には、認証マークを記載することを許可しています。オーガニック栽培は手間がかかるため、必然的にオーガニックの精油は価格も高め。また、認定基準も団体によって異なります。好みに応じて選ぶとよいでしょう。

Q 芳香蒸留水ってなに？

A 水蒸気蒸留法で精油を抽出する際に得られる、水溶性の成分が溶けた液体です。

18ページで、水蒸気蒸留法について説明していますが、その際、精油とともに得られるのが芳香蒸留水。フローラルウォーターとも呼ばれます。植物の持つ水溶性の芳香成分などが含まれ、そのまま化粧水として使用したり、手作り化粧品の材料に利用したりします。

第6章

日本の精油とアロマテラピー

Japanese Essential oils and Aromatherapy

香りのある生活が日本人の生活に根付いたことで、
日本の植物を使った精油を作るブランドが増えています。
また、それらを利用したアロマテラピーは、
日本人である私たちにとって身近に感じられるもの。
小さな頃に嗅いだことのある香りは、どこか懐かしくもあります。
日本の精油を使った日本のアロマテラピーを、ぜひ楽しんでください。

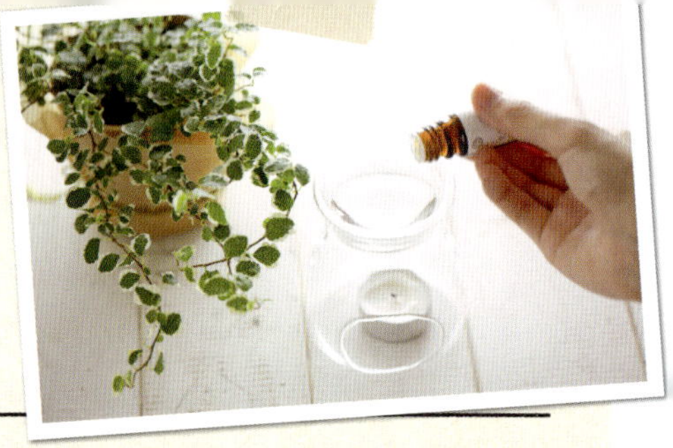

Japanese Essential Oils & Aromatherapy

日本人のためのアロマテラピー

日本人に合ったアロマテラピーを提供

日本にアロマテラピーという言葉が広がり始めたのは、30年ほど前のこと。当初は、海外のアロマセラピストの著書から情報を得ながら、広がっていきました。今ではアロマセラピストや日常生活の中で香りを楽しむ人、専門店も増え、アロマテラピーは日本でも身近な存在になりました。

そんな環境の中、日本国内のアロマテラピーにも変化が生まれています。海外生産の精油を使ったアロマテラピーだけでなく、「日本人に合う香り（精油）、日本人に合うアロマテラピー」を提供したいと考えるアロマセラピストやアロマ関係者が増えているのです。それに伴い、日本で生育した植物を原料に使ったメイド・イン・ジャパンの精油が、近年誕生しています。

記憶の中にある香りを使ってリラックス

114ページでも紹介していますが、嗅覚は記憶の中枢である大脳辺縁系と直結しているため、私たちが小さな頃に嗅いだ経験のある香りによって、気持ちが落ち着いたり、楽しい記憶を思い出したりします。日本で作られる精油の原料となる植物は、日本人にとってはなじみがあったり、なつかしく感じたりするものが多く、その記憶を呼び起こしやすいとも考えられます。また、それによってリラックス効果、リフレッシュ効果も得られます。

高齢者にもなじみのある香りでケアを

アロマテラピーサロンで行われるトリートメントも同じこと。通常、アロマテラピーは優しく擦るような手技を行いますが、日本人は揉まれることを好む方が多いため、それだけでは物足りないのが現状。やや強めに擦ったり、揉んだりする手技を取り入れた独自のメニューを提供して好評を得ているケースもあり、さらに浸透していくと予測されます。

また、日本の精油は、お年寄りにもなつかしく親しみやすい香りが多いため、利用しやすいのも利点。高齢者が増えていくこれからの時代、日本の精油を使ったアロマテラピーの幅はさらに広がり、さまざまな可能性があるといえるでしょう。

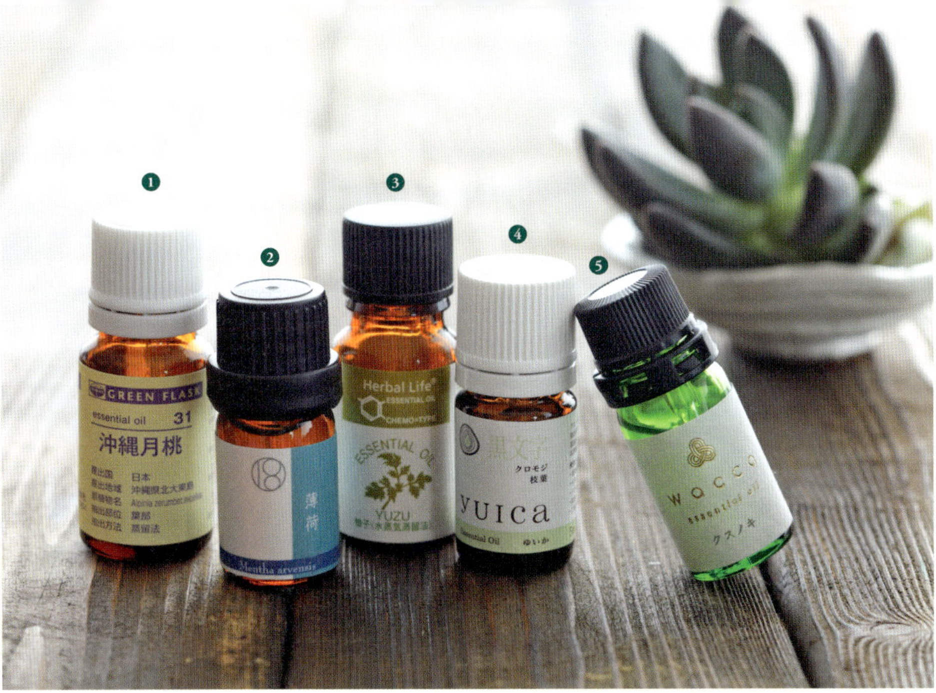

日本の精油を扱うブランド

日本各地で生育する植物から抽出された精油。日本人の心にすっとなじみ、癒される香りです。

創設者の林真一郎氏が
原料植物を厳選

❶ グリーンフラスコ・J-aroma

「緑の医学」の考え方に基づいた植物療法を提案するグリーンフラスコによる日本の精油「J-aroma」シリーズ。薬剤師である代表の林真一郎氏自ら生産地へ足を運び、製品開発を担っています。

グリーンフラスコ
http://www.greenflask.com
☎03-5729-1660

日本の美しい
里山から生まれた香り

❷ 一十八日（じゅうはちにち）

日本の香りを大切にしたいという気持ちから生まれたブランド。日本の里山でゆっくり丁寧に作られた香り13種類を展開。自社開発の精油を発売に向けて準備中であり、今後、種類は増加する予定。

一十八日
http://www.18th.co.jp
☎03-5362-3188

欧米とは違う
和のアロマテラピーを提案

❸ 生活の木・和精油

170種類以上の精油を揃え、日本のアロマテラピー文化を牽引してきた生活の木が、日本の各地で少量生産されている精油や日本原産植物の精油を集め、「和精油」として紹介するシリーズ。

生活の木
http://www.treeoflife.co.jp
0120-175082

メイド・イン
飛騨高山の精油

❹ ユイカ（yuica）

飛騨高山で育った野生の植物から精油を抽出。環境保全にも力を入れ、森林の手入れ時に採取した枝葉などを利用しています。精油の効能を化学的に証明するべく、最新技術による研究も進めています。

正プラス
http://www.yuica.com
☎0577-68-3088

地域資源を有効活用し
小規模生産

❺ ワッカ（wacca）

日本の香りの代表とされるヒノキや柚子をはじめ、10種類の精油を厳選。大切な地域資源でもある植物を有効活用し、生産者の想いを込めて、丁寧に小規模生産されているものばかりです。

中村
http://www.waccawacca.com
☎0952-44-2993

日本の精油プロフィール

アスナロ（翌檜）

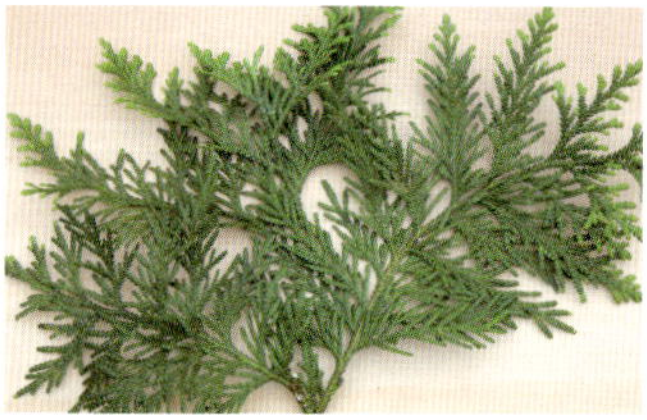

学名	*Thujopsis dolabrata*
科名	ヒノキ科
抽出部位	木
精油製造法	水蒸気蒸留法
価格の目安	◆◇◇

ヒバやアテとも呼ばれ、香りの強い木として古くから知られています。ヒノキチオールという成分を豊富に含んでいるのが特徴で、殺菌作用、炎症を鎮める作用などがあり、日焼けあとのお手入れにもおすすめ。蚊やブヨなどの虫除けにも役立ちます。

クロモジ（黒文字）

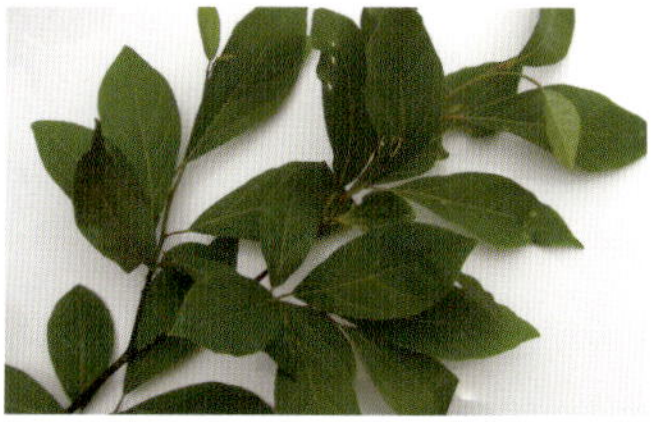

学名	*Lindera umbellata*
科名	クスノキ科
抽出部位	枝葉
精油製造法	水蒸気蒸留法
価格の目安	◆◆◆

クスノキ科の植物。和を感じさせる、上品で甘い香りがします。緑色の枝に黒い斑点があり、それが黒い文字に見えることから、この名がつけられたとか。鎮痛作用に優れているリナロールという成分を含み、心と体両方の痛みを和らげます。

スギ（杉）

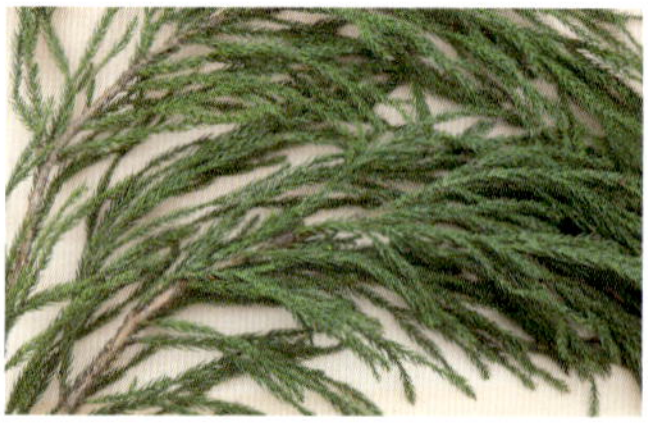

学名	*Cryptomeria japonica*
科名	スギ科
抽出部位	葉
精油製造法	水蒸気蒸留法
価格の目安	◆◇◇

すっきりとさわやかなリフレッシュによい香りで、男性にも好まれます。殺菌作用に優れているため、家事グッズにおすすめ。菌の繁殖を抑えたい場所などに利用するとよいでしょう。足浴に使えば、さっぱりして水虫のケアにもなります。

ニオイコブシ（匂辛夷）

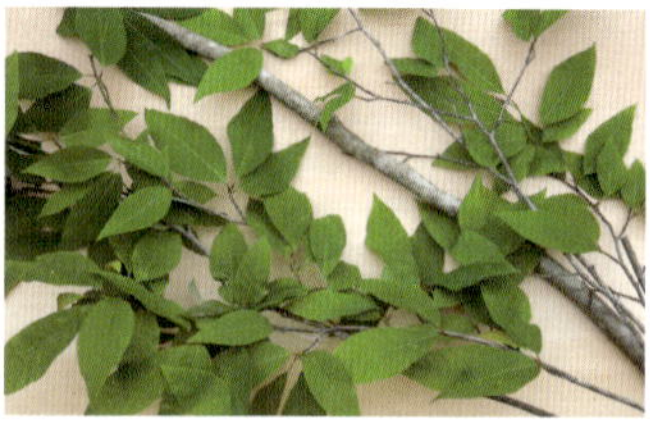

学名	*Magnolia salicifolia*
科名	モクレン科
抽出部位	枝葉
精油製造法	水蒸気蒸留法
価格の目安	◆◆◆

抽出量が極めて少ない、希少価値の高い精油です。「匂」という名からもわかるように、皆に好まれるよい香りがします。シトラールと1,8－シネオールが主成分で、リフレッシュしたいとき、元気を出したいときにぴったりの香りです。

110～111ページのレシピで使用した精油のプロフィールを紹介しています。

価格の目安：◆◇◇～2000円（5mℓ）／◆◆◇2000円～4000円（5mℓ）／◆◆◆4000円～（5mℓ）

ヒノキ（檜）

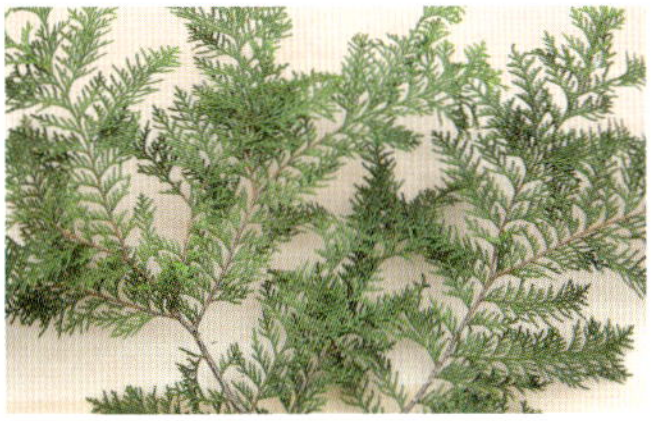

学名	*Chamaecyparis obtusa*
科名	ヒノキ科
抽出部位	木、枝葉
精油製造法	水蒸気蒸留法
価格の目安	◆◇◇

古くから日本建築に使われた木で、ヒノキ風呂で知られるように、日本人にはなじみのある木。ほのかに土の香りがし、心を落ち着かせて、心身を癒してくれます。精油は木だけでなく枝葉から抽出されたものもあり、よりさわやかな香りがします。

ヒメコマツ（姫小松）

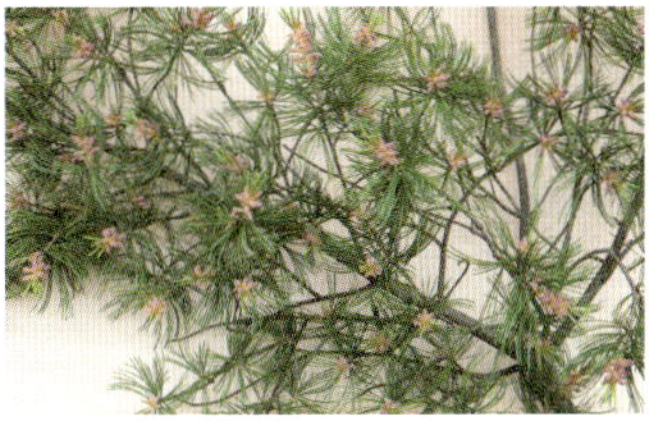

学名	*Pinus parviflora*
科名	マツ科
抽出部位	木、枝葉
精油製造法	水蒸気蒸留法
価格の目安	◆◆◇

マツ科の植物の中でも、香りがやわらかく、さわやかな中にも優しさを感じます。「姫」という名がついているように、香りも作用も女性におすすめの精油。ホルモンバランスを整えたり、月経にまつわるトラブルを緩和したりする際に役立ちます。

ミズメザクラ（水目桜）

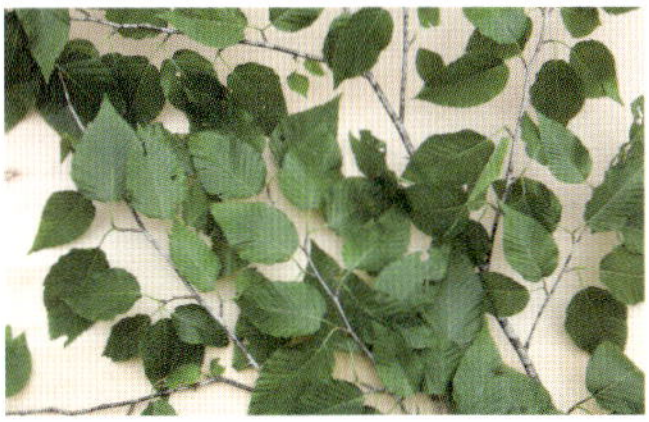

学名	*Betula grossa*
科名	カバノキ科
抽出部位	枝葉
精油製造法	水蒸気蒸留法
価格の目安	◆◆◆

若木のときの樹皮が桜に似ていることから「桜」の名がついています。湿布薬にも含まれているサリチル酸メチルが含まれており、香りもまさに湿布薬のよう。肩こりや筋肉痛など筋肉の疲れを緩和します。

アスピリンアレルギーの方は使用を控えてください。

モミ（樅）

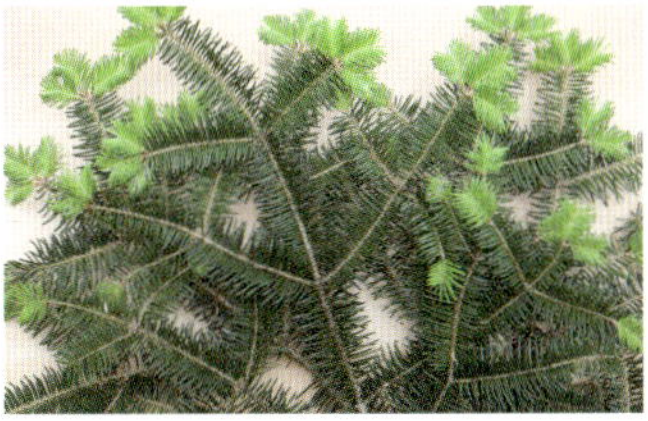

学名	*Abies firma*
科名	マツ科
抽出部位	枝葉
精油製造法	水蒸気蒸留法
価格の目安	◆◆◇

クリスマスツリーとしてなじみがありますが、高い山の尾根のあたりに育つ木で、採取は非常に困難です。清涼感のある香りで、リフレッシュしたいときにおすすめ。殺菌作用に優れており、消臭にも役立つため、家事グッズに利用できます。

（植物写真提供 yuica）

飛騨高山で精油が作られるまで

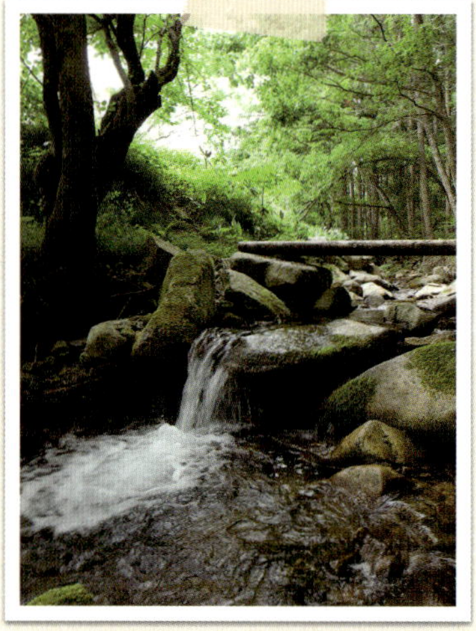

yuicaの精油が生まれる飛騨高山の大自然

すべての植物原料を飛騨高山で調達して製造

日本国内、しかも飛騨高山で生育する植物のみを原料に使い、収穫から抽出、ボトリング、発送まで、すべて現地で行う精油ブランドとして注目を集めているのが「yuica（ユイカ）」です。飛騨高山の約6万坪の敷地内と、飛騨高山森林組合の協力のもと原料を調達。さらに同じ敷地内で精油を抽出し、ボトリングして、全国に発送されています。まさに、日本人によって作られ、

豊かな自然の恵みを凝縮して精油に

清らかな水と美しい緑に囲まれた飛騨高山。この自然の恵みが小さな瓶に凝縮されます。

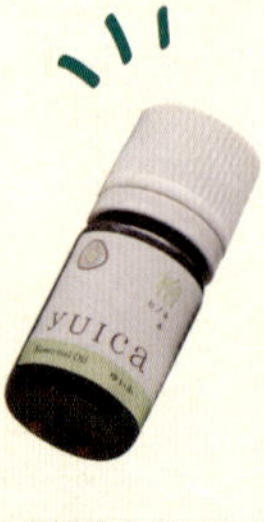

STEP 1 原料の調達

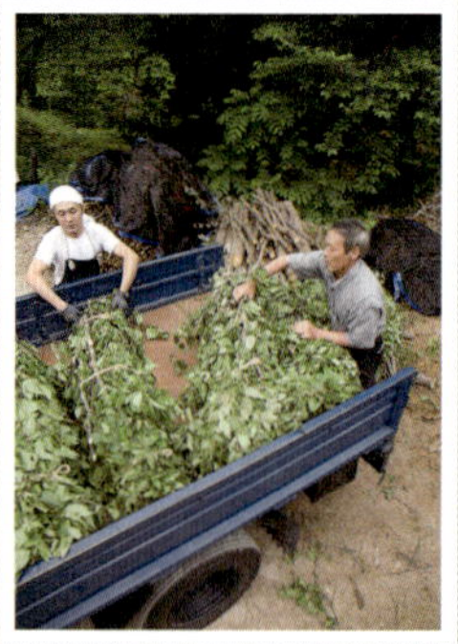

光が行き渡り木々が生長するよう、適切な管理のもとに切られた木や枝葉がyuicaの精油の原料となります。自社の敷地内はもちろんのこと、「飛騨高山森林組合」との連携で多くの原料が集められます。

STEP 2 原料の選別

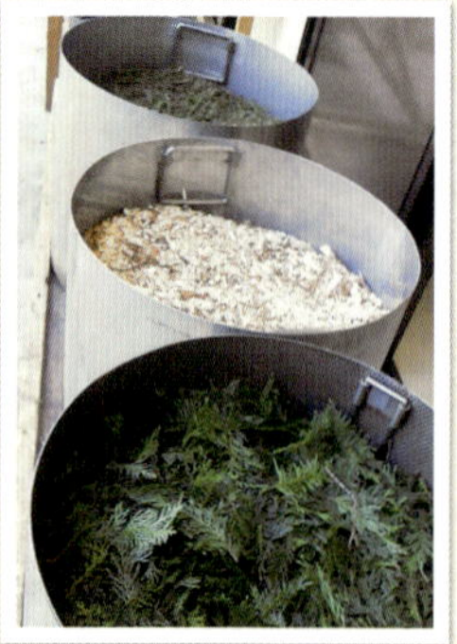

原料となる木々は似たものも多いため、長年木々を研究し、その特徴を知り尽くしたプロフェッショナル「木の目利き」によって、原料が選別されます。厳選された原料のみ、蒸留釜へと運ばれます。

（精油製造工程写真提供 yuica）

日本で愛用される、地産地消の精油。現地に出向けば自分の目で、原料となる植物の生育状況や製造工程のすべてを確認することができます。

最新技術を駆使して 含有する成分を化学的に分析

また、yuicaでは、日本生まれの精油の効能を化学的に証明するための研究を進め、最新の技術を使って分析を行っています。日本生まれの精油の歴史は長くはありませんが、そのぶん伝承に頼るのではなく、化学的にその効能を証明しようとする流れ。それは、今後の日本の精油の可能性を広げること、日本人の心身に合ったアロマテラピーを発展させることになります。さらに、日本の精油とそれらを使ったアロマテラピーが世界へ広がる後押しにもなるはず。

日本の土地は、大部分を山が占めており、それは私たち日本人にとって大切な財産。日本の木々から得られた精油を使うことは、日本の林業を守ること、山の環境を守ること、つまりは私たちの大切な財産を守ることにもつながるのです。

STEP 3 精油を抽出

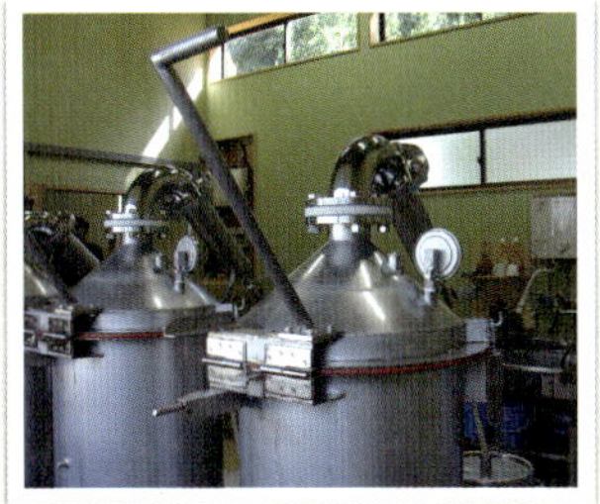

精油は、水蒸気蒸留法で抽出されます。この機械は上質な精油が抽出できるよう改良を重ねたオリジナル。yuicaでは、精油と同時に抽出される芳香蒸留水も「和のアロマウォーター」として販売しています。

STEP 4 ブレンドとボトリング

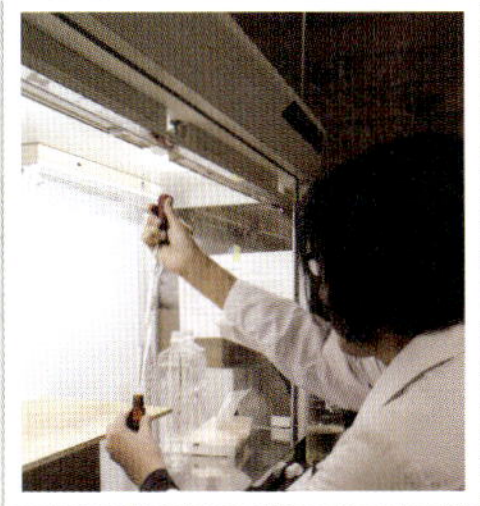

抽出された精油をボトリングします。ブレンドオイルに関しては、細心の注意を払いながら、ブレンドされたのちボトルへ。ここまでの過程をすべて飛騨高山で行っています。

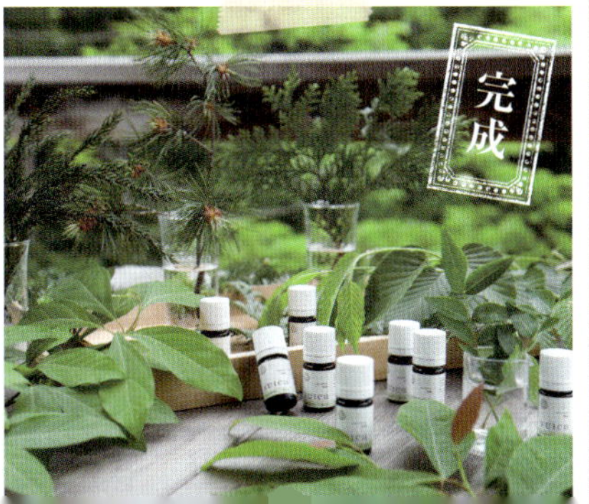

完成した商品は、飛騨高山から全国に発送されます。

How to Use Japanese Essential Oils

日本の精油 おすすめの使い方

日本の精油のよさは、日本人である私たちになじみがあり、親しみやすい香りであること。そのため、性別や年齢を問わず、幅広い方に好まれます。使い方は第3章で紹介している精油と同じ。健康に美容に家事に、大いに利用しましょう。

RECIPE.1 沐浴・全身浴または半身浴

ヒノキ風呂に浸かる気分で リラクゼーション

- 天然塩 ……… 大さじ2
- ヒノキ ……… 4滴

ヒノキの香りを感じながらのお風呂は、日本人ならではのリラクゼーション。自宅でヒノキ風呂はかなりの贅沢ですが、ヒノキの精油を使えば簡単。まるで森林浴をしながらの沐浴のよう。スーッと心を落ち着かせます。お年寄りにも好まれる香りです。

RECIPE.2 沐浴・全身浴または半身浴

甘めの香りで まったりリラックス

- 天然塩 ……… 大さじ2
- クロモジ ……… 4滴

クロモジは樹木系の精油ですが、甘めの香りで心をまったり癒してくれます。鎮痛作用があるといわれるリナロールを50%以上含んでいるのが、クロモジの特徴。心の痛みと体の痛み、両方に役立ちます。心身の緊張がほぐれるため、安眠を促します。

RECIPE.3 アロマママッサージ（ボディ）

フルーティな香りが ホルモンバランスを調整

- 植物油 ……… 15mℓ
- ヒメコマツ ……… 6滴

ヒメコマツはフルーティなやわらかい香り。月経サイクルやホルモンバランスを調整する働きがあり、ネロリにも含まれるネロリドールという成分が15%以上入っています。

➔別冊『アロマテラピー マッサージブック』10～11ページ参照

RECIPE.4 アロマママッサージ（ボディ）

万人に好まれるニオイコブシ リフレッシュしたいときに

- 植物油 ……… 15mℓ
- ニオイコブシ ……… 6滴

ニオイコブシは、性別年齢問わずに好まれる、すっきりとしたとてもよい香り。頭がクリアになり元気が出るので、リフレッシュしたいときにぴったり。好きな部位をマッサージすればOKですが、足裏の反射区（112ページ参照）を刺激するのもおすすめです。

RECIPE.5

アロマママッサージ（ボディ）

湿布のような香り
肉体的な疲れや痛みに

植物油	15mℓ
ミズメザクラ	6滴

ミズメザクラには、湿布などに含まれているサルチル酸メチルという成分が100%近くを占めているため、香りも湿布とほとんど同じ。肉体的な疲れや痛みによく、筋肉痛、肩こり、脚の疲れなどに役立ちます。127ページなどを参考にマッサージしましょう。

RECIPE.6

虫除けスプレー

森林浴をしているような香りが
虫を寄せつけない

精製水	45mℓ
無水エタノール	小さじ1
アスナロ	20滴

まるで森林浴をしているかのような香りのアスナロ。蚊やブヨなどの虫除けに役立つ精油です。ユーカリやレモングラスも虫除けにはいいですが、日本的な香りで違和感なく親しみを感じます。176ページを参考に虫除けルームスプレーを作り、利用しましょう。

RECIPE.7

殺菌スプレー

殺菌効果の高いスギやモミで
家の中を清潔に

精製水	45mℓ
無水エタノール	小さじ1
スギ	12滴
モミ	8滴

スギもモミも殺菌作用がある精油。176ページを参考にスプレーを作り、生活の中で役立てましょう。台所やバスルームなどを使用したあとにスプレーしたり、靴の中にスプレーしたりするのもおすすめ。もちろん、ルームスプレーとして利用してもOKです。

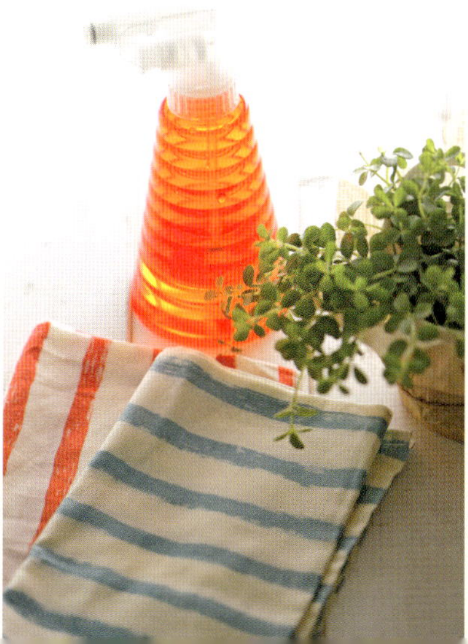

足裏と足の反射区

Column

反射区とは体の臓器につながっているもので、適度に刺激することで、それぞれの器官の健康維持になります。右足には体の右半分、左足には体の左半分の反射区があり、その配置も内臓の構造と似ています。第7章で紹介する「アロマ処方箋」でもこの反射区を使ったレシピを紹介しています。

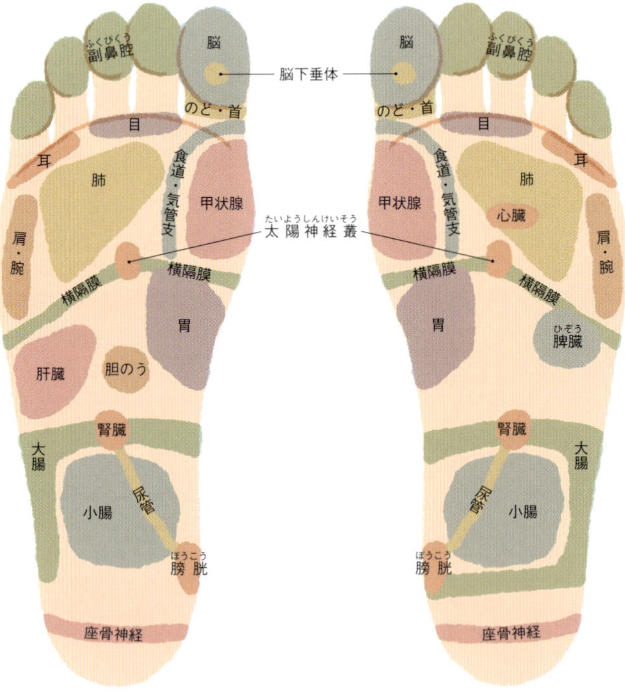

右足裏　　左足裏

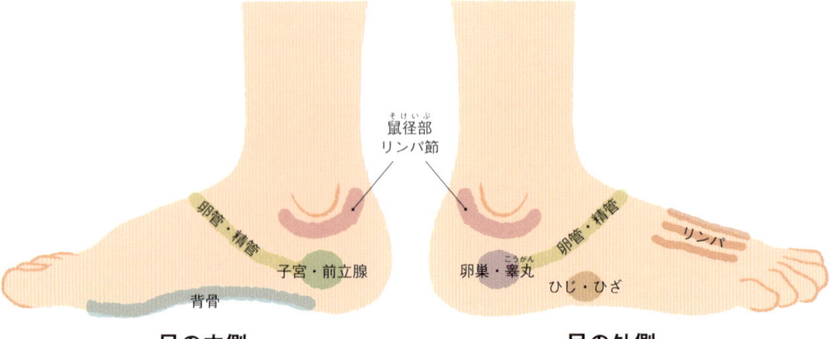

足の内側　　足の外側

第7章

心身の悩みを改善するアロマ処方箋

Aromatherapy for mental and physical condition

私たちの心身を健やかに保つ手助けとなるアロマテラピー。
どのような症状のとき、どのような精油を
どのように使えばよいか、具体的なレシピを紹介しましょう。
それぞれ紹介しているレシピの中から、取り入れやすいもの、
簡単だと思うものから実践を。自分だけでなく、
家族の不調などのホームケアにも、ぜひ役立ててください。

この章で紹介しているのは、本書オリジナルのレシピです。精油は、22ページの「精油の使い方の注意」、41ページの「使用に注意が必要な精油」をよく読んでから使い始めてください。

アロマ処方箋①

メンタルの悩み

Mental Care

香りを嗅いで、過去の体験を思い出したことはありませんか？ それによって、心が安らいだり元気が出たり、あるいは嫌な気分になったり。アロマテラピーは好きな香りで行うのが第一ですが、それは香りにまつわるよい記憶が心身によい影響をもたらすからでもあります。

大脳辺縁系

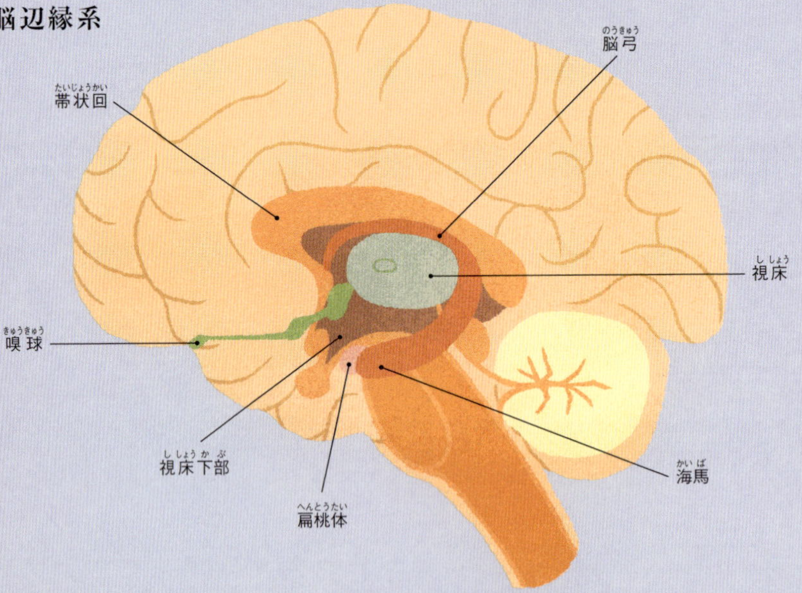

香りの情報が、記憶の中枢である海馬を刺激

嗅細胞から、電気的信号に変換されて大脳辺縁系に伝えられる香りの情報。大脳辺縁系には記憶の中枢である海馬があり、そこでは、体験・学習したことで得た記憶が貯められています。そのため、香りが過去の体験を連想させるのです。

また最近では、香りの情報はその海馬をはじめとする大脳辺縁系を刺激することから、認知症などで起きる脳の機能の衰えの活性化につながるのではないかとも考えられています。日本もこれから本格的な高齢化社会になります。アロマテラピーが認知機能の改善だけでなく、生活のリズムを整えたり、心のバランスを保ったりするために、日常的に利用される日も近いかもしれません。

Mental Care

リラックス

リラックスするには雰囲気作りから。好きな香りを焚くのはもちろん、照明を少し暗めにしたり、好きな音楽をかけたり。自分なりの安らぐ演出を試してみましょう。

おすすめの精油

- オレンジ・スイート
- カモミール・ローマン
- ゼラニウム
- ネロリ
- フランキンセンス
- ラベンダー
- ローズアブソリュート
- ローズオットー

RECIPE.1

芳香浴

子供からお年寄りまで
家族で楽しみたいときに

オレンジ・スイート	4滴
ラベンダー	1滴

さわやかかつ甘めのブレンド。広く好まれるオレンジ・スイートがまず香るブレンドなので、誰にでも抵抗感が少なく、アロマテラピー初心者にも使いやすいでしょう。どちらも安全性が高い精油なので、子供がいる家庭の芳香浴にもおすすめ。

RECIPE.2

沐浴・全身浴

森林浴しているような
気分に浸れる沐浴

天然塩	大さじ2
カモミール・ローマン	1滴
サイプレス	2滴
フランキンセンス	2滴

どの精油にもはっきりと個性がありますが、ブレンドすると透明感のあるさわやかな印象の香りに仕上がります。サイプレスとフランキンセンスは森林浴をしているようなイメージが広がる精油。甘さが控えめなので、男性にも好まれる香りです。

RECIPE.3

吸入

イライラや緊張を
緩めたいときに

カモミール・ローマン	1滴
ラベンダー	1滴

子供にも安心して使えるカモミール・ローマンと、リラックスの精油代表ラベンダー。イライラや緊張を鎮めて心を解きほぐし、精神的なストレスが原因の頭痛も和らげます。カモミール・ローマンの香りが苦手ならラベンダー2滴にしてもOK。

RECIPE.4

マッサージ（ボディ）

穏やかな気分になれる
フローラルの甘い香り

植物油	20mℓ
オレンジ・スイート	4滴
サンダルウッド	1滴
ゼラニウム	2滴
ローズオットー	1滴

フローラル系の甘い香りを楽しめる、女性向きのブレンド。心がリラックスするのはもちろんのこと、美肌効果も期待できます。寝る前に行うとさらに効果的。

➔別冊『アロマテラピー マッサージブック』8～9ページ参照

Mental Care

快眠・安眠

心身が睡眠モードに切り替わるよう環境を整えましょう。ぬるめのお風呂のお湯に浸かって体を温める、肌触りのよい寝具を揃えるなど、簡単なことでも効果は大きいものです。

おすすめの精油

オレンジ・スイート
カモミール・ローマン
サンダルウッド
ネロリ
ベチバー
メリッサ
ラベンダー
ローズオットー

就寝30分ほど前から寝室に香らせて

RECIPE.1

芳香浴

オレンジ・スイート	3滴
ラベンダー	2滴

心を落ち着かせるブレンド。就寝時の芳香浴は、就寝30分前くらいから寝室に香らせます。寝室では火を使うと危険なので、アロマライトなど電気を使う器具を使用すること。アロマライトがない場合は、ティッシュに1滴ずつ垂らして枕の下にしのばせてもOK。

月経前や更年期で眠れないときに

RECIPE.2

芳香浴

オレンジ・スイート	3滴
ゼラニウム	2滴

甘くてリラックスできる、女性に好まれるブレンド。オレンジ・スイートは緊張を和らげ、気持ちを軽くする働きがあり、ゼラニウムはホルモンのバランスを整える働きがあります。月経前や更年期などで眠れないときに、ぜひ試してみてください。

まったり甘い香りで心身の緊張を緩ませて

RECIPE.3

沐浴・全身浴

天然塩	大さじ2
カモミール・ローマン	1滴
ラベンダー	3滴
レモングラス	1滴

レモングラスのさわやかさと、カモミール・ローマンとラベンダーの甘さ、両方が印象に残る、少しまったりした香りのブレンド。湯気から立ち上る香りを嗅ぎながら、ゆっくりお湯に体を浸けると、心身ともに緊張が緩み、寝つきをよくしてくれます。

地に足をつかせ安眠へ誘う甘く重い香り

RECIPE.4

マッサージ（ボディ）

植物油	20㎖
イランイラン	2滴
ジャスミン	2滴
ベチバー	1滴
ラベンダー	3滴

自信や自尊心が弱くなっている方、緊張が続いている方におすすめのブレンド。ベチバーの土っぽい香りは、地に足をつけます。寝る前にゆっくり行いましょう。

➔別冊『アロマテラピー マッサージブック』8～9ページ参照

Mental Care
集中力アップ

おすすめの精油
グレープフルーツ
ペパーミント
レモン
ローズマリー

頭がぼんやりして効率よく仕事ができない、新しいことが覚えられない。そんなときは、精油の力を借りて、集中力をアップ！ あなたの頑張りやチャレンジを香りがサポートします。

RECIPE.1
芳香浴

眠気を飛ばし頭の中をクリアに

- ペパーミント ………… 2滴
- ローズマリー ………… 3滴

ペパーミントは眠気を吹き飛ばし、ローズマリーは頭をすっきりクリアにする働きがあります。試験や大事な仕事の前などに役立つほか、新しい習い事を始めて、覚えが悪くなった、家事の段取りが悪くなった、と感じたら試してみましょう。

RECIPE.2
芳香浴

人が集まる部屋にもおすすめのリフレッシュブレンド

- ペパーミント ………… 1滴
- レモン ………………… 4滴

冷静さを失って物事の段取りをつけられないとき、心の中が整理できずに集中できないときなどによいブレンド。どちらも食物としておなじみの香りなので好き嫌いが少なく、人が集まる部屋の芳香浴にもおすすめ。気分がリフレッシュします。

RECIPE.3
芳香浴

すっきりさわやかな香りで集中力もやる気もアップ

- グレープフルーツ ……… 4滴
- ペパーミント ………… 1滴

RECIPE.2のレモンをグレープフルーツに変えただけで、違った印象の香りが楽しめます。ペパーミントのスーッとする香りが集中力をアップさせると同時に、グレープフルーツのさわやかな香りが前向きな気持ちへと導き、やる気もアップさせます。

第7章　心身の悩みを改善するアロマ処方箋 ── 快眠・安眠／集中力アップ

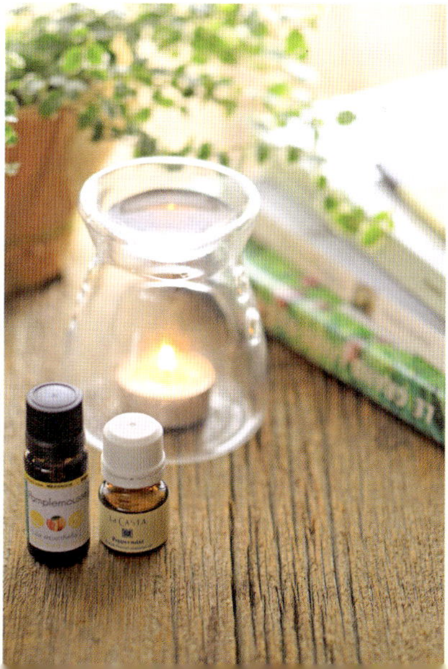

Mental Care

やる気アップ

いろんなことにチャレンジする姿は、生き生きとして魅力的。そのためには体力・気力共に必要です。柑橘系やハーブ系の香りで、心身にやる気と元気を与えましょう。

おすすめの精油

オレンジ・スイート
グレープフルーツ
ジュニパーベリー
ペパーミント
ベルガモット
ユーカリ
レモン
ローズマリー

RECIPE.1
芳香浴

気持ちを切り替えて再びやる気を出したいときに

ペパーミント	1滴
ベルガモット	4滴

ベルガモットは気持ちを前向きにして高揚させ、ペパーミントのシャープな香りがそれをプッシュ。リフレッシュ効果が高いブレンドなので、ディフューザーを使って芳香浴をすると、空気感が変わる印象を与え、気持ちの切り替えをサポートします。

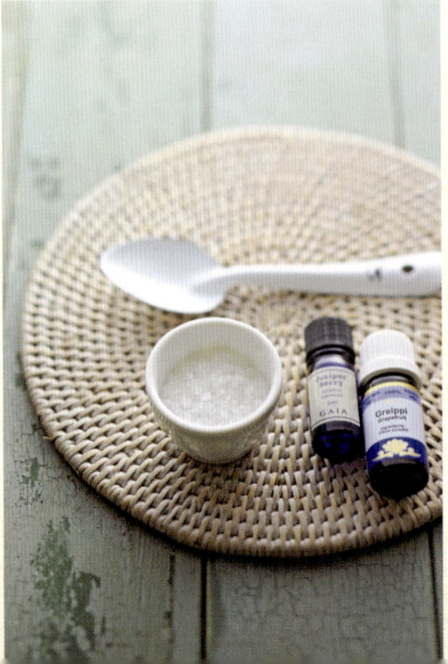

RECIPE.2
沐浴・全身浴

憂うつな気分を改善し前向きに

天然塩	大さじ2
グレープフルーツ	3滴
ジュニパーベリー	2滴

グレープフルーツは高揚感や活力を与える精油。ジュニパーベリーは空気を浄化し、やる気とチャレンジ精神をキープする働きがあります。憂うつな気分を改善する効果があり、ちょっと後ろ向きな気分になっているときには、前向きにして安定させます。

RECIPE.3
吸入

ほんのりと甘さを感じるシトラスブレンド

オレンジ・スイート	1滴
ベルガモット	1滴

柑橘系の精油2種をブレンドした、甘くておいしそうな香り。気持ちが前向きになり、「やるぞ!」とチャレンジ精神をアップさせます。何か新しいことを始める前に、ティッシュペーパーに垂らして吸入するとよいでしょう。芳香浴に利用するのもおすすめ。

Mental Care

明るい気分に

できればいつも笑顔ではつらつと日々を過ごしたいもの。でも、ときに気分が後ろ向きになってしまったなら、柑橘系を中心とした精油で明るい気持ちに切り替えましょう。

おすすめの精油

- オレンジ・スイート
- クラリセージ
- グレープフルーツ
- ベルガモット
- レモン
- ローズアブソリュート
- ローズオットー

RECIPE.1
芳香浴

ちょっとしたことで落ち込んでしまったときに

- オレンジ・スイート ……… 3滴
- ローズオットー ……… 2滴

オレンジ・スイートは明るい太陽をイメージさせ、ローズオットーは悲しい気分を癒します。ちょっとしたことがきっかけで落ち込んでしまったときにおすすめのブレンド。優しい気分にさせる香りが、笑顔を思い出させてくれることでしょう。

RECIPE.2
芳香浴

優しく甘い香りで幸福感をアップ

- クラリセージ ……… 1滴
- ネロリ ……… 1滴
- ベルガモット ……… 3滴

クラリセージは、幸福感を与える精油。ネロリはストレスを和らげて平和な気分にさせます。ベルガモットは自然の抗うつ薬とも呼ばれ、気持ちを明るくしたいときには必須。まったりと明るい気分になるブレンドで、万人に好まれる甘めの香りです。

RECIPE.3
沐浴・全身浴

マイナスの気持ちを洗い流したいときの沐浴に

- 天然塩 ……… 大さじ2
- オレンジ・スイート ……… 3滴
- ゼラニウム ……… 2滴

オレンジ・スイートは、気持ちを明るくしたいときにはベルガモットと並んで必須の精油です。ゼラニウムは心のバランスをとる働きがあるので、不安感などを取り去り、心の安定をもたらします。ゆっくりとお湯に浸かってマイナスの気持ちも洗い流しましょう。

RECIPE.4
吸入

明るく元気にするフルーティブレンド

- グレープフルーツ ……… 1滴
- ベルガモット ……… 1滴

気持ちを軽くし、明るい気分に導いてくれる、おいしそうな香りのブレンド。柑橘系の香りは一般的に好まれるので、人が集まる場所で使っても安心な精油。ただし、どちらもトップノートで香りがすぐに飛んでしまうので、香りが弱まったら精油を足しましょう。

Mental Care

心を平穏に

不安、悩み、嫉妬心、動揺……大きく揺れ動く心は、体にもダメージを与えてしまうもの。心が落ち着く香りで、穏やかな心と落ち着いた日々を取り戻しましょう。

おすすめの精油

イランイラン
オレンジ・スイート
サンダルウッド
ネロリ
フランキンセンス
ラベンダー
ローズアブソリュート
ローズオットー

RECIPE.1
芳香浴

優しい花の香りで
嫉妬心や不安を癒して

ラベンダー …………………… 3滴
ローズオットー …………… 2滴

どちらの精油も不安を鎮めてリラックスさせる、花の香りのブレンド。フローラルで甘い香りは、とくに女性の心を癒してくれます。例えば男女の関係で嫉妬心があるとき、パートナーのことで不安な気持ちがぬぐえないときにおすすめです。

RECIPE.2
芳香浴

男女問わずに好まれる
すっきりブレンド

フランキンセンス ………… 2滴
ラベンダー …………………… 3滴

フランキンセンスは宗教儀式でお香として使われた香りで、孤独や寂しさ、不安や怒りを鎮め、心に平穏をもたらします。ラベンダーはリラックスしたいときにまず使いたい精油。すっきりとした香りで、男女問わずに好まれるブレンドです。

RECIPE.3
沐浴・全身浴

呼吸を深くして
ゆったりとした気分に

天然塩 ……………………… 大さじ2
イランイラン ……………… 1滴
フランキンセンス ………… 1滴
ラベンダー ………………… 3滴

ラベンダーは緊張感を解き、イランイランはパニックを鎮め、フランキンセンスは平常心をもたらす精油。呼吸を深くさせることで、徐々に心にゆとりをもたらします。仕事や家事、育児などで、疲れた体と心を癒したいときは、少し時間をとって沐浴しましょう。

RECIPE.4
マッサージ（ボディ）

ショックを受け
心が乱れたときに

植物油 ……………………………… 20mℓ
オレンジ・スイート ……… 5滴
サンダルウッド …………… 1滴
ネロリ ……………………………… 2滴

オレンジ・スイートは気持ちを穏やかに明るくし、サンダルウッドは大きな木のようにどっしりと地に足をつけ、ネロリはショックを受けたときの気持ちをなぐさめます。心が乱れたときにお試しを。

➔別冊『アロマテラピー マッサージブック』8～9ページ参照

Mental Care

ロマンチックに

仕事に追われてストレスを抱えたり、年齢を重ねたりすると、パートナーとの時間を楽しむ余裕がなくなってしまいがち。ときには甘い香りを二人で楽しみましょう。

おすすめの精油

- イランイラン
- サンダルウッド
- ジャスミン
- パチュリ
- ローズアブソリュート
- ローズオットー

RECIPE.1

芳香浴

女性らしさを高め
さらなる魅力を引き出して

- ゼラニウム ……… 3滴
- ローズオットー ……… 2滴

ゼラニウムは女性ホルモンのバランスを整える働きを持つ精油で、ローズオットーは女性らしさを高める精油といわれます。この2本は女性の魅力を引き出すブレンドとして、よく知られる組み合わせ。とくに年齢を重ねた女性に役立つレシピです。

RECIPE.2

芳香浴

仕事のストレスが多い
男性のリラックスに

- イランイラン ……… 2滴
- サンダルウッド ……… 3滴

イランイランは官能的なムードを高め、サンダルウッドはリラックス効果があり、精神的なストレスによる性欲減退に役立ちます。とくに、仕事が忙しくてパートナーとロマンチックなムードに浸れない、そんな悩みを抱える男性は、ぜひ試してみてください。

RECIPE.3

芳香浴

ムーディな気分に浸れる
まったりと甘いブレンド

- イランイラン ……… 2滴
- サンダルウッド ……… 2滴
- ジャスミン ……… 1滴

RECIPE.2にジャスミンを加えると、さらに甘さと重さ、そして催淫作用もアップ。フローラルな女性らしい香りで、ホルモンバランスを整える働きもあります。照明や音楽、そして香りの力を利用して、2人の時間をさらにムーディに演出しましょう。

RECIPE.4

マッサージ（ボディ）

ストレスを緩和し
二人を官能的な気分に

- 植物油 ……… 20mℓ
- パチュリ ……… 5滴
- ローズオットー ……… 3滴

精神的なストレスを緩和し、心にゆとりをもたせるパチュリと、幸福感を与え、愛情を素直に表現しやすくするローズオットーのブレンド。二人を官能的な気分に誘ってくれるでしょう。

➔別冊『アロマテラピー マッサージブック』28～29ページ参照

アロマ処方箋②

ストレスの悩み

Stress Care

社会の中で人と関わりながら生活していれば、誰もが何かしらのストレスを感じるもの。生きている証拠ともいえ、まったくなくなればよいわけではありません。大切なのは付き合い方。上手く付き合うには、交感神経と副交感神経を切り替えるスイッチが重要になります。

交感神経が優位な状態

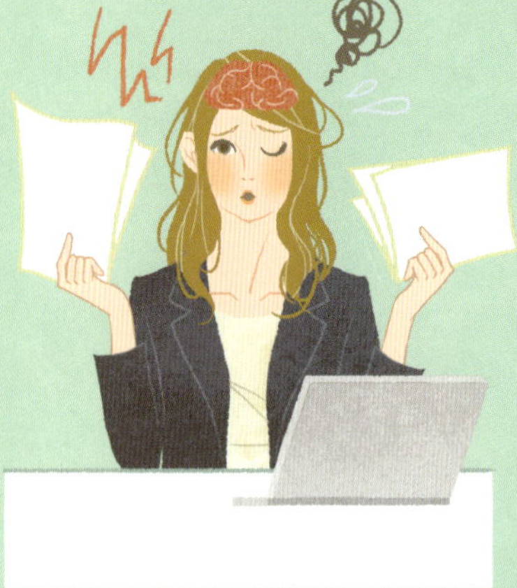

血圧の上昇、心拍数・呼吸数の増加、発汗、消化不良や便秘の原因となる腸の蠕動《せんどう》運動低下などが起きます。

副交感神経が優位な状態

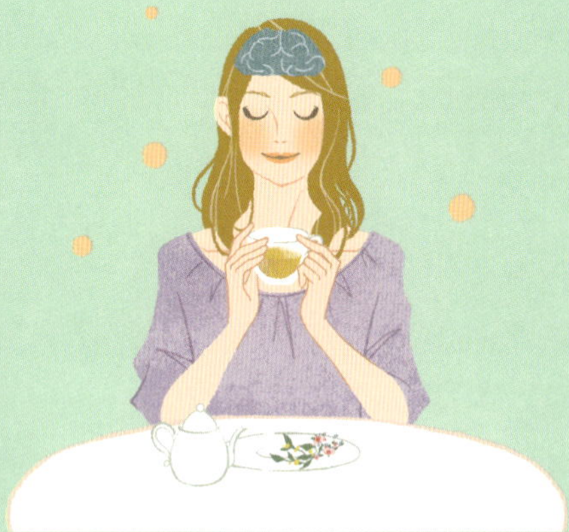

心拍数・呼吸数の減少、唾液や胃液の増加、排尿・排便の促進、腸の蠕動運動などが生じます。

アロマテラピーでオンとオフの切り替えを

交感神経は活動時に働く自律神経系で、副交感神経は安静時に優位に働く自律神経系。それぞれ上記のような体の状態になります。活動している日中は交感神経が優位でも、家でくつろぐときは副交感神経が優位な状態に自然と切り替わるものですが、ストレス過多になると、その切り替えスイッチがうまく機能しないことに。その結果、心身に負担がかかりバランスを崩すことになります。帰宅したらお気に入りの香りで芳香浴する、ゆったり沐浴するなどのアロマテラピーは、簡単かつ有効な切り替えスイッチに。オンとオフの時間両方を有意義に過ごすためにも、香りでサポートしながらストレスとも上手く付き合っていきましょう。

Stress Care

頭痛・偏頭痛

目の酷使や、肩や首の筋肉の緊張で、血液の流れが悪くなったり、血管が急激に拡張したりして起こる頭痛・偏頭痛。鎮痛作用を持つ精油が緩和に役立ちます。

おすすめの精油

グレープフルーツ
ペパーミント
ユーカリ
ラベンダー
レモン

RECIPE.1
吸入

頭痛・偏頭痛緩和の定番ブレンド

ペパーミント ………………… 1滴
ラベンダー …………………… 1滴

ペパーミントのスーッとするさわやかな香りが頭をすっきりとさせ、ラベンダーは痛みを和らげる働きがあります。頭痛・偏頭痛を和らげたいときに、よく使われる定番ブレンドです。とくに緊張や疲労が原因の頭痛・偏頭痛に試してほしいレシピです。

RECIPE.2
吸入

ストレスが原因の頭痛・偏頭痛に

グレープフルーツ ………… 1滴
レモン ……………………………… 1滴

頭痛持ち、偏頭痛持ちの方は意外に多いもの。「頭が痛くなりそう」と感じ始めたら、ティッシュペーパーに垂らして使いましょう。どちらの精油も鎮痛作用はありませんが、リフレッシュ効果が高く、ストレスが原因で起こる頭痛・偏頭痛におすすめです。

RECIPE.3
マッサージ（ボディ）

目の疲れ、首の筋肉のはりからくる頭痛に

植物油 ………………………………… 20mℓ
ラベンダー …………………… 4滴
ユーカリ ………………………… 2滴
ローズマリー ……………… 2滴

目の疲れや、首の筋肉のはりからくる頭痛には、後頭部から首、肩の筋肉をほぐすようにマッサージを。できれば家族などにやってもらったほうが効果的です。血行を促進させ、鎮痛作用もあるので、風邪のひき始めの頭痛にも役立ちます。

RECIPE.4
マッサージ（ボディ）

消化不良が原因の頭痛の緩和に

植物油 ………………………………… 20mℓ
ペパーミント ……………… 4滴
レモングラス ……………… 4滴

ストレスによる消化不良が頭痛の原因となる場合があります。思い当たる場合は、みぞおちから胃、腸全体を優しく擦りましょう。香りが強過ぎると、頭痛が悪化する場合がありますから、気をつけて。レモングラスの香りは意外に強いので注意しましょう。

Stress Care
眼精疲労

目の疲れは、頭痛や肩こり、ひどくなると吐き気をもよおしてしまうことも。定期的に目を休め、精油を使った簡単なケアを行い、悪化させないようにしましょう。

おすすめの精油
ラベンダー
ローズアブソリュート
ローズオットー

RECIPE.1
温湿布

- ラベンダー .... 2〜3滴

温湿布でまぶたを温め疲労を回復

リラックス効果の高いラベンダーを使って、34ページを参考に温湿布を作り、閉じたまぶたの上にのせて温めます。もし、目が疲れやすいなら、ラベンダーやローズの芳香蒸留水を購入しておき、コットンに含ませて湿布すればより簡単です。

RECIPE.2
マッサージ（フェイス）

- 植物油 5mℓ
- ラベンダー
- ローズオットー
  .... どちらか1滴

目のまわりのツボや足裏の反射区を刺激

手にオイルをつけ、目のまわりをマッサージするついでに、眼精疲労によいツボ（下記参照）や、足裏にある目の反射区（下記参照）を刺激しましょう。反射区刺激は簡単にできるので、目を酷使する仕事の方におすすめ。お風呂に入ったときに行うのもよいでしょう。

眼精疲労によいツボ

- **攢竹（さんちく）** 眉毛の内側
- **絲竹空（しちくくう）** 眉毛の外側
- **太陽（たいよう）** 目尻とこめかみの間のくぼみ
- **四白（しはく）** 正面を見たときの瞳から指2本分下

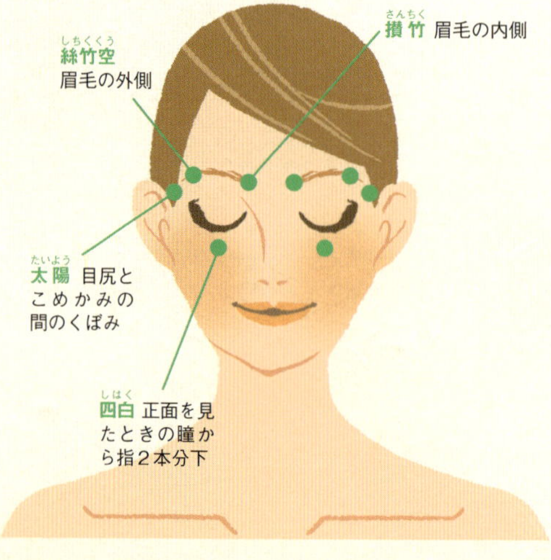

目の反射区

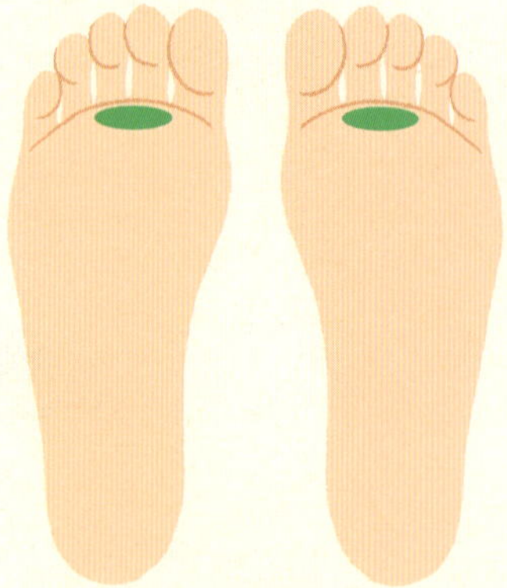

〈ツボの押し方〉指のはらを使って、ゆっくり力を強めて3〜5秒押し、ゆっくりと力を抜きます。3回ずつ押しましょう。

第7章 心身の悩みを改善するアロマ処方箋 ― 眼精疲労／疲労感

Stress Care

疲労感

ストレスで起こる精神的な疲労、長時間労働などで起こる体の疲労。共通しておすすめなのは、お風呂でゆっくりお湯に浸かること。いずれも香りが疲労の回復を助けてくれます。

おすすめの精油
グレープフルーツ
メリッサ
ユーカリ
ローズアブソリュート
ローズオットー

RECIPE.1 沐浴・全身浴

身体的な疲労感が強いときに

天然塩	大さじ2
グレープフルーツ	3滴
ユーカリ	2滴

肉体的な疲労が溜まっているようなら、このレシピを。グレープフルーツは心身に活力を与える働きがあり、リフレッシュしたり、幸福感を与えたりする精油です。ユーカリのさわやかな香りは、やる気もアップしてくれます。朝のお風呂にもよいブレンドです。

RECIPE.2 吸入

精神的な疲れが抜け切れないときに

メリッサ	1滴
ローズオットー	1滴

精神的な疲労感が強い場合は、香りの効果が大いに役立ちます。メリッサもローズオットーも高価な精油ではありますが、精神疲労にはとくにおすすめしたい精油です。ティッシュペーパーに垂らして、深呼吸しながら香りを吸入しましょう。

RECIPE.3 マッサージ（ボディ）

心のストレスを癒すマッサージオイル

植物油	20mℓ
ペパーミント	1滴
レモン	4滴
ローズマリー	3滴

心のストレスを癒してリフレッシュし、元気を与えてくれるブレンドです。マッサージは好きな部分を行えばよいですが、家族などに背中をやってもらうと、さらに効果的です。

→ 別冊『アロマテラピー マッサージブック』29ページ参照

第7章 心身の悩みを改善するアロマ処方箋 ― 眼精疲労／疲労感

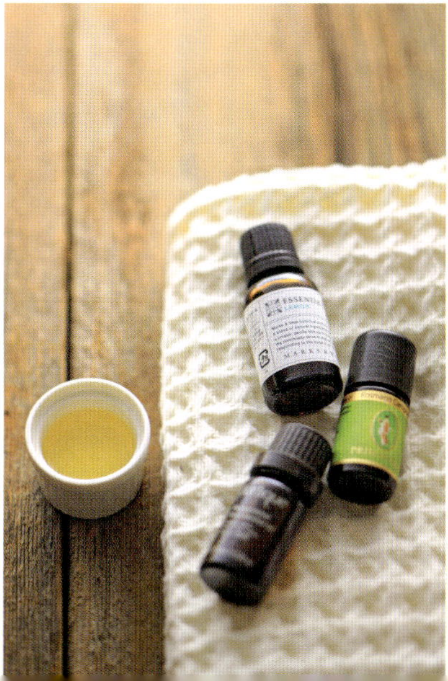

Stress Care

肩こり

長時間のパソコン作業や、血液の循環の悪さが原因で起こる肩こり。適度に体を動かして、筋肉のこわばりをほぐし、体をリラックスさせることが改善の第一歩です。

おすすめの精油

グレープフルーツ
ジュニパーベリー
スイートマージョラム
ブラックペッパー
ペパーミント
ユーカリ
ラベンダー
ローズマリー

心身ともに緊張して
筋肉がこわばっているときに

RECIPE.1

沐浴・全身浴

天然塩 ………………………… 大さじ2
スイートマージョラム …… 3滴
ラベンダー …………………… 2滴

スイートマージョラムは筋肉のこりやはりを緩和し、ラベンダーは精神的な緊張を和らげることで、身体的な緊張も緩みます。どちらも鎮痛と血行促進の作用がある精油。ユーカリやブラックペッパーをプラスすると、さらに効果がアップします。

肩こりにおすすめの
精油ベスト3

RECIPE.2

温湿布

ジュニパーベリー
ラベンダー
ローズマリー
………………………… どれか3滴

筋肉がこわばっているときは、老廃物の排出を促すジュニパーベリー、心身ともに緊張しているときは、リラックス効果の高いラベンダー、痛みがつらいときは鎮痛作用のあるローズマリーを使って温湿布を。3種をブレンドしてもOKです。

痛みがともなって
つらい肩こりに

RECIPE.3

マッサージ（ボディ）

植物油 ……………………………… 15mℓ
ペパーミント ………………… 1滴
ユーカリ ……………………… 2滴
ラベンダー …………………… 3滴

すっきりと清涼感のあるブレンドです。ベーシックな精油のブレンドですが、どの精油にも鎮痛作用があり、痛みがともなう肩こりのマッサージには大変有効。お風呂で温まったあと、右ページのプロセスを参考に筋肉を揉みほぐしましょう。

ガチガチにこり固まった
肩こりに

RECIPE.4

マッサージ（ボディ）

植物油 ……………………………… 15mℓ
グレープフルーツ ………… 2滴
スイートマージョラム …… 2滴
ブラックペッパー ………… 1滴
ローズマリー ……………… 1滴

RECIPE.3のブレンドに比べ、シャープさが増したパンチのある香り。ガチガチにこり固まった肩こりには、こちらのブレンドを試してみましょう。肩だけでなく背中のマッサージも行うと、さらに効果的です。

肩こり改善におすすめのマッサージ

肩こりのマッサージは、手に少し力を入れて筋肉を意識しながら行いましょう。首を左右前後に曲げてストレッチをするのも、簡単で効果があります。

> アロママッサージの基本は『アロマテラピー マッサージブック』の4〜7ページで説明しています。

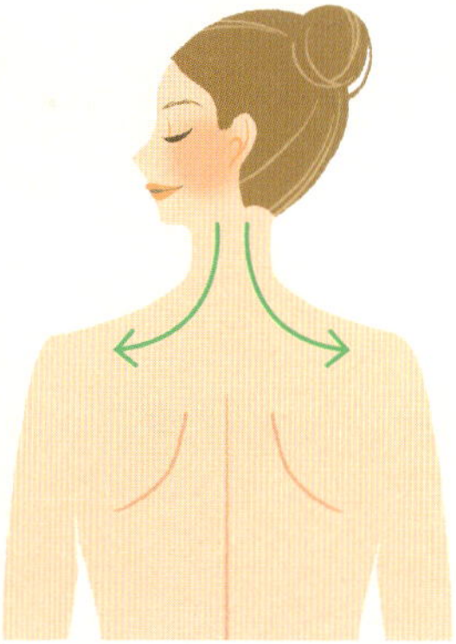

① 首の後ろから肩を擦る

オイルを手にとり、指4本で首の後ろ（後頭部の生え際）から肩に向かって擦ります。左手で右側、右手で左側を行います。

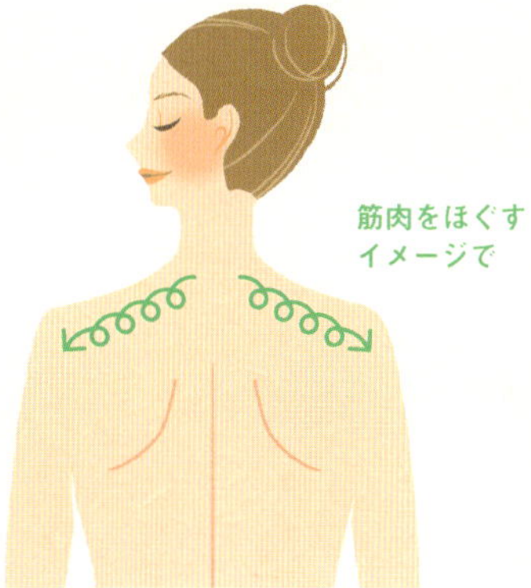

② 肩を擦る

筋肉をほぐすイメージで

指4本で、円を描きながら少し力を入れて、肩を擦ります。

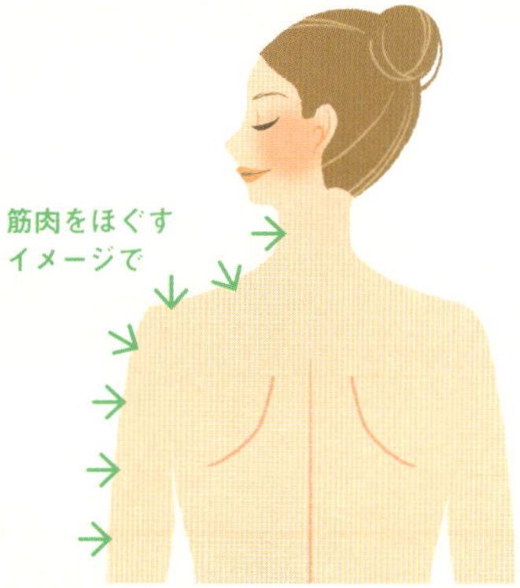

③ 首から上腕を揉む

筋肉をほぐすイメージで

首、肩、上腕（ひじから肩）を、つまむようにして揉みます。

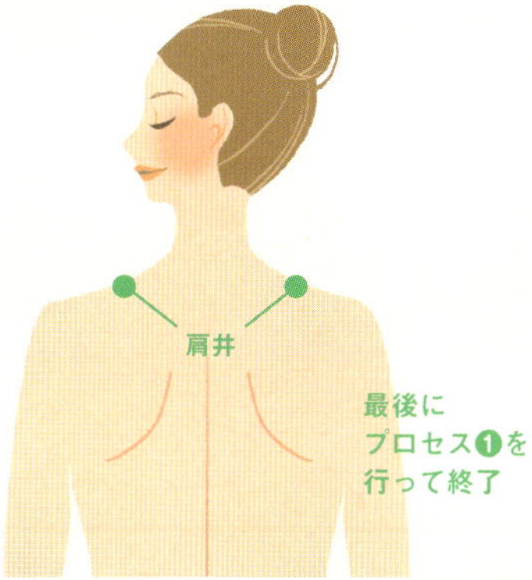

④ 肩のツボ「肩井（けんせい）」を押す

肩井

最後にプロセス①を行って終了

首の根元と肩先の真ん中にあるツボ「肩井」を押します。ゆっくり力を加えて3〜5秒押しましょう。

第7章　心身の悩みを改善するアロマ処方箋　肩こり

アロマ処方箋③
循環器系の悩み
Circulatory System Care

体の循環で知っておきたいのが、血液とリンパの流れ。冷え性や脚のむくみなどの改善には、血液はもちろんリンパの流れをよくすることが重要です。リンパは体の中の老廃物を排出するために大切な役割があり、意識することでアロママッサージの効果も上がります。

リンパ節が多く集まっている部分

- **顎下（がっか）リンパ節** — 耳のまわり〜首
- **頸部（けいぶ）リンパ節** — 首〜鎖骨
- **腋窩（えきか）リンパ節** — 腋の下
- **肘窩（ちゅうか）リンパ節** — ひじの裏
- **鼠径（そけい）リンパ節** — 脚の付け根
- **膝窩（しっか）リンパ節** — ひざの裏

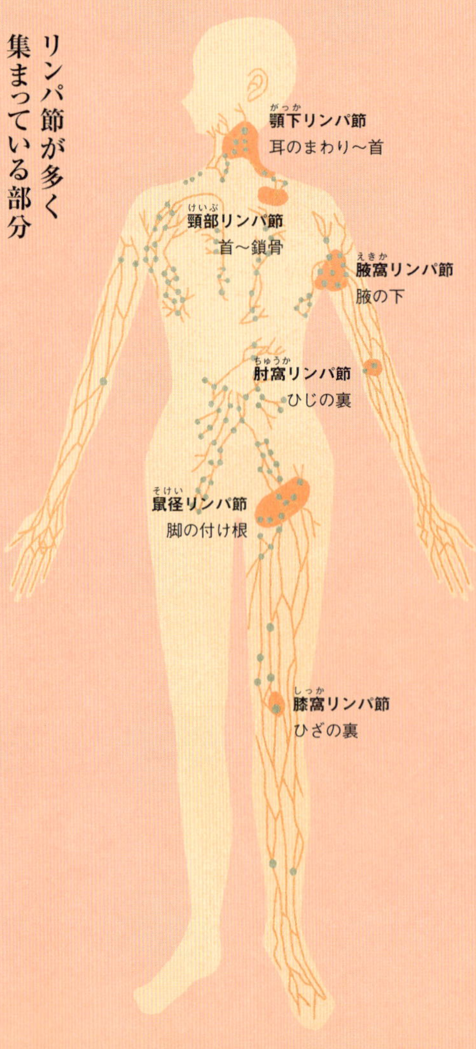

アロママッサージで血液とリンパの流れを改善

リンパは体液の一種で、体中に張りめぐらされたリンパ管を流れています。おもな役目は、老廃物を回収したりやウイルスを退治したりすること。リンパ管が集まっている部分はリンパ節と呼ばれ、そのリンパ節は全身にありますが、とくに多く集まっているのが左の図。リンパが回収した老廃物はこのリンパ節に集まり、ろ過され、体外へ排出されます。

もし、このリンパの流れが悪くなり、老廃物が体内に滞るとさまざまな不調を招く要因に。リンパや血液の流れを改善するには、アロママッサージは手軽かつ効果的な方法です。ジュニパーベリーなど老廃物を排出する働きのある精油を使えば、相乗効果も期待できます。

Circulatory System Care

冷え性

最近は、自律神経の乱れなどが原因で男性にも増えている冷え性。適度な運動で筋肉を動かし、血液の循環をよくする心がけを。バランスのよい食生活も大切です。

おすすめの精油

スイートマージョラム
ブラックペッパー
ラベンダー
ローズマリー

RECIPE.1
沐浴・手浴または足浴

体の末端を温めて
血行を促進

ローズマリー …………………… 3滴

ローズマリーには血液の流れをよくして、体を温める働きがあるため、冷え性の人は持っているとよい精油。手浴や足浴で体の末端を温めることで、体全体の血液の循環がよくなり、冷え性の改善になります。お風呂に入れないときにもおすすめ。

RECIPE.2
沐浴・手浴または足浴

体を温める効果に優れた
強力バージョン

ローズマリー …………………… 2滴
ブラックペッパー ………… 1滴

ブラックペッパーなどスパイス系の精油は、体を温める効果に優れており、1滴加えることで、**RECIPE.1**のレシピをさらにバージョンアップさせます。ブラックペッパーだけで行ってもかまいませんが、香りがかなりスパイシーになるので注意を。

RECIPE.3
沐浴・全身浴

まるで温泉に入ったような
ポカポカの体に

天然塩 ………………………… 大さじ2
スイートマージョラム ….. 1滴
ラベンダー …………………… 2滴
ローズマリー ………………… 2滴

血液循環をよくする精油を使った、かなり体が温まるレシピです。まるで温泉に入ったあとのように、体がいつまでもポカポカ温かいのを感じられるでしょう。冷え性なら、お風呂はシャワーで済ませず、毎日しっかりお湯に浸かるのが基本です。

RECIPE.4
マッサージ（ボディ）

体を温める精油で
体の末端をマッサージ

植物油 ………………………………… 20mℓ
グレープフルーツ ………… 4滴
ブラックペッパー ………… 1滴
ローズマリー ………………… 3滴

グレープフルーツには交換神経を刺激して脂肪を燃焼させ、熱を発して体温を上昇させる働きがあります。ブラックペッパーとローズマリーも体を温める効果があります。冷え性は手、腕、足、脚など体の末端を中心にマッサージするのが改善のポイントです。

Circulatory System Care

脚のむくみ

血液やリンパの流れが滞り、体内の余分な水分や老廃物が溜まることで起こる脚のむくみ。筋肉を動かしたり沐浴で体を温めたりして、血流をよくしましょう。

おすすめの精油

グレープフルーツ
サイプレス
サンダルウッド
ジュニパーベリー
ゼラニウム

血液循環をよくする足浴で
体内の毒素や水分を排出

RECIPE.1

沐浴・足浴

- グレープフルーツ ………… 2滴
- ゼラニウム …………………… 1滴

グレープフルーツはリンパの流れを刺激し、体内の毒素や余分な水分の体外排泄を促進。ゼラニウムにも水分やリンパのバランスをとる働きがあります。ジュニパーベリーを1滴加えれば、さらに効果がアップします。その場合、ほかの2種は1滴ずつに。

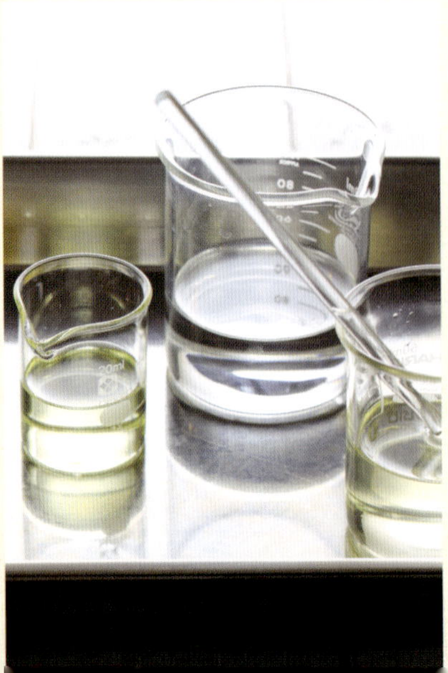

ひざ下のマッサージを
毎日続けてむくみ改善

RECIPE.2

マッサージ（ボディ）

- 植物油 ………………………… 20mℓ
- グレープフルーツ ………… 3滴
- サンダルウッド …………… 2滴
- ジュニパーベリー ………… 3滴

血液やリンパ液の流れをよくする働きがある3種の精油を使って、右ページを参考に脚をマッサージしましょう。すべてのプロセスを行わなくても、お風呂上がりにプロセス❶と❷を毎日行うだけでも効果があります。日々続けることで改善につながります。

月経前の脚のむくみに
ホルモンバランスブレンド

RECIPE.3

マッサージ（ボディ）

- 植物油 ………………………… 20mℓ
- オレンジ・スイート ……… 4滴
- サイプレス ………………… 2滴
- ゼラニウム ………………… 2滴

月経前に脚がむくんでしまうのは、ホルモンバランスの変化によって起こる、PMS（月経前症候群）の症状のひとつと考えられます。そのようなむくみは、ホルモンバランスを整えるこのブレンドがおすすめ。香りを楽しみながら行いましょう。

脚のむくみ改善におすすめのマッサージ

脚のマッサージは、足首から脚の付け根に向かって、引き上げるように行います。就寝前にマッサージすることで、翌日の脚のラインがすっきりします。

> アロママッサージの基本は『アロマテラピー マッサージブック』の4〜7ページで説明しています。

両手を交互に
使いながら
行いましょう

前面、側面、後面と
全体を擦りましょう

① ふくらはぎを擦る

オイルを手にとり、足首から太ももに向かって脚全体に塗布します。足首からひざに向かって、ふくらはぎを擦ります。

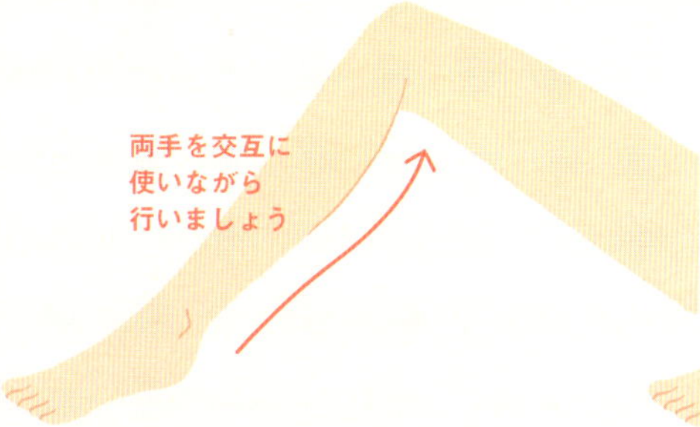

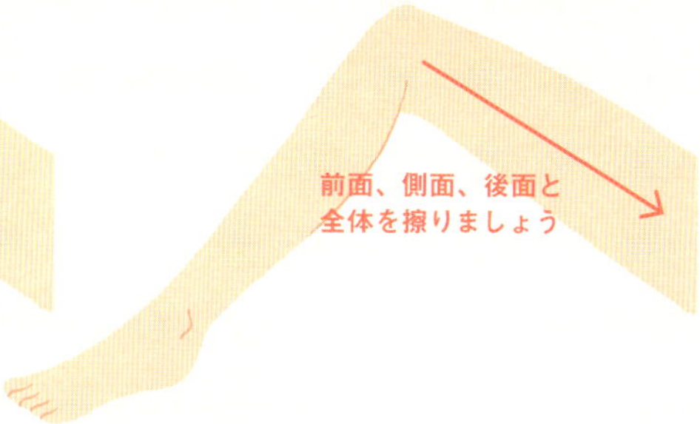

② 太もも全体を擦る

ひざから太もものつけ根に向かって、手のひらで太もも全体を擦ります。

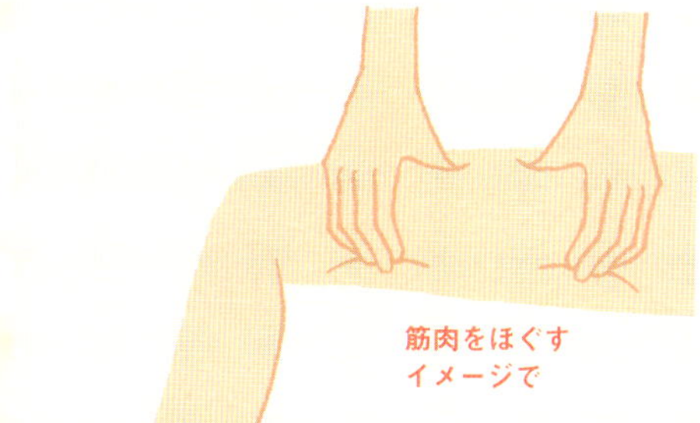

筋肉をほぐす
イメージで

最後に足首から
太ももまで擦って終了

③ 太ももを揉む

太もも全体を両手のひらで揉みます。

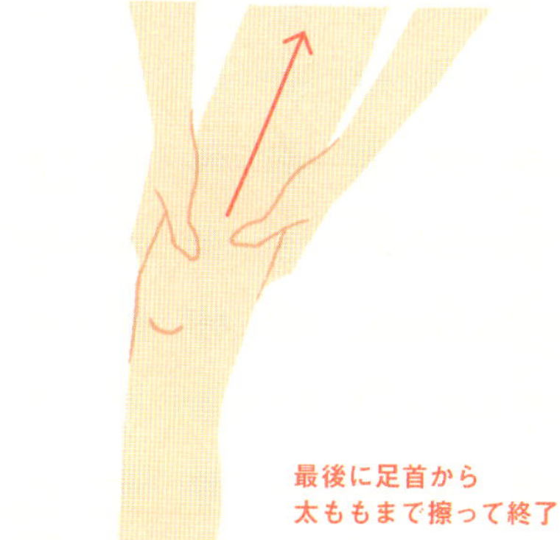

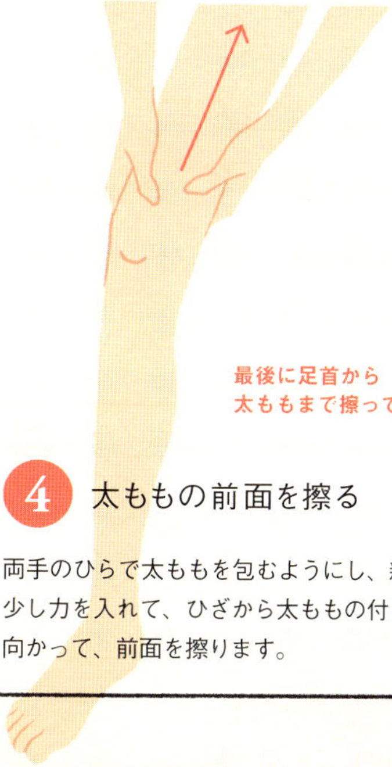

④ 太ももの前面を擦る

両手のひらで太ももを包むようにし、親指に少し力を入れて、ひざから太ももの付け根に向かって、前面を擦ります。

第7章 心身の悩みを改善するアロマ処方箋 — 脚のむくみ

Circulatory System Care

血圧調整

血圧とは、心臓から送り出される血液が全身へ流れる際、動脈の内側にかかる圧力のこと。高血圧（135/85mmHg以上）は、重い病気につながりやすいため、医師に相談しましょう。

おすすめの精油

〈低血圧〉
ローズマリー

〈高血圧〉
イランイラン
スイートマージョラム
ラベンダー
レモン

RECIPE.1
芳香浴

低血圧の改善には
まずローズマリーを

ローズマリー ………… 1～5滴

血圧を上昇させる精油といえば、ローズマリーです。低血圧も日頃の生活習慣やストレスに起因することが少なくありません。もっとも大切なのは、規則正しい生活。朝起きて朝日を浴び、日中は活動し、夜はしっかり睡眠をとるライフサイクルを心がけましょう。

RECIPE.2
芳香浴

高血圧の改善には
ラベンダー&レモン

ラベンダー ………………… 2滴
レモン ……………………… 3滴

ラベンダーもレモンも血圧を下げる作用がある精油です。誰にでも親しまれる香りなので、芳香浴におすすめ。高血圧はリラックスすることも大切です。天然塩（大さじ2）にラベンダーの精油（3～5滴）を加えて、沐浴するのもよいでしょう。

RECIPE.3
沐浴・全身浴

体のこわばりを癒す
リラックスアロマバス

天然塩 ……………………… 大さじ2
イランイラン ……………… 1滴
スイートマージョラム …… 1滴
ラベンダー ………………… 1滴

血圧を下げる働きを持つ精油を使った、リラックス効果も高いブレンド。高血圧の場合、極度の緊張やプレッシャーは避けたいもの。多忙だった1日の終わりは、沐浴で体のこわばりを和らげましょう。同じレシピで芳香浴にするのもおすすめです。

RECIPE.4
吸入

立ちくらみになったときに
ティッシュペーパーに垂らして吸入

ペパーミント ……………… 1滴
ローズマリー ……………… 1滴

急に立ち上がったときに起こることの多い立ちくらみ。脳内に十分に血液が流れていないことが原因と考えられます。急な動作をせずに、ゆっくりと立ち上がり、血行を促進するこの2種をティッシュペーパーに垂らして吸入を。頭がはっきりします。

Circulatory System Care
痔

おすすめの精油
サイプレス
ペパーミント
ラベンダー
レモン

生活習慣が起因していることが多い痔。排便はいつも力む、便が固い場合は、消化器系の改善も同時に行いましょう。

RECIPE.1
沐浴・部分浴

症状別に精油を選んで座浴を

- ラベンダー
- サイプレス
  ……………………… どちらか2滴

大きめの洗面器やベビー用バスにお湯を入れ、切れ痔の場合はラベンダー、イボ痔の場合はサイプレスを垂らし、お尻を浸けます。

RECIPE.2
手作り化粧品

イボ痔の方は1日数回患部に塗布

植物油	20mℓ
ミツロウ	4g
サイプレス	2滴
レモン	2滴

収れん作用がある精油を使った痔用のクリーム。イボ痔の方におすすめです。1日数回、清潔な手で患部に塗布しましょう。

Circulatory System Care
しもやけ

おすすめの精油
スイートマージョラム
ブラックペッパー
レモン
ローズマリー

しもやけの原因は血行不良。昼夜の温度差が大きい場合などに症状が出やすくなります。手足を冷やさないよう心がけを。

RECIPE.1
沐浴・手浴または足浴

温冷浴で血行を促進

- ブラックペッパー
- レモン
- ローズマリー
  ……………………… どれか3滴

血行促進に効果的なのが、精油を入れたお湯と冷水に交互に浸ける温冷浴。約30秒ずつ交互に手や足を浸けましょう。

RECIPE.2
マッサージ（ボディ）

体を温めたあとに患部をマッサージ

植物油	15mℓ
スイートマージョラム	2滴
レモン	2滴
ローズマリー	2滴

血行促進によい精油を使ったブレンド。入浴後や足浴・手浴のあと、温まった状態の患部にオイルを塗布し、擦りましょう。

第7章 心身の悩みを改善するアロマ処方箋 ／ 血圧調整／痔／しもやけ

アロマ処方箋④

免疫、呼吸器系の悩み

Immunity and Respiratory System Care

免疫とは、病気にならないための防御システムのようなもの。このシステムが弱まると、ウイルスや細菌の体内侵入を防げずに、病気にかかりやすくなります。バランスのよい食事と規則正しい生活が第一ですが、下記の胸腺とT細胞についても知っておきましょう。

免疫力アップに役立つ胸腺

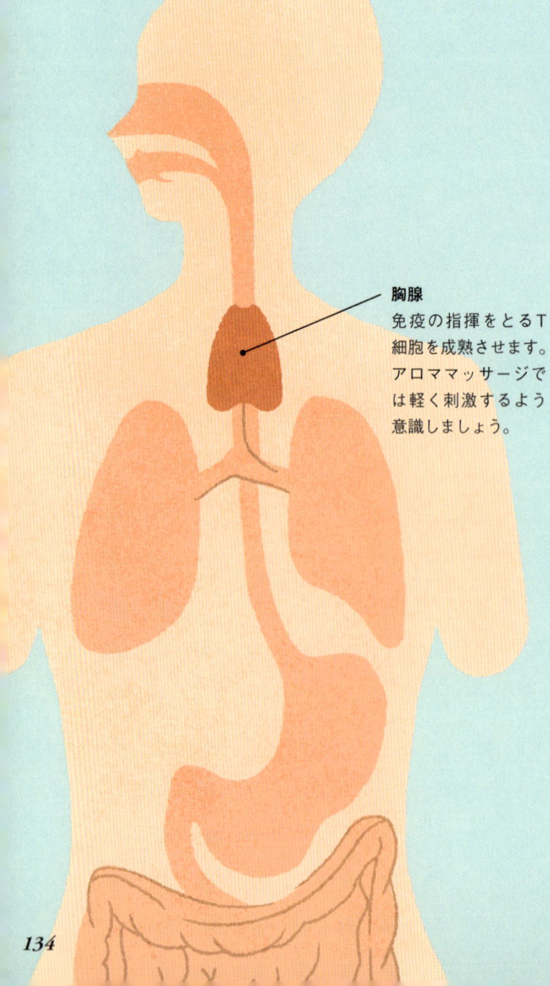

胸腺
免疫の指揮をとるT細胞を成熟させます。アロママッサージでは軽く刺激するよう意識しましょう。

アロママッサージで胸腺を刺激し、免疫力をアップ

T細胞とは、ウイルスに感染した細胞を破壊するなど、全身で免疫の指揮をとる大切な存在。そのT細胞を成熟させるのが胸腺です。胸腺は、胸骨の後ろにある臓器。免疫力アップを目指すアロママッサージでは、この胸腺を刺激するとよいとされます。胸のあたりを優しく擦ったあとに、胸腺のあたりを中指、人差し指、薬指の3本で軽くトントントンと叩きましょう。また、私たちの体は発熱や炎症といった症状を起こしますが、実はこれも防御システムが働いている証。体内に入ったウイルスや細菌を退治しようと体が闘っている状態が、発熱や炎症です。鼻水やたん、涙も同様で、体内に入った異物を吐き出そうとしている状態です。

Immunity and Respiratory System Care

風邪・インフルエンザ

おすすめの精油

- ティートリー
- ブラックペッパー
- ユーカリ
- ラベンダー

風邪・インフルエンザは、日常生活での簡単な習慣が予防に大いに役立ちます。帰宅したら、まず手洗いは必須。殺菌作用のある精油で芳香浴や沐浴するなど、活用しましょう。

RECIPE.1 芳香浴

空気中を殺菌し 風邪を予防

- グレープフルーツ
- ティートリー
- ラベンダー
- レモン

………………… どれか5滴

殺菌作用のある精油を使った芳香浴を、風邪予防に役立てましょう。どの精油も年齢・性別問わずに好まれる香りなので、リビングなどの芳香浴にもおすすめ。ブレンドして気分を変えてみるのもよいでしょう。

RECIPE.2 沐浴・全身浴

殺菌作用のある精油を お風呂でも利用

天然塩 ………………… 大さじ2
ティートリー ………………… 2滴
ラベンダー ………………… 3滴

精油の持つ殺菌作用を、お風呂でも利用しましょう。インフルエンザが流行する時期は10月から3月頃までと長期間なので、同じ精油をずっと使用せずにレシピに変化を。ユーカリを加えるなどブレンドをアレンジしながら生活の中で役立てましょう。

RECIPE.3 マッサージ（ボディ）

毎日のマッサージで 風邪をひかない体作り

植物油 ………………… 20mℓ
ティートリー ………………… 3滴
ブラックペッパー ………………… 1滴
ユーカリ ………………… 4滴

風邪やインフルエンザの予防は、感染しない体作りから。毎日のマッサージは、免疫力アップに役立ちます。殺菌作用の高いこの3種のブレンドなら、さらに効果的です。オイルを手にとり、のど、首、胸、背中をできる範囲で擦りましょう。

RECIPE.4 マッサージ（ボディ）

子供のマッサージは 優しい香りで

植物油 ………………… 20mℓ
ティートリー ………………… 1滴
ラベンダー ………………… 2滴
ユーカリ ………………… 1滴

子供にマッサージを行う場合、ラベンダーを使って滴数も大人の半分以下にしましょう。グンと優しい香りになります。擦る場所はRECIPE.3と同様。親の手で優しく擦ってあげることで、子供は安心し、免疫力のアップにもつながって治りを早めます。

Immunity and Respiratory System Care

のどの痛み・せき

のどの痛みやせきは、細菌やウイルスが増殖したり、粘膜が炎症したりすることが原因です。殺菌作用の高い精油、深い呼吸を促す精油が、症状の緩和に役立ちます。

おすすめの精油

スイートマージョラム
ティートリー
フランキンセンス
ユーカリ
ラベンダー

眠れない夜は
深い呼吸を促すケアを

RECIPE.1

芳香浴

- フランキンセンス ………… 2滴
- ユーカリ ………………………… 1滴
- ラベンダー …………………… 2滴

せきがひどい夜は、アロマライトを使って寝室で芳香浴を。フランキンセンスはのどの粘膜を癒し、深い呼吸を促す精油。ユーカリも粘膜の症状によく、ラベンダーは呼吸器系のトラブルを緩和。精油を1〜2滴垂らしたティッシュペーパーを枕元に置いてもOK。

せきが出るときは
ティッシュペーパーで吸入

RECIPE.2

吸入

- スイートマージョラム ····· 1滴
- ラベンダー …………………… 1滴

スイートマージョラムはせきを鎮め、ラベンダーはストレスを和らげる働きがあります。洗面器を使って蒸気を吸う吸入は、せきが出るときは避けたほうがいいため、ティッシュペーパーに垂らして吸入を。せきが出てイライラする気分も和らげます。

のどのまわり、首、肩、
デコルテをマッサージ

RECIPE.3

マッサージ（ボディ）

- 植物油 ………………………………… 20mℓ
- スイートマージョラム ····· 2滴
- フランキンセンス ………… 1滴
- ユーカリ ………………………… 2滴
- ラベンダー …………………… 3滴

呼吸器系をリラックスさせるブレンドです。のどのまわり、耳の後ろ側から首、肩にかけて、デコルテを擦るようにマッサージしましょう。できれば、背中まで行えばベスト。喘息の方にも役立つレシピです。

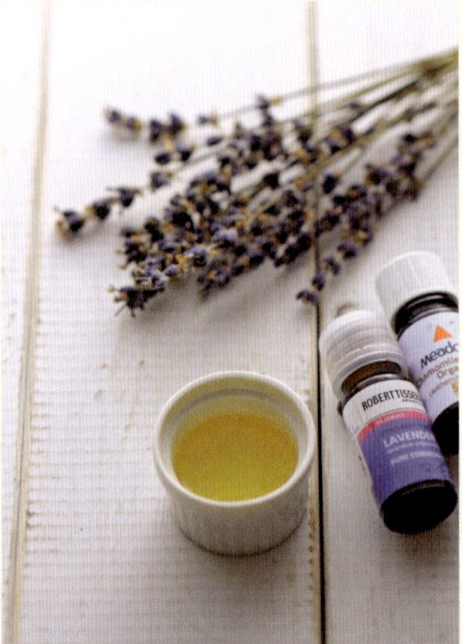

Immunity and Respiratory System Care

免疫力アップ

おすすめの精油

カモミール・ジャーマン
ティートリー
ユーカリ
レモン

日頃から免疫力アップを心がけることが、病気にならない体作りにつながります。毎日入るお風呂や簡単なマッサージなど、無理なくできることを続けましょう。

RECIPE.1
沐浴・全身浴

フレッシュな香りの沐浴で
心身ともに元気を注入

- 天然塩 …………………… 大さじ2
- ユーカリ …………………… 3滴
- レモン …………………… 2滴

ユーカリはエネルギーを与える働きがあり、レモンは肝臓、胆のう、消化器系などの働きを活発にします。フレッシュな香りのアロマバスで、心身ともに元気を与えましょう。ただし、レモンは皮膚刺激の可能性があるので、使用量に注意してください。

RECIPE.2
沐浴・全身浴

気力をなくしたときの
パワーアップに

- 天然塩 …………………… 大さじ2
- ティートリー …………………… 5滴

アロマテラピーでは、風邪やインフルエンザを含む、感染症の予防によく用いられるティートリー。役立つ精油ですが、もし、香りが強過ぎると感じるなら、ティートリー2滴、ラベンダー3滴のレシピでもOK。使いやすい優しい香りになります。

RECIPE.3
マッサージ（ボディ）

胸のあたりを優しく擦って
胸腺を軽く刺激

- 植物油 …………………… 15mℓ
- レモン …………………… 4滴
- ティートリー
- ユーカリ
  …………………… どちらか2滴

胸腺について134ページで紹介しましたが、マッサージも意識しましょう。鎖骨から胸のあたりを、円を描きながら擦り、胸腺の部分を人差し指、中指、薬指の3本でトントンと軽く叩きます。毎日行うことで効果も上がります。

RECIPE.4
マッサージ（ボディ）

日々のマッサージで
病気になりにくい体作り

- 植物油 …………………… 15mℓ
- カモミール・ジャーマン …… 1滴
- レモン …………………… 5滴

かゆみや炎症を鎮める際にもよく用いられるカモミール・ジャーマンですが、免疫力アップの効果もよく知られています。マッサージの方法は**RECIPE.3**と同様に、胸のあたりを擦って、胸腺を刺激します。余裕があるようなら、ほかの好きな部位を行いましょう。

Immunity and Respiratory System Care

花粉症（鼻水・鼻詰まり）

鼻水・鼻詰まり、くしゃみなどの症状を引き起こす花粉症。原因はスギをはじめ、ヒノキ、イネ、雑草などに対するアレルギー反応によるもの。ここで紹介する対処療法と合わせて、バランスのよい食生活をする、適度な運動などで体質改善も試みましょう。

イライラ解消のためにも
ゆったり沐浴を

RECIPE.1
沐浴・全身浴

天然塩 ……………………… 大さじ2
カモミール・ローマン …… 1滴
ユーカリ ……………………… 3滴

呼吸器系によい働きが豊富なユーカリ。花粉症の季節はその不快感からストレスを感じやすいもの。それを軽減してくれるのが、カモミール・ローマンの優しい香りです。立ち上る湯気を深呼吸しながら鼻と口で吸入し、ゆったりとした気分で沐浴しましょう。

花粉症によい三大精油で
モヤモヤ、イライラを軽減

RECIPE.2
吸入

ティートリー
ペパーミント
ユーカリ
…………………… どれか1～2滴

いずれの精油も粘液（鼻水）の出過ぎを緩和したり、炎症を鎮めたりする働きがあり、鼻の通りをよくします。ティッシュペーパーに1～2滴垂らして香りを吸入すると、頭がクリアになり、花粉症のモヤモヤした感じやイライラも軽減するでしょう。

マスクにひと噴きして
鼻通りをスーッと

RECIPE.3
マスクスプレー

精製水 ……………………………… 30㎖
無水エタノール ……… 小さじ1/2
ペパーミント …………… 1滴
ユーカリ ……………………… 2滴
ラベンダー …………………… 3滴

鼻水・鼻詰まりなど呼吸器系のトラブルに有効な精油で、31ページを参考に、スプレーを作りましょう。よく振ってから、マスクの鼻に当たらない外側に1～2回スプレーしてからつけると、さわやかな香りが鼻の通りをよくします。

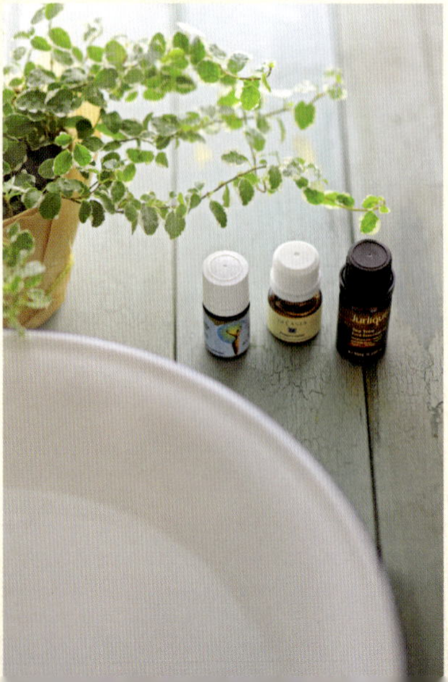

おすすめの精油

- カモミール・ローマン
- ティートリー
- ペパーミント
- ユーカリ
- ラベンダー

RECIPE.4
マッサージ（フェイス）

植物油	10mℓ
ティートリー	1滴
ラベンダー	1滴

症状の緩和には、フェイシャルマッサージも効果的です。中指と薬指で、鼻の頭から両耳の下に向かって擦りましょう。精油を使ったマッサージオイルで行うほうが効果的ですが、時間がないときには、スキンケアするついでに行ってもOKです。

鼻の頭から両耳の下に向かってマッサージ

中指と薬指のはらを使い顔の中心から外へ

RECIPE.5
マッサージ（ボディ）

植物油	20mℓ
ペパーミント	1滴
ユーカリ	3滴
ローズマリー	4滴

ボディマッサージを行うなら、シャープですっきりとした、こちらのブレンドもおすすめです。耳から首、デコルテをリンパを流すようにマッサージしましょう。スーッとする香りを吸入しながら行うことで、鼻通りをよくし、気分もすっきりさせます。

シャープな香りのブレンドでボディマッサージ

鎖骨に向かってリンパを流すイメージで

第7章　心身の悩みを改善するアロマ処方箋 ── 花粉症

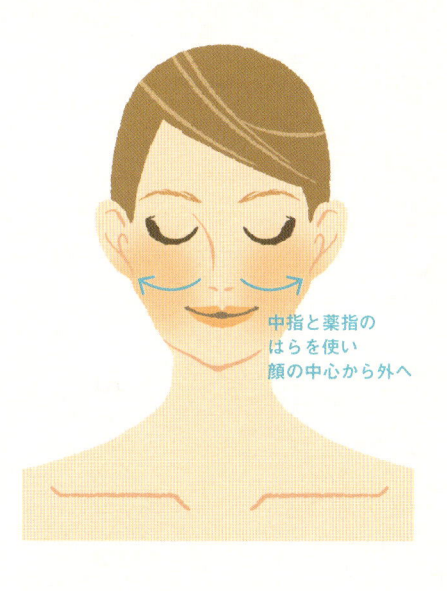

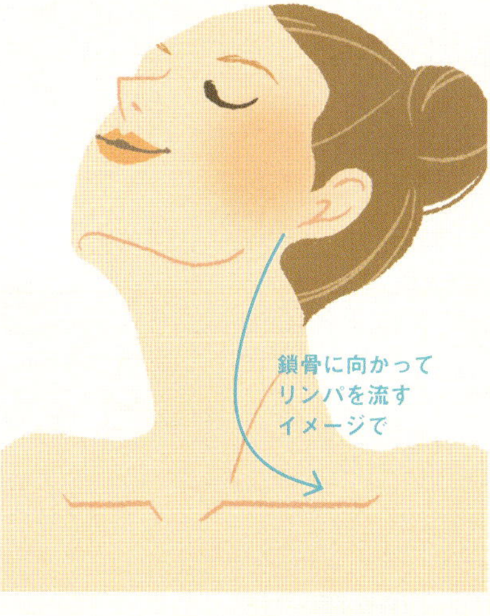

アロマ処方箋⑤
消化器系の悩み
Digestive System Care

口から食べ物を食べ、必要な栄養素を体内に吸収し、必要ないものは体外へ排泄する。下記は、その流れを表している図。健康なときは問題なくできるこの流れが、さまざまな原因でバランスが崩れてしまうと、便秘や下痢などのトラブルを起こすことになります。

消化管の名前と働き

咽頭
飲み込みます。

食道
胃に送ります。

胃
消化液によって分解します。

小腸
胆汁や消化酵素と混ぜ合わされ、栄養素のほとんどを吸収します。

大腸
水分のほとんどと、一部の栄養素を吸収します。

直腸
大腸でも吸収されなかった物が、便として排出されるのを待ちます。

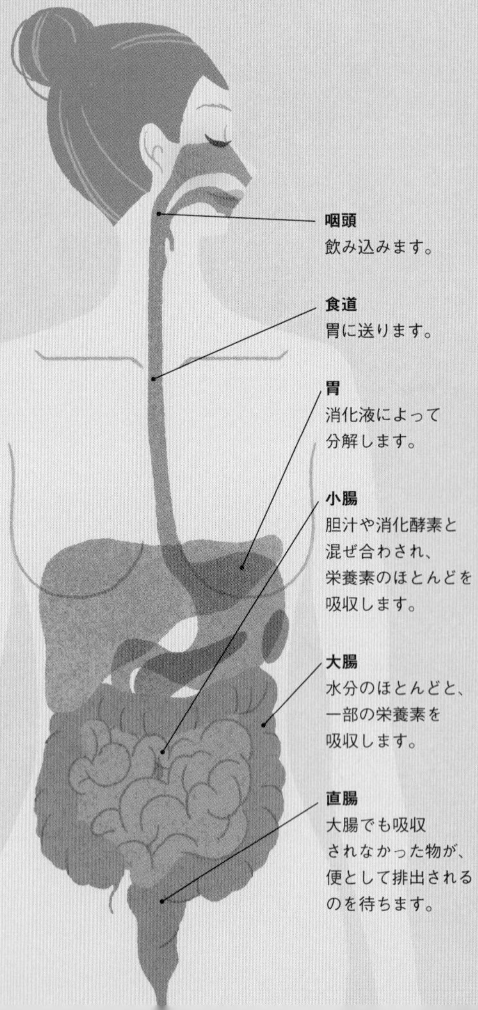

症状だけでなく、その背景にも着目してケアを目的とするアロマテラピーでは、この消化器系は精神面のストレスの影響を大きく受けやすい臓器。下痢と便秘を繰り返す過敏性腸症候群（IBS）は、その代表的な症状といえます。ペパーミントが有効な精油として知られますが、それは便秘にも下痢にもよい働きを持っているから。医薬品は、便秘と下痢では違う薬を使いますが、「バランスをとる」ことが大切。体に起きる症状だけでなく、その要因にも着目するようにしましょう。

ただ、不調の原因が精神的なストレスにある場合は、消化器系の働きの改善だけでなく、同時にストレスケアも行うことが大切。体に起きる症状だけでなく、その要因にも着目するようにしましょう。

同じ精油を使うことも珍しくありません。相反するように思われる症状に、ように、相反するように思われる症状に、

Digestive System Care
便秘

おすすめの精油
オレンジ・スイート
ブラックペッパー
ペパーミント
レモン
ローズマリー

便秘にはさまざまな原因がありますが、改善には、まずたっぷりの水分をとること。消化器系によい働きを持つ精油を使ってマッサージをして腸を動かし、排便を促しましょう。

RECIPE.1
温湿布

お腹を温めながらゆったりリラックス

ペパーミント	1滴
ブラックペッパー	2滴

ペパーミントは便秘やお腹にガスが溜まっている状態の改善に有効です。ブラックペッパーをはじめとするスパイス系の精油は、腸の働きを活発にして便秘の改善にとても役立ちます。温湿布でお腹を温めながら、リラックスしましょう。

RECIPE.2
マッサージ（ボディ）

過敏性腸症候群による便秘・下痢に

植物油	20ml
ブラックペッパー	2滴
ペパーミント	2滴
レモン	4滴

便秘と下痢を繰り返す、過敏性腸症候群（IBS）に有効なブレンド。ゆったりとした気分で、お腹に大きな円を描きながら（下記参照）擦りましょう。過敏性腸症候群は精神的なストレスが大きく関わります。リラックスする時間や適度な運動も大切です。

RECIPE.3
マッサージ（ボディ）

マッサージで腸の動きを活発に

植物油	20ml
オレンジ・スイート	4滴
ブラックペッパー	2滴
ローズマリー	2滴

腸の働きをよくするブレンド。ブラックペッパーは腸の筋肉の働きを回復させる力があるといわれています。右のイラストを参考に、大きな円を描きながら、少し力を加えて擦ります。足の裏にある小腸と大腸の反射区をしっかり押すのも効果的です。

手のひら全体を使い大きな円を描きます

第7章　心身の悩みを改善するアロマ処方箋　便秘

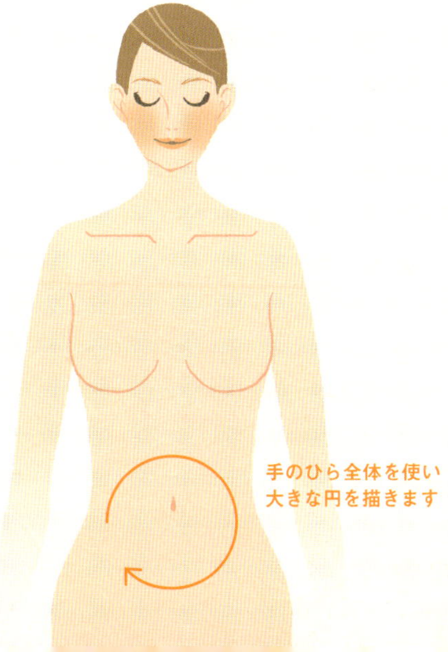

Digestive System Care

胃腸の不調（消化不良・お腹のはり・胃痛）

胃腸が弱い人は、まず、食事をするときによく噛んで食べるようにしましょう。そしてお腹を冷やさないように注意を。マッサージするときは、力を加えず、あくまで優しく擦りましょう。

おすすめの精油

カモミール・ローマン
スイートマージョラム
パチュリ
ペパーミント
ラベンダー
ローズマリー

胃腸に不調を感じたら ペパーミントを吸入

RECIPE.1

吸入

ペパーミント …………… 1～2滴

消化器系の不調全般に役立つペパーミント。消化不良を起こしたとき、お腹がはる、胃が痛い……そんなときは、まずペパーミントをティッシュペーパーに1～2滴垂らして吸入を。スーッとする香りが、胃腸の不快感を落ち着かせてくれることでしょう。

胃痛のときは 温湿布でお腹を温めて

RECIPE.2

温湿布

スイートマージョラム …… 1滴
ラベンダー …………………… 1滴
ローズマリー ………………… 1滴

胃痛でマッサージできない場合は、温湿布を試してみましょう。消化器系の不調を和らげる精油を使った温湿布でお腹を温めることで、痛みが和らぎ、気持ちも落ち着きます。ブレンドが面倒なら、ペパーミント（3滴）だけでもOKです。

マッサージで消化不良や 吐き気を改善

RECIPE.3

マッサージ（ボディ）

植物油 ………………………………… 10mℓ
カモミール・ローマン …… 2滴
ペパーミント ………………… 2滴

どちらも消化器系の不調全般によい精油。この2種のブレンドは、とくに消化不良や吐き気に効果的。胃と腸のあたりを、円を描きながら擦りましょう。胃腸炎の場合は、カモミール・ローマン1滴、レモングラス1滴のレシピもよいでしょう。

お腹がはったり ガスが溜まったりしたときに

RECIPE.4

マッサージ（ボディ）

植物油 ………………………………… 10mℓ
パチュリ ……………………………… 2滴
ペパーミント ………………… 2滴

お腹がはったりガスが溜まったりしたときには、このブレンドで。お腹全体を円を描きながら擦りましょう。消化不良やガスが溜まりやすい方は、ペパーミントのハーブティーを食後に飲むのもおすすめ。胃もたれも緩和され、お腹がすっきりします。

Digestive System Care

吐き気

おすすめの精油

グレープフルーツ
ペパーミント
レモン

食べ過ぎや乗り物酔いなど、吐き気の原因はさまざま。ティッシュペーパーに精油を垂らした簡単ケアで和らげましょう。

香りを嗅ぐだけの簡単ケアで対処

RECIPE.1

吸入

- グレープフルーツ
- ペパーミント
- レモン

……………………どれか1～2滴

ペパーミントは吐き気の症状全般によく、柑橘系は気分をすっきりさせます。自分が心地よいと思う香りで行いましょう。

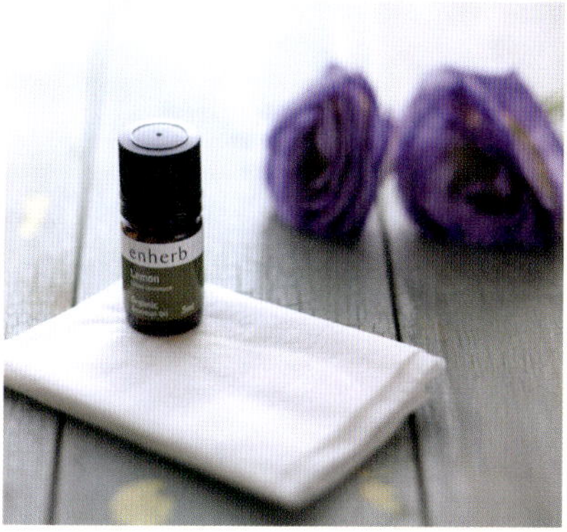

Digestive System Care

二日酔い

おすすめの精油

グレープフルーツ
ジュニパーベリー
ペパーミント
ローズマリー

アルコールが分解されずに体内に残っていると、二日酔いになります。デトックス効果の高い精油で排泄を促しましょう。

飲み過ぎた翌日の朝風呂に

RECIPE.1

沐浴・全身浴

天然塩	大さじ2
グレープフルーツ	2滴
ジュニパーベリー	2滴
ペパーミント	1滴

体内の毒素や余分な水分を排出するデトックスブレンド。飲酒直後の入浴は危険なので避け、翌朝のお風呂で利用してください。

アルコールの分解を助けるブレンド

RECIPE.2

マッサージ（ボディ）

植物油	20mℓ
グレープフルーツ	3滴
ジュニパーベリー	3滴
ローズマリー	2滴

ジュニパーベリーは毒素排出を促し、グレープフルーツやローズマリーは肝臓を強化。胃のあたりを円を描くように、擦りましょう。

アロマ処方箋⑥

肌の悩み

Skin Care

15ページで説明したように、精油を植物油などに混ぜて塗布すると、成分が皮膚から浸透して全身へと行き渡ります。下記の皮膚の構造を見ながら、それらの成分はどのように浸透しているのか、美肌のためにどのように働きかけているのか、学んでみましょう。

皮膚の構造

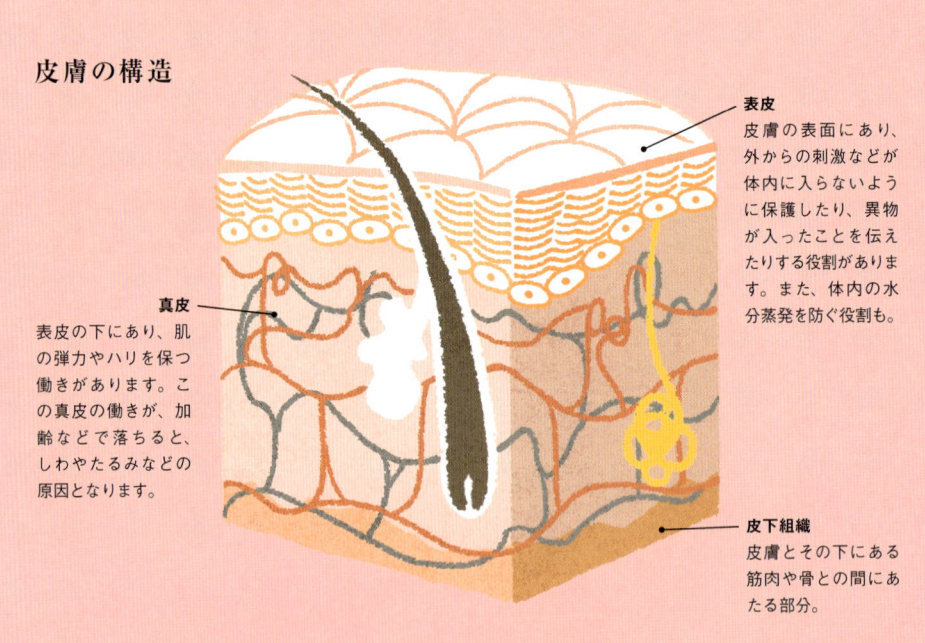

表皮
皮膚の表面にあり、外からの刺激などが体内に入らないように保護したり、異物が入ったことを伝えたりする役割があります。また、体内の水分蒸発を防ぐ役割も。

真皮
表皮の下にあり、肌の弾力やハリを保つ働きがあります。この真皮の働きが、加齢などで落ちると、しわやたるみなどの原因となります。

皮下組織
皮膚とその下にある筋肉や骨との間にあたる部分。

精油や植物油の成分は真皮にまで浸透し、美肌作りに貢献

小さな分子構造をしている精油の成分は、表皮を通過し、真皮にある血管やリンパ管などに入り、体内を循環します。それだけでなく、精油や植物油の成分によっては、皮膚の中で保湿成分を補ったり、引き締めたりなどの働きをし、美肌作りにも大きく貢献します。例えば、真皮の中には、美肌に欠かせないコラーゲンを生み出す線維芽細胞という細胞があるのですが、カモミール・ローマンがそこに作用すると最近の研究結果で発表されています。また、優しくマッサージすれば血流がよくなり、毛細血管に入った栄養素が肌のすみずみまで行き届くよう助けることに。それが、精油を使ったアロママッサージの相乗効果です。

Skin Care

乾燥・しわ

普通肌でも、年齢を重ねていくにつれて乾燥してきます。「まだ大丈夫」と過信せず、保湿を意識したケア、代謝をアップさせるマッサージなどで潤う肌を保ちましょう。

おすすめの精油

ジャスミン
ゼラニウム
ネロリ
パチュリ
フランキンセンス
ラベンダー
ローズアブソリュート
ローズオットー

RECIPE.1

フェイシャルスチーム

フェイシャルスチームで肌に潤いを

ゼラニウム
ラベンダー
ローズオットー
……………………… どれか1～3滴

ゼラニウムは皮脂バランスを整える働きがあり、額や鼻は脂っぽいのに、頬やあごは乾燥している混合肌の方によい精油。ラベンダーとローズオットーは普通肌や乾燥肌向き。潤いを与えるフェイシャルスチームを、週1回くらいで行いましょう。

RECIPE.2

マッサージ（フェイス）

乾燥やしわ、加齢肌にもよい美肌ブレンド

植物油 ……………………………… 20mℓ
ゼラニウム ……………………… 1滴
パチュリ ………………………… 1滴
フランキンセンス ………… 1滴
ローズオットー ……………… 1滴

乾燥やしわをはじめ、肌によい働きを持つ精油をたっぷりブレンドしてフェイスマッサージを。加齢肌にハリを与えるアンチエイジング効果もあります。

→別冊『アロマテラピー マッサージブック』12～13ページ参照

RECIPE.3

手作り化粧品

フローラルな香りのアンチエイジングクリーム

植物油 ……………………………… 20mℓ
みつろう …………………………… 4g
ネロリ ……………………………… 1滴
フランキンセンス ………… 1滴
ローズオットー ……………… 2滴

170～171ページを参考に、フローラルな甘い香りのクリームを作りましょう。フランキンセンスは乾燥から肌を守る精油。ネロリやローズオットーは、美肌にも女性ホルモンのバランス調整にもよい効果をもたらします。

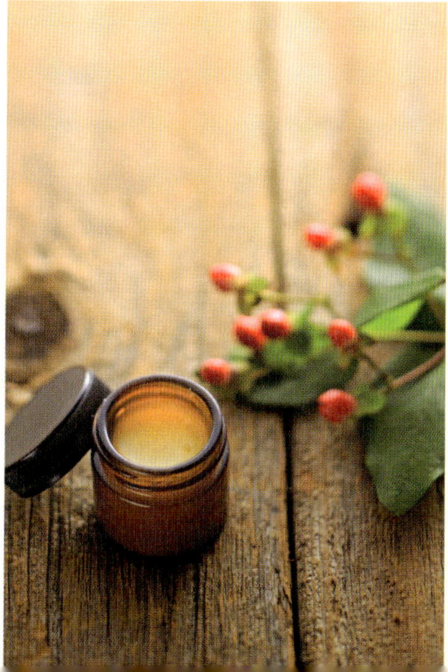

Skin Care

ニキビ・吹き出物

ニキビや吹き出物ができるきっかけは、皮脂や汚れ、角質などで毛穴をふさいでしまうこと。水やぬるま湯でまめに洗顔し、睡眠・運動不足、偏食にも十分注意しましょう。

おすすめの精油

- オレンジ・スイート
- カモミール・ローマン
- グレープフルーツ
- サイプレス
- ゼラニウム
- ティートリー
- ベルガモット
- ラベンダー

RECIPE.1 フェイシャルスチーム

フェイシャルスチームで毛穴をきれいに

- オレンジ・スイート
- ティートリー
- カモミール・ローマン

…… どれか1～2滴

どれも炎症を鎮める作用などを持つ精油。ティートリーは殺菌作用が高く、炎症しているニキビの場合におすすめです。フェイシャルスチームは、毛穴を開かせる効果があります。ニキビができやすい方は週2～3回を目安に行うとよいでしょう。

RECIPE.2 マッサージ（フェイス）

ニキビ肌用ブレンドでなでるようにマッサージ

植物油	20mℓ
カモミール・ローマン	1滴
ベルガモット	2滴
ラベンダー	1滴

ニキビ肌用のブレンドです。下のイラストの矢印を参考に、表面を軽くなでるように顔全体をマッサージしましょう。強くこすったり、刺激を与えたりするのは厳禁です。ベルガモットは光毒性があるので、このブレンドは夜のマッサージに使いましょう。

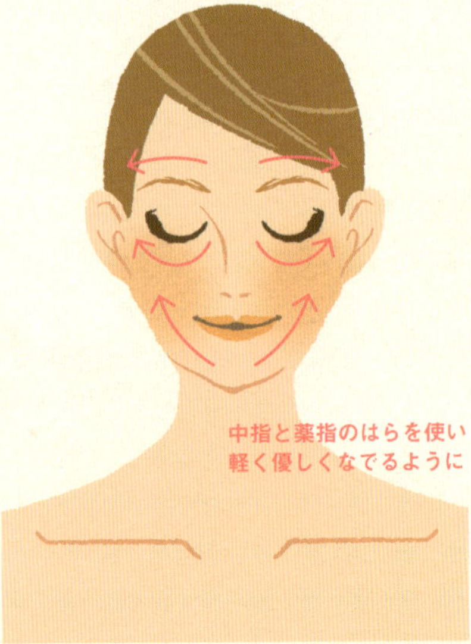

中指と薬指のはらを使い
軽く優しくなでるように

RECIPE.3 マッサージ（フェイス）

オイリー肌のデイリーケア用ブレンド

植物油	20mℓ
グレープフルーツ	2滴
サイプレス	1滴
ゼラニウム	1滴

オイリー肌のお手入れにおすすめのブレンド。脂っぽい肌に、さらに油分を足すような感じがしますが、植物油は精油を浸透させるツール。それで脂っぽくなることはありません。

➔別冊『アロマテラピー マッサージブック』12～13ページ参照

Skin Care

日焼け

おすすめの精油

- カモミール・ジャーマン
- カモミール・ローマン
- ゼラニウム
- ペパーミント
- ラベンダー

日焼けした肌は軽いやけどのようなもの。炎症を鎮める精油で、すぐにケアを。水分・油分をたっぷり補給しましょう。

RECIPE.1 手作り化粧品

火照りと痛みを軽減するボディスプレー

- 精製水 …… 45mℓ
- 無水エタノール …… 小さじ1
- カモミール・ローマン …… 1滴
- ペパーミント …… 1滴
- ラベンダー …… 8滴

作り方は175ページを参考に。日常のお出かけの日焼けケアにもおすすめです。

RECIPE.2 手作り化粧品

小麦色の肌をキープアフターサンオイル

- 植物油 …… 20mℓ
- カモミール・ジャーマン · 2滴
- ゼラニウム …… 2滴
- ラベンダー …… 4滴

肌の炎症を鎮めたり、乾燥を防いだりする働きを持つ精油をブレンド。日焼けした肌の火照りを鎮め、きれいな小麦色の肌をキープ。

Skin Care

創傷

おすすめの精油

- カモミール・ジャーマン
- ティートリー
- フランキンセンス
- ラベンダー

切り傷、軽いやけど、虫さされなど、日常生活の中で起きるちょっとしたトラブル。そんなときも精油が大活躍します。

RECIPE.1 手作り化粧品

切り傷や軽いやけど、虫さされに塗布

- ラベンダー …… 1～3滴

通常、精油の原液を直接肌に塗布することは厳禁ですが、ラベンダーは例外。原液を綿棒などにつけて、患部に直接塗布することで、応急処置になります。

RECIPE.2 手作り化粧品

家族で使える万能クリーム

- 植物油 …… 20mℓ
- みつろう …… 4g
- ティートリー …… 3滴
- フランキンセンス …… 1滴
- ラベンダー …… 4滴

日常で起きやすいトラブルに大活躍する万能クリーム（作り方は170～171ページ参照）。

アロマ処方箋⑦
婦人科系の悩み
Woman's Care

女性の心身の健康と深い結びつきがあるのが、卵胞ホルモン（エストロゲン）と黄体ホルモン（プロゲステロン）の2種類の女性ホルモン。下記は、それらが月の周期でどのように分泌されているかのグラフです。このバランスの変化が女性の心身を知るカギです。

女性ホルモンのバイオリズムと基礎体温の変化

月経期　卵胞期　排卵期　黄体期　月経期

卵胞ホルモン（エストロゲン）
気分も快適、肌や髪もつやつや。

黄体ホルモン（プロゲステロン）
なんとなく憂うつ、肌トラブルも起きやすい。

ホルモン分泌量

基礎体温　36.5℃　高温期　低温期

7日目　14日目　21日目　28日目　月経周期

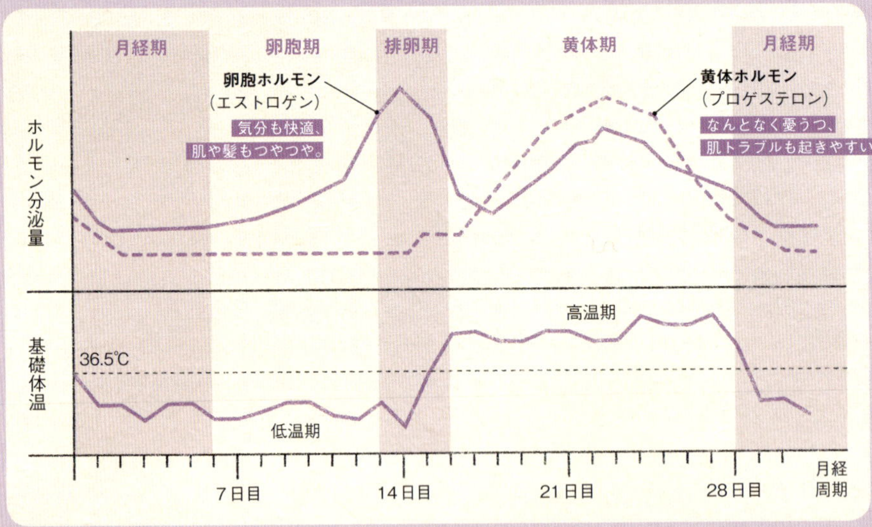

ホルモンサイクルの特徴を理解し、快適な日々を

　女性ホルモンのバランスは、約4週間の周期の中で、排卵を境に大きく変化します。まず、月経の後から排卵までは卵胞ホルモンが優位な「卵胞期」。この時期は、妊娠に向かって女性が美しく輝くとき。気分も快適で、肌にも髪にもつやがあります。次に排卵から次の月経までは黄体ホルモンが優位な「黄体期」。この時期は憂うつになりやすいとき。イライラや肌のトラブル、むくみなども起きやすく、PMS（月経前症候群）とは、この時期のさまざまな不調を指します。これらは女性なら誰にでも起きる体の変化。大切なのは、自分の体のサイクルを知ること。ホルモンバランスを整える精油などを利用しながら快適に過ごしましょう。

Woman's Care

月経不順・無月経

月経は25～38日が正常周期の目安。アロマテラピーも役に立ちますが、極端に周期が短かったり長かったりする場合、あるいは急に周期に変化が起きた場合は、婦人科の受診を。

おすすめの精油

カモミール・ローマン
クラリセージ
スイートマージョラム
ゼラニウム
メリッサ
ローズアブソリュート
ローズオットー

RECIPE.1

芳香浴

女性ホルモンを調整する
フローラルブレンド

- カモミール・ローマン …… 1滴
- ゼラニウム …… 2滴
- ローズオットー …… 2滴

どの精油も、女性ホルモンのバランスを調整する働きを持つ精油。フローラル系の精油3種をブレンドしたフェミニンな香りが楽しめます。上記のレシピでの芳香浴は部屋全体が優しい雰囲気に包まれ、女性らしい気分に浸れることでしょう。

RECIPE.2

マッサージ（ボディ）

ストレスが原因の
月経不順・無月経に

- 植物油 …… 15mℓ
- カモミール・ローマン …… 3滴
- ゼラニウム …… 2滴
- メリッサ …… 1滴

女性ホルモンのバランスを整えると同時に、ストレスの軽減にもよいブレンド。月経不順や無月経は、ストレスが原因の場合も少なくありません。ゆったりリラックスしながらマッサージしましょう。

→別冊『アロマテラピー マッサージブック』10～11ページ参照

RECIPE.3

マッサージ（ボディ）

無月経の人に有効な
女性の体を労るブレンド

- 植物油 …… 15mℓ
- スイートマージョラム …… 3滴
- ペパーミント …… 1滴
- ローズオットー …… 2滴

通経作用のある精油3種のブレンド。無月経の方に試してほしいレシピです。精神的なストレスが原因の場合は、114～121ページのメンタルケアのレシピも参考にしましょう。

→別冊『アロマテラピー マッサージブック』10～11ページ参照

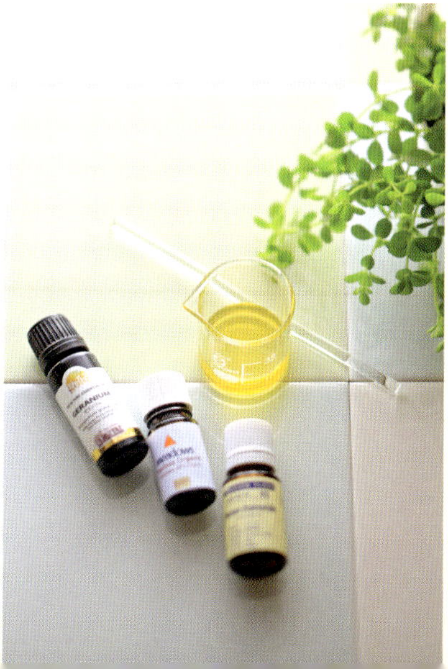

Woman's Care

月経痛

おすすめの精油
イランイラン
カモミール・ジャーマン
カモミール・ローマン
クラリセージ
ラベンダー
ローズアブソリュート
ローズオットー

毎月起こる月経痛はつらいもの。不規則な生活をしない、ストレスを溜め込まないなど、心身のバランスを整えることが改善の秘訣。冷えは大敵なので沐浴や温湿布で温まりましょう。

RECIPE.1
沐浴・全身浴

鎮痛作用のある精油で
じっくり沐浴

天然塩	大さじ2
カモミール・ローマン	1滴
ラベンダー	3滴
ローズマリー	2滴

痛みを和らげる鎮痛作用のある3種のブレンドです。ローズマリーは月経痛を楽にすると同時に体を温めてくれます。体が冷えると月経痛が重くなるので、日頃から気をつけましょう。お風呂は夏でもシャワーで済ませず、お湯に浸かるよう心がけましょう。

RECIPE.2
温湿布

下腹部や腰を温湿布で温め
痛みを緩和

カモミール・ローマン	1滴
ラベンダー	2滴

痛みを緩和したり、体を温めたりする働きのある精油を使い、34ページを参考に温湿布をしましょう。仰向けになって下腹部に温湿布を当てますが、もし、腰も痛むようなら、うつぶせになって腰にも当て、じっくりと子宮のまわりを温めましょう。

RECIPE.3
マッサージ（ボディ）

痛みとつらい気持ちを
サポートするブレンド

植物油	15mℓ
カモミール・ローマン	1滴
クラリセージ	2滴
ラベンダー	3滴

ホルモンバランスを整えるだけでなく、痛みも和らげてくれるブレンドです。RECIPE.3,4ともに、右ページを参考にゆったりとした気分でお腹と腰を優しくマッサージ。リラックス効果も高いブレンドなので、痛みでつらい気持ちもサポートします。

RECIPE.4
マッサージ（ボディ）

ホルモンバランスを整える
フローラルブレンド

植物油	15mℓ
イランイラン	1滴
オレンジ・スイート	3滴
ローズオットー	2滴

イランイランとローズオットーは、ホルモンバランスを整えたり、子宮を強壮したりする働きのある精油。フローラルな甘い香りが好みなら、この2種でもOK。もう少し軽めの香りが好みなら、オレンジ・スイートをブレンドしてみましょう。

月経痛の改善におすすめのマッサージ

月経時のマッサージは、力を加えずに優しく撫でるように行いましょう。
月経痛が毎月ある人は、ツボの位置を覚えて、ときどき押すようにしましょう。

アロママッサージの基本は『アロマテラピー マッサージブック』の4～7ページで説明しています。

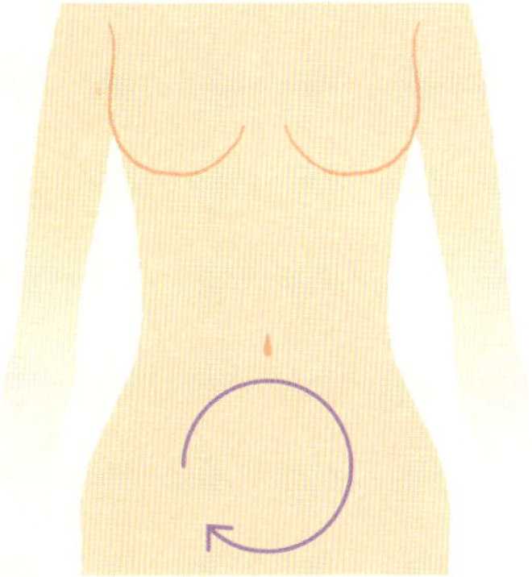

❶ 下腹部を擦る

オイルを手にとり、下腹部と腰に塗布します。下腹部を温めるように、手のひらでゆっくりと円を描きながら擦ります。

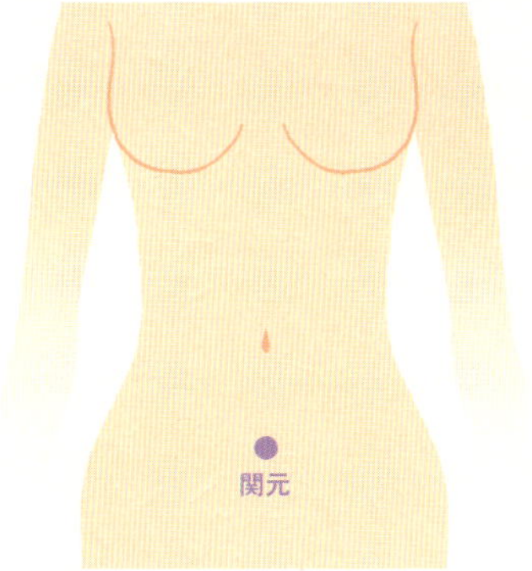

❷ 「関元（かんげん）」のツボを押す

へそから指4本分下にある、冷え性や月経痛によいツボ「関元」を押します。ゆっくり力を加えて3～5秒押し、3回繰り返します。

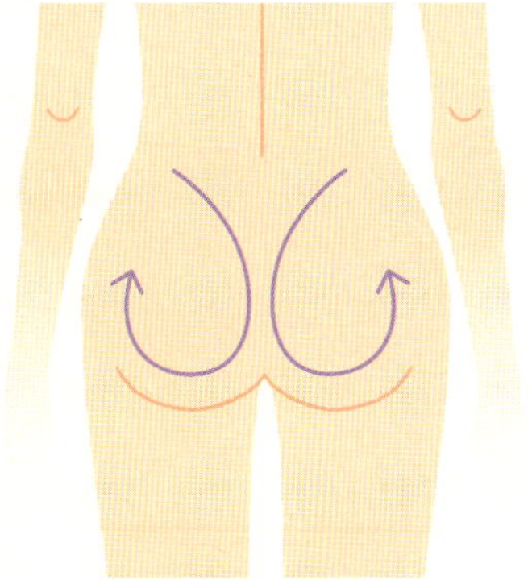

❸ 腰から尾てい骨の辺りを擦る

手のひらで、腰から尾てい骨の辺りを、大きく円を描きながら擦ります。

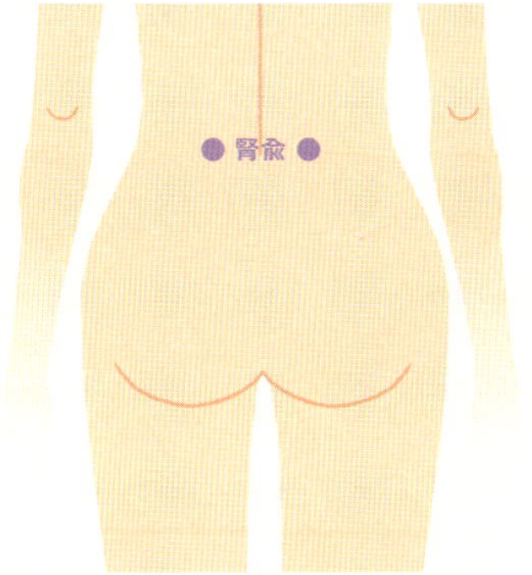

❹ 「腎兪（じんゆ）」のツボを押す

ウエストラインの背骨から指幅2～3本分外側にある、月経痛によいツボ「腎兪」を押します。プロセス❷同様、3回繰り返します。

第7章 心身の悩みを改善するアロマ処方箋 ― 月経痛

Woman's Care

PMS（月経前症候群）

PMSは排卵から次の月経までの、プロゲステロンの分泌量が増える時期に起こるもので、その症状はさまざま。改善には、ホルモンバランスを整える精油が役立ちます。

おすすめの精油

- オレンジ・スイート
- カモミール・ローマン
- クラリセージ
- グレープフルーツ
- ゼラニウム
- ベルガモット
- ラベンダー
- ローズオットー

RECIPE.1
沐浴・全身浴

どんよりした気持ちを
リフレッシュするブレンド

天然塩……………………大さじ2
グレープフルーツ…………2滴
ゼラニウム……………………2滴
ラベンダー……………………1滴

PMSのときは、気持ちもどんよりと沈みがち。そんな気持ちをリフレッシュさせるブレンド。トップノートのグレープフルーツが最初に香り立ち、軽い香りが楽しめます。全身浴や半身浴で、ゆっくり体を温めましょう。芳香浴にしてもOKです。

RECIPE.2
吸入

気分の変化に合った精油を
ゼラニウムとブレンド

ゼラニウム……………………1滴
オレンジ・スイート
ラベンダー
……………………どちらか1滴

女性ホルモンのバランスを整える働きに優れるゼラニウムは、PMSには必須の精油。気持ちが沈みがちならオレンジ・スイートなどの柑橘系、イライラや怒りが強く出てしまうならラベンダーを合わせ、ティッシュペーパーに垂らして吸入しましょう。

RECIPE.3
マッサージ（ボディ）

イライラや怒りっぽさを
和らげる鎮静ブレンド

植物油……………………15mℓ
オレンジ・スイート………4滴
カモミール・ローマン……1滴
ゼラニウム……………………1滴

月経前になると、イライラしたり怒りっぽくなったりする方におすすめの鎮静ブレンド。トゲトゲした心をやんわりとしてくれる香りで、ホルモンバランスも整えます。

➔別冊『アロマテラピー マッサージブック』10～11ページ参照

RECIPE.4
マッサージ（ボディ）

悲しい気持ち、落ち込んだ心を
癒すハッピーブレンド

植物油……………………15mℓ
クラリセージ………………1滴
ベルガモット………………4滴
ローズオットー……………1滴

意味もなく悲しい気持ちになって涙があふれる、何もやる気が起こらない……そんなときには、このブレンドで**RECIPE.3**同様にマッサージ。ハッピーオイルと呼ばれるクラリセージ、気分を高揚させるベルガモットが、気持ちを明るくしてくれます。

Woman's Care

更年期

更年期とは閉経の前後10年間ほどの時期。女性ホルモンの減少が原因で心身に変化が起きます。誰もが通る通過点と捉え、精油の力を借り、おおらかな気持ちで乗り越えましょう。

おすすめの精油

イランイラン
カモミール・ローマン
クラリセージ
ジャスミン
ゼラニウム
パチュリ
ローズアブソリュート
ローズオットー

RECIPE.1

芳香浴

沈んだ心を癒して
穏やかな気持ちに

オレンジ・スイート	２滴
ゼラニウム	２滴
ローズオットー	１滴

ホルモンバランスを調整したり、心を明るくしたりするブレンド。優しく穏やかな気分になれる香りで、芳香浴にぴったりです。この精油の中から、好きな香りを１～２滴、ティッシュペーパーに垂らして深呼吸しながら香りを嗅ぐのもおすすめ。

RECIPE.2

沐浴・全身浴

更年期の女性の心を
優しく包み込むブレンド

天然塩	大さじ２
イランイラン	２滴
ジャスミン	２滴

２種ともかなり濃厚な甘い香りなので、強いと感じる場合は１滴ずつに。女性らしい香りが、更年期でゆらぐ心を包み込んでくれるようです。ジャスミンも高価な精油ですが、ローズオットーと同じく更年期の女性は持っていると役立ちます。

RECIPE.3

マッサージ（ボディ）

頑張った自分に
ローズオットーのご褒美を

植物油	15mℓ
クラリセージ	２滴
パチュリ	１滴
ローズオットー	３滴

ローズオットーは高価な精油ですが、更年期の女性には必須の精油。自分へのご褒美として１本奮発することをおすすめします。自分を労りながら、褒めながらマッサージしましょう。

➔別冊『アロマテラピー マッサージブック』10～11ページ参照

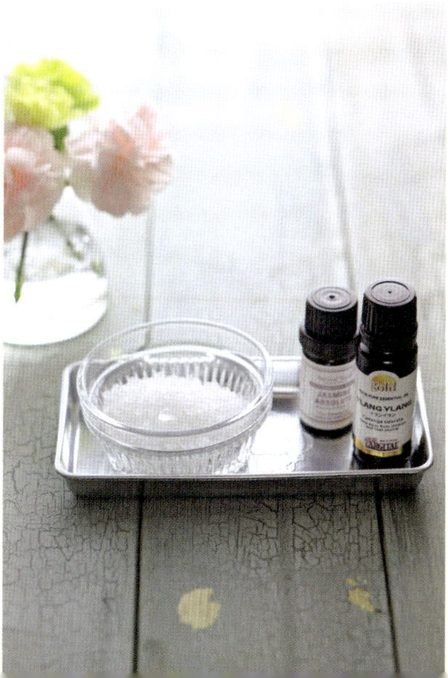

Elderly Care

高齢者のケア

嗅覚は大脳と直結しているので、精油の香りは老化予防にもおおいに役立ちます。充実した毎日を過ごすための心身のケアに、ぜひアロマテラピーを活用してください。

おすすめの精油

オレンジ・スイート
カモミール・ローマン
ラベンダー
レモン
ローズマリー

RECIPE.1

芳香浴

物忘れが気になりだしたら
朝晩違うレシピで芳香浴

〈昼用〉	ローズマリー	3滴
	レモン	2滴
〈夜用〉	ネロリ	2滴
	ラベンダー	3滴

「最近物忘れが多いね」「さっきも同じこと言っていたよ」なんて家族に言われたら、まずお試しを。昼間は覚醒させるブレンド、夜は鎮静させるブレンド。昼と夜の脳の状態が正常化されて睡眠にもよく、老化のスローダウンにも役立ちます。

RECIPE.2

マッサージ（ボディ）

関節の痛みを
マッサージで緩和

植物油	20mℓ
ブラックペッパー	1滴
ラベンダー	2滴
ローズマリー	1滴

年齢を重ねてくると、指の関節が太くなり、こわばってきて、曲がりにくくなる場合があります。痛みが出ると動かすのが億劫になり、さらに曲がりにくくなるという悪循環に。オイルを塗布して軽く擦り、痛みを軽減すると同時に動きを促しましょう。

RECIPE.3

マッサージ（ボディ）

ひざ下をマッサージして
足がつるのを予防

植物油	20mℓ
スイートマージョラム	1滴
ラベンダー	2滴
ローズマリー	1滴

夜中寝ているときに足がつって目が覚めるのも、高齢者に多い悩みです。それを機に眠れなくなり睡眠障害に陥るケースも。予防を兼ねて、お風呂上がりにひざから足先を優しく擦りましょう。パートナーと行えば、スキンシップにもなります。

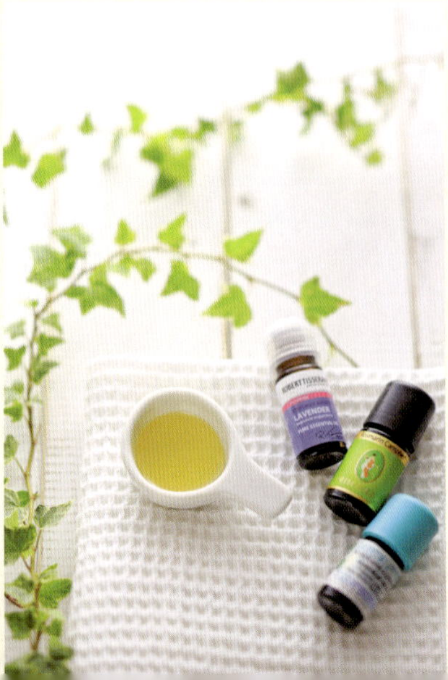

第8章

簡単手作り化粧品と家事グッズ

Handmade cosmetics and household goods

精油や植物油などを使った化粧品や家事グッズ。
実は、とても簡単な材料とプロセスで手作りすることができます。
精油には、肌によい成分や、抗菌や消臭など家事に役立つ成分を
含んでいるものがたくさんありますので、ぜひ活用を。
自分の好みの香りで作ったオリジナルアイテムは
きっと、生活をより楽しいものにしてくれることでしょう。

手作り化粧品や家事グッズに使用する基材

MATERIALS

「基材」とは、精油を使いやすいようにする材料のこと。それぞれの特徴を生かしながら、目的や用途によって使い分けます。

精油を使用する際はかならず基材に混ぜて

精油は植物の持つ成分を凝縮したもので、小さな瓶に少しの量しか入っていません。そのため、手作り化粧品に精油を利用する際は、安全な濃度に希釈します。また、家事グッズに精油を利用する際は、使いやすいように「基材」と呼ばれる精油以外の材料と混ぜ合わせます。基材それぞれの特徴を知ることで、手作り化粧品や家事グッズを正しく作ることができます。

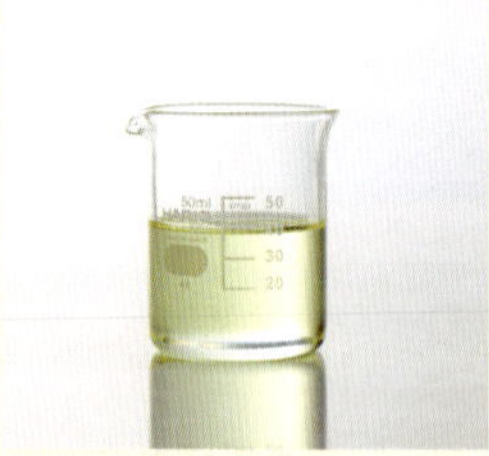

● 植物油

手作り化粧品にもっとも多く使う基材が植物油です。肌質や目的に合った植物油を使うことで、効果も高くなります。第4章でくわしく説明していますので、ご覧ください。

保存方法

開封前も開封後も冷暗所で保存し、開封したらなるべく早めに使い切りましょう。

主な購入先

アロマテラピー専門店

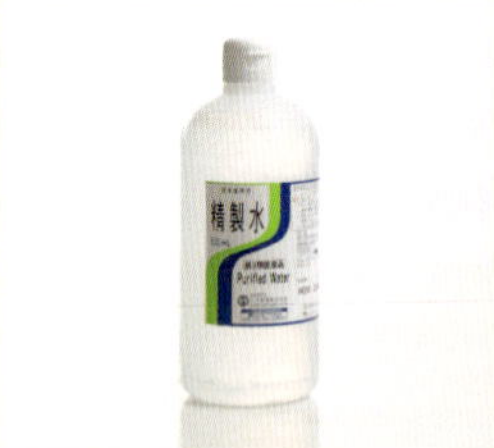

● 精製水

不純物を取り除いた純度の高い水です。手作り化粧品を作る場合は、この精製水を使用しましょう。水道水には不純物が入っているため、保存期間が短くなります。

保存方法

開封前は冷暗所で保存し、開封したら冷蔵庫に入れ、なるべく早めに使い切りましょう。

主な購入先

薬局

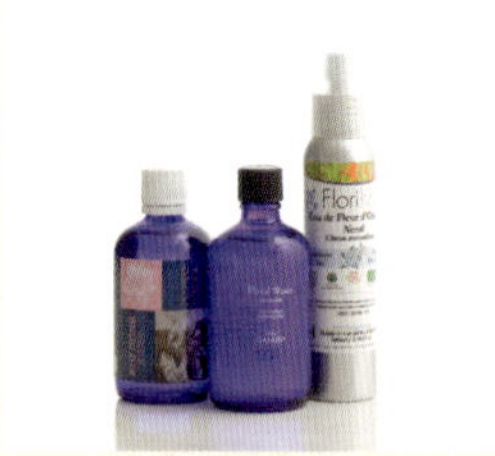

● 芳香蒸留水

植物から精油を水蒸気蒸留法（18ページ参照）で抽出する際に得られます。植物の持つ水溶性の芳香成分を含み、化粧水にもなります。フローラルウォーターとも呼ばれます。

保存方法

開封前は冷暗所で保存し、開封したら冷蔵庫に入れ、なるべく早めに使い切りましょう。

主な購入先

アロマテラピー専門店

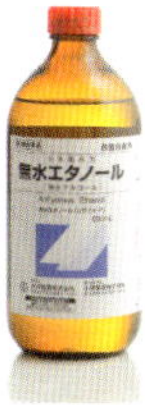

無水エタノール

アルコールの一種で、無色透明の液体です。精油は水に溶けないため、ルームスプレーを作る場合などは、まず、少量の無水エタノールに溶かしてから水と混ぜます。

保存方法

しっかりキャップを締め、冷暗所で保存します。使用期限内に使用してください。

主な購入先

薬局

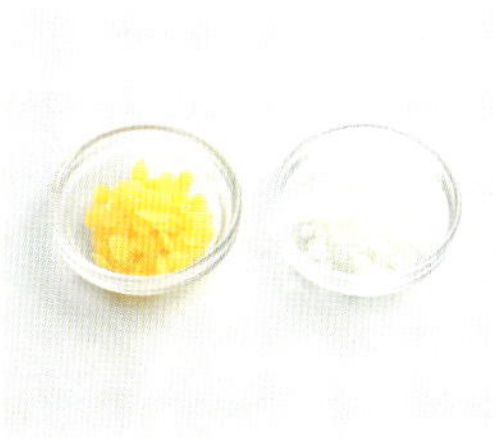

ミツロウ（ビーワックス）

ミツバチが巣を作る際に分泌する、動物性天然ワックスです。おもに未精製のものは黄色、精製されたものは白色です。保湿性に優れており、クリームに利用します。

保存方法

開封前も開封後も冷暗所で保存し、開封したら密閉できる袋や容器に入れましょう。

主な購入先

アロマテラピー専門店

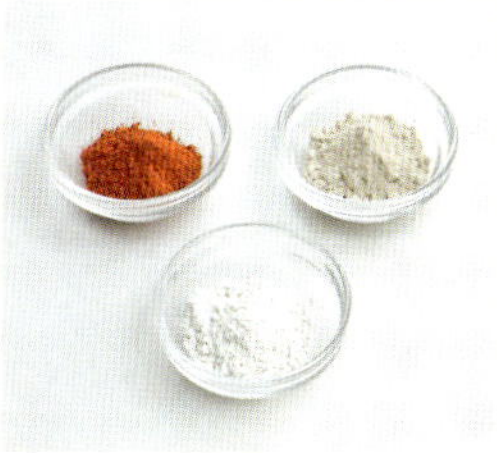

クレイ

鉱物から採れる粘土の総称。カオリンやモンモリオナイトなどの種類があります。吸着力に優れ、精製水や植物油など水分や油分を含ませてパックに利用します。

保存方法

密閉できる袋や容器に入れ、冷暗所で保存します。湿気を含まないように、注意しましょう。

主な購入先

アロマテラピー専門店

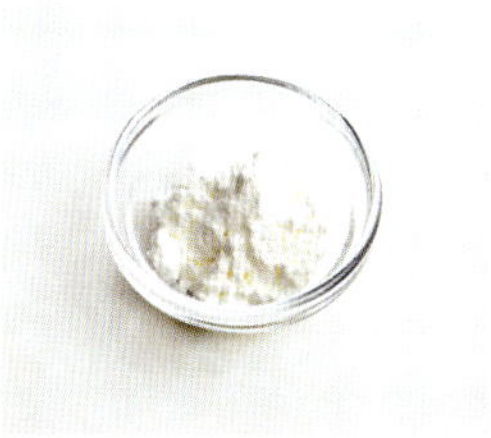

コーンスターチ

トウモロコシが原料の、無味無臭の白い粉です。料理の材料に利用されますが、この章ではボディパウダーに利用しています。片栗粉で代用することもできます。

保存方法

密閉できる袋や容器に入れ、冷暗所で保存します。湿気を含まないように、注意しましょう。

主な購入先

食料品店・アロマテラピー専門店

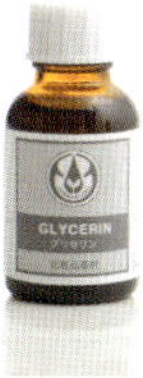

グリセリン

油脂や脂肪から得られる無色透明の液体で、ややとろみがあります。保湿性があり、水溶性のため、化粧水をはじめとする化粧品全般によく使われます。

保存方法

開封前も開封後も冷暗所で保存し、使用期限内に使用してください。

主な購入先

薬局・アロマテラピー専門店

無香料洗髪料
（シャンプー・コンディショナー）

香料を使用していない、シャンプーとコンディショナーです。目的や好みに応じて精油を加え、オリジナルの香りを楽しみましょう。

保存方法

開封前も開封後も冷暗所で保存し、使用期限内に使用してください。

主な購入先

アロマテラピー専門店

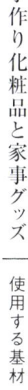

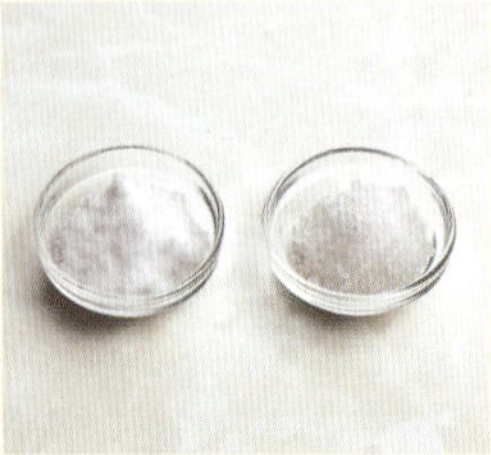

天然塩

ミネラルを豊富に含む、海水塩や岩塩などです。天然塩には、体を温める発汗作用があるため、入浴剤に利用します。粒子の細かいものは、ボディスクラブにも利用します。

保存方法

密閉できる袋や容器に入れ、冷暗所で保存します。湿気を含まないように、注意しましょう。

主な購入先

食料品店・アロマテラピー専門店

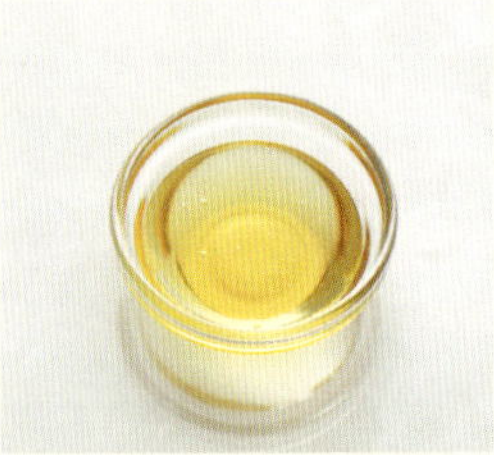

ハチミツ

ミツバチが植物の花から採取し、巣に貯蔵した蜜です。成分の大部分は糖分で栄養価が高く、食用にも薬用にも使います。保湿や炎症を鎮める作用があります。

保存方法

密閉できる袋や容器に入れ、冷暗所で保存します。使用期限内に使用してください。

主な購入先

食料品店

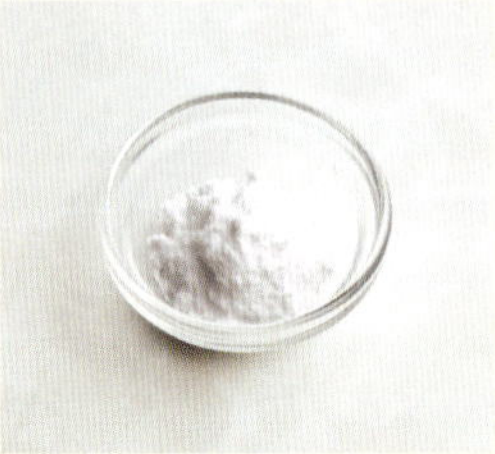

重曹

炭酸水素ナトリウムとも呼ばれる、無臭の白い粉。皮膚を柔軟にしたりなめらかにする働きがあります。不快な臭いを吸収する働きもあり、家事グッズに役立ちます。

保存方法

密閉できる袋や容器に入れ、冷暗所で保存します。

主な購入先

薬局・食料品店・アロマテラピー専門店

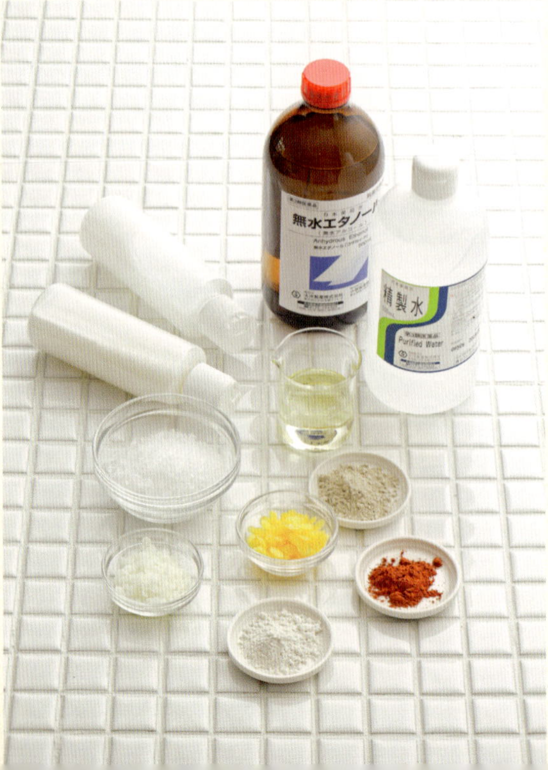

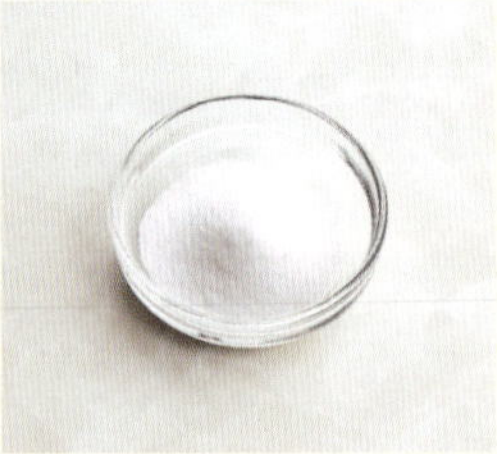

クエン酸

柑橘類などに含まれる酸っぱさを感じる成分で、サラサラした無臭の白い粉です。この章では、重曹や天然塩などと混ぜて発泡バスソルトに利用しています。

保存方法

密閉できる袋や容器に入れ、冷暗所で保存します。湿気を含まないように、注意しましょう。

主な購入先

薬局・アロマテラピー専門店

肌質別おすすめの精油と植物油

手作り化粧品の効果をより上げるために、肌質別におすすめの精油と植物油を紹介します。好みの香りなどを考慮しながら、使用する精油や植物油を選びましょう。

精油（第3章 P.37～76参照）

ノーマル肌	ドライ肌	オイリー肌	加齢肌	敏感肌
カモミール・ローマン	カモミール・ローマン	サイプレス	ネロリ	ネロリ
ゼラニウム	サンダルウッド	シダーウッド	フランキンセンス	ラベンダー
ネロリ	ジャスミン	ジュニパーベリー	ミルラ	
フランキンセンス	ゼラニウム	ユーカリ	ローズオットー	
ラベンダー	ネロリ	レモン		
ローズオットー	フランキンセンス	ローズマリー		
	ベンゾイン			
	ローズオットー			

植物油（第4章 P.77～86参照）

ノーマル肌	ドライ肌	オイリー肌	加齢肌	敏感肌
すべての植物油	スイートアーモンド ホホバ	グレープシード	アルガン マカデミアナッツ	アプリコットカーネル

家事グッズに役立つ精油

部屋の掃除などに使う家事グッズは、精油が持つ殺菌、消臭、虫除けなどの作用が役立ちます。さわやかなハーブの香りや柑橘の香りが、気持ちも和らげてくれます。

殺菌作用のある精油		消臭に役立つ精油	虫除けに役立つ精油	
グレープフルーツ	レモン	サイプレス	サイプレス	メリッサ
ジュニパーベリー	レモングラス	ベルガモット	ジュニパーベリー	ユーカリ
ティートリー		ユーカリ	ゼラニウム	ラベンダー
ユーカリ		ラベンダー	ティートリー	レモン
ラベンダー		レモングラス	ペパーミント	レモングラス

⚠手作り化粧品や家事グッズを使用する際の注意事項

PRECAUTIONS

●体に塗布する手作り化粧品は、使用する前にパッチテスト（22ページ参照）を行いましょう。もし、肌にかゆみや炎症などのトラブルを生じた場合は、すぐに大量の洗水で洗い流し、その手作り化粧品は使用しないでください。

●手作り化粧品や家事グッズは、自己責任のうえで使用してください。家族や親しい方などへ個人的にプレゼントする場合は、相手にもその旨を伝えましょう。なお、一般の方に販売したり、提供したりする場合は、薬事法に基づいた許可が必要になります。

TOOLS & CONTAINERS

手作り化粧品や家事グッズに使用する用具

化粧品や家事グッズを作る前に、まず必要な用具を揃えましょう。準備を整えてから始めると、その後のプロセスがスムーズになります。

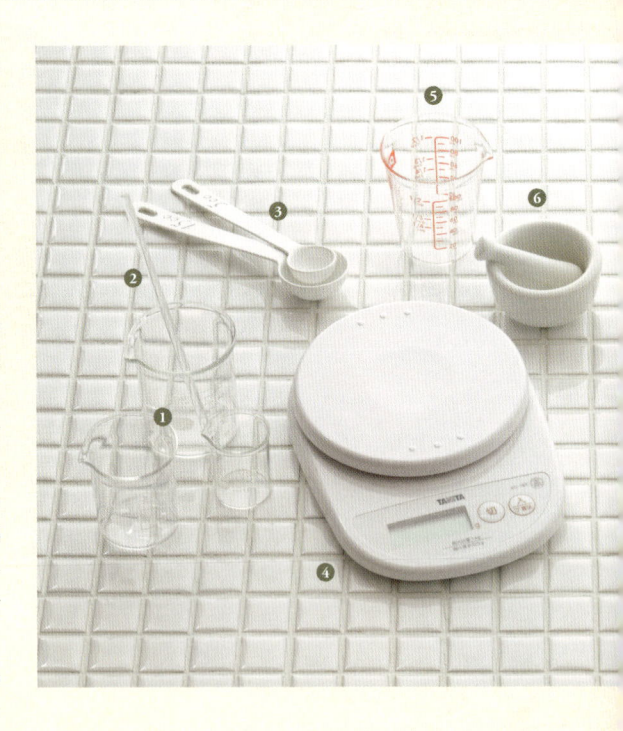

❶ ビーカー

材料を量ったり、混ぜたりするときに使用します。この章で紹介している分量を作る場合は、20mℓ、50mℓ、100mℓのものがあると便利です。

❷ かくはん棒

液体の材料を混ぜるときに使用するガラス棒です。ほかのもので代用できますが、頻繁に使用するので、ビーカーとともに準備しましょう。

❸ 計量スプーン

材料を量るときに使用します。ステンレス製または陶器製で、大さじ（15mℓ）と小さじ（5mℓ）があると便利です。

❹ はかり

材料を量るときに使用します。この章では、少量を量ることが多いため、デジタル式のはかりが便利です。

❺ 耐熱計量カップ

クリームを作るプロセスで、ミツロウを湯煎にかけるときに使用します。

❻ 乳棒・乳鉢

クレイパックを混ぜるときに使用します。小さなガラス容器とヘラなどで代用してもかまいません。

⚠用具類を使用する前の消毒

●アルコール消毒

消毒用エタノール（薬局で購入できます）をコットンや布などに含ませて拭きます。煮沸消毒できないものも、この方法で消毒しましょう。

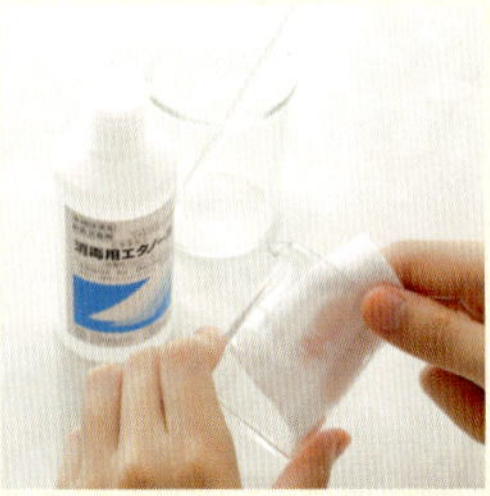

用具は専用のものを準備しましょう

ここで紹介する用具類は、おもにアロマテラピー専門店や、実験用具を扱う店、オンラインショップなどで購入できます。計量スプーンやガラス容器などは、料理を作る際にも利用するものですが、使う材料が異なるため、アロマテラピーのグッズを作るものとは別にしましょう。そして、使用する前にはかならず、下記で紹介している方法で消毒してからスタートしましょう。

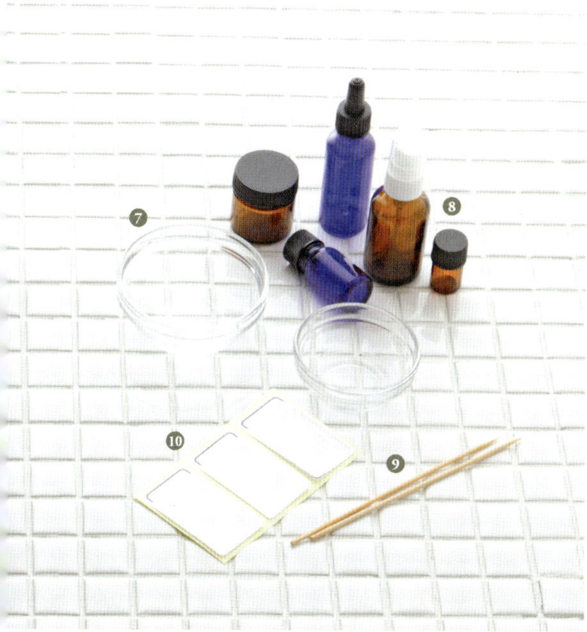

⑦ ガラス容器

精油と天然塩や重曹などを混ぜるときに使用します。プラスチック製ではなく、ガラス製を準備しましょう。

⑧ 保存容器

青色や茶色の遮光できるものがベスト。用途に応じて、瓶、ジャー、スプレー容器などを使用しましょう。

⑨ 竹串

クリームを混ぜるときに使用します。ごく少量のものを混ぜる場合は、爪楊枝を使うのも便利です。

⑩ ラベルシール

化粧品やグッズの名前、作った日付、使用した材料などを記入しましょう。保存期間の確認にもなります。

DISINFECTION

●煮沸消毒

①消毒するものがゆったり入る大きさの鍋を用意します。②消毒するものを入れ、それが隠れるくらいの水をたっぷり入れます。③火にかけて沸騰させ、5分ほど煮沸します。④トングなどで取り出し、清潔な布巾などの上で乾燥させます。

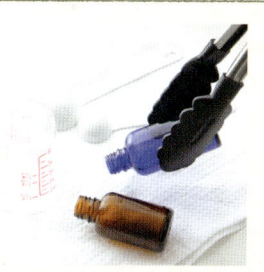

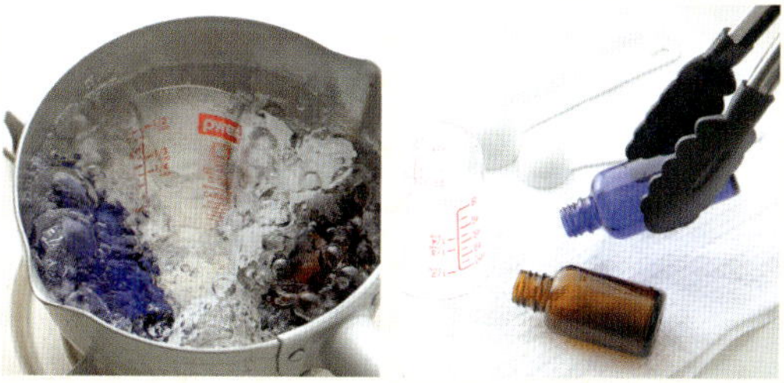

バスソルト

いい香りに包まれたバスタイムは、一日の疲れを癒し、緊張が続いたオンタイムからリラックスするオフタイムへと心身を切り替えます。天然塩には発汗作用があり、体を温める働きも。好きな香りの精油を混ぜて楽しみましょう。

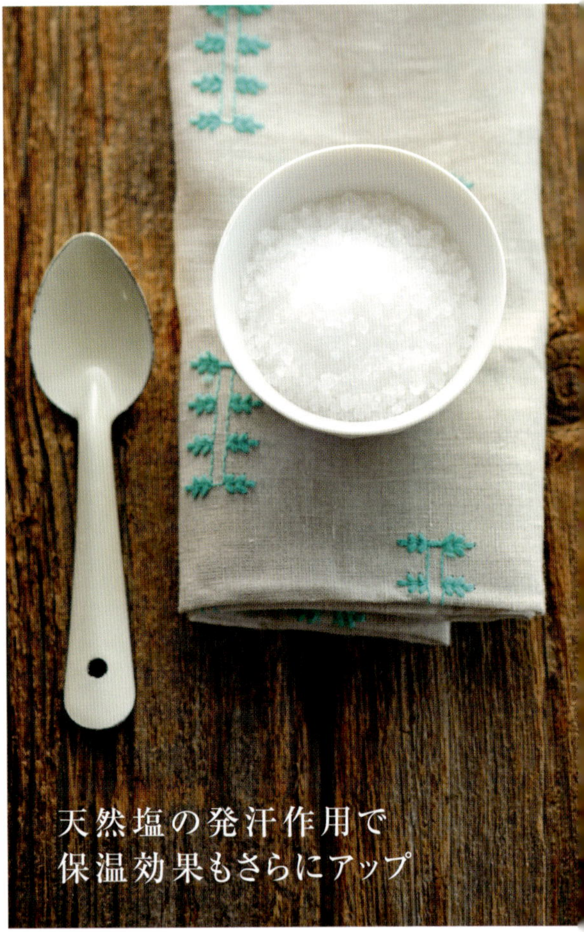

使い方のアドバイス

● 浴槽のお湯に入れ、よくかき混ぜて入浴します。
● 沐浴は、精油をそのままお湯に入れてもかまいませんが、肌の弱い方、子供やお年寄りなどは天然塩に混ぜて使用することをおすすめします。

天然塩の発汗作用で
保温効果もさらにアップ

●作り方

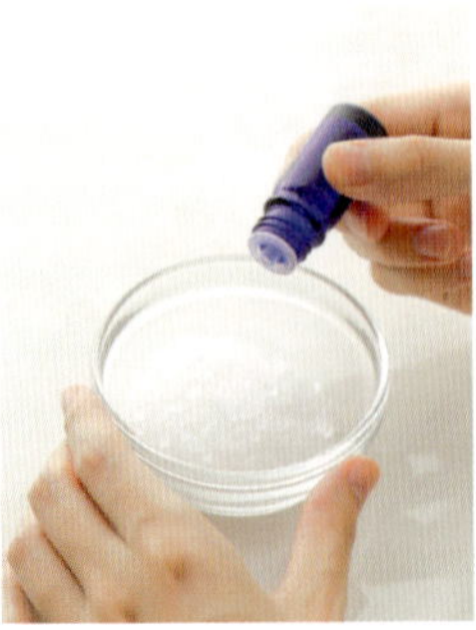

❶ 容器に天然塩を量って入れ、精油を加えます。
❷ かくはん棒で混ぜます。

材料（1回分）

天然塩 ……………………… 大さじ2
精油 ………………………… 1〜5滴

準備する用具

ガラス容器／計量スプーン／かくはん棒

保存方法／保存期間の目安

保存する場合は、密閉容器に入れ、冷暗所に置きます。約2週間で使い切ります。

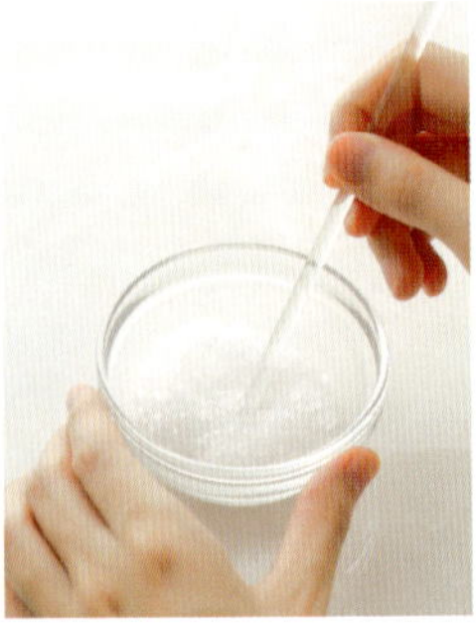

バスオイル

植物油を使ったオイルで肌をしっとり保湿

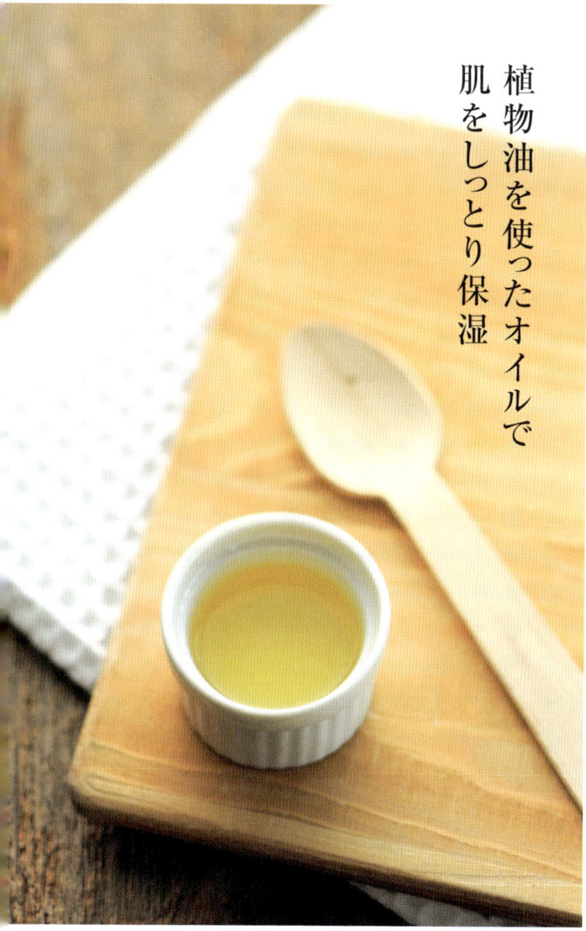

肌に潤いを与えたい……そんなときは、植物油に精油を混ぜたバスオイルがおすすめです。立ち上る湯気の中に含まれた香りを、深呼吸しながら吸い込みましょう。芳香成分を取り入れるのはもちろん、心身の緊張を解きほぐします。

使い方のアドバイス

- 浴槽のお湯に入れ、よくかき混ぜて入浴します。
- 植物油の代わりにハチミツや日本酒などを使うのも、保湿にはおすすめです。

作り方

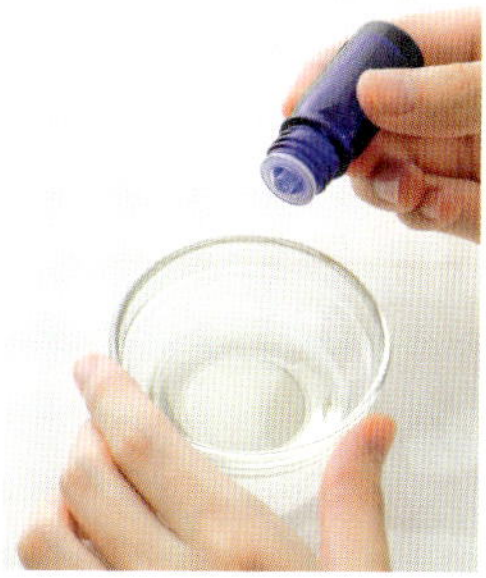

❶容器に植物油を入れ、精油を加えます。

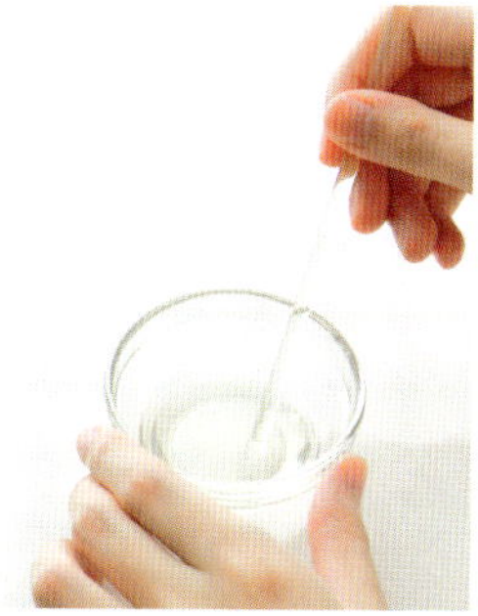

❷かくはん棒で混ぜます。

材料（1回分）

植物油……大さじ1
精油……1～5滴

準備する用具

ガラス容器／計量スプーン／かくはん棒

保存方法／保存期間の目安

保存する場合は、密閉容器に入れ、冷暗所に置きます。約2週間で使い切ります。

発泡バスソルト

お湯に浸けると、シュワシュワと細かい泡を出しながら溶ける発泡バスソルト。香りだけでなく目でも楽しむことができ、いつものバスタイムがちょっと楽しい時間に。子供と一緒に入るお風呂なら、きっと喜んでくれるでしょう。

お湯に入れると
シュワシュワと発泡
バスタイムを
いっそう楽しく

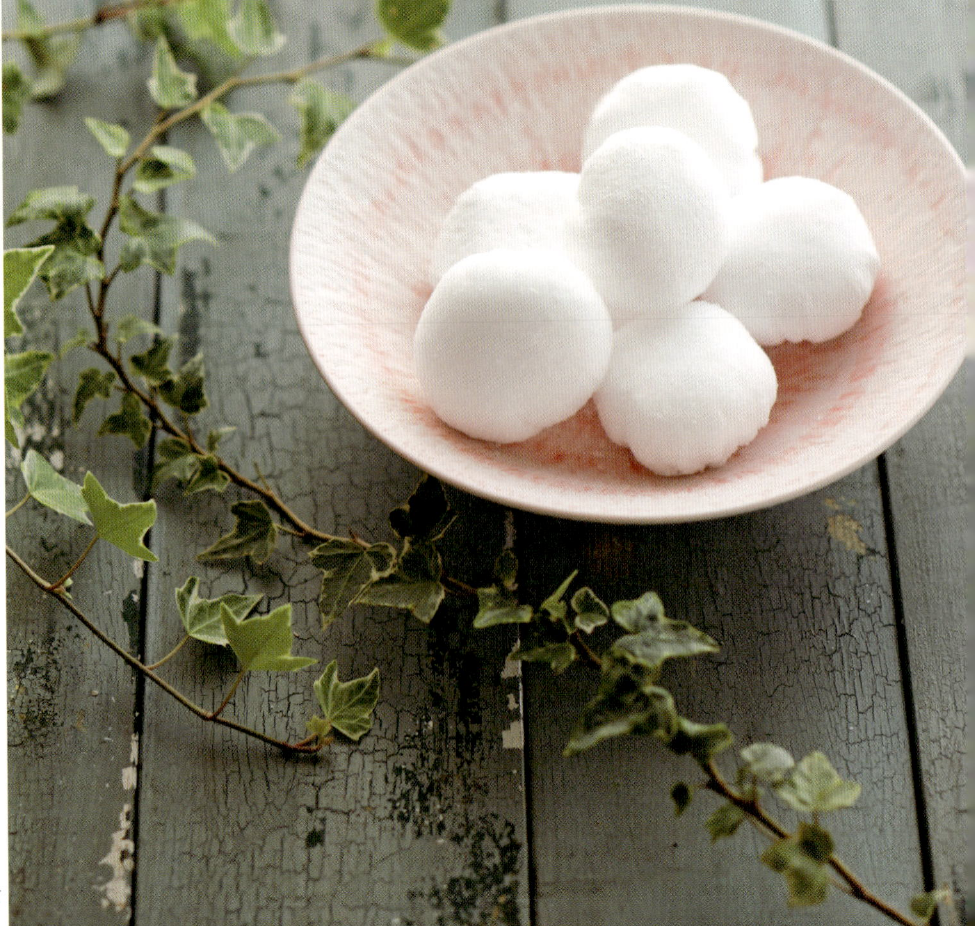

● 作り方

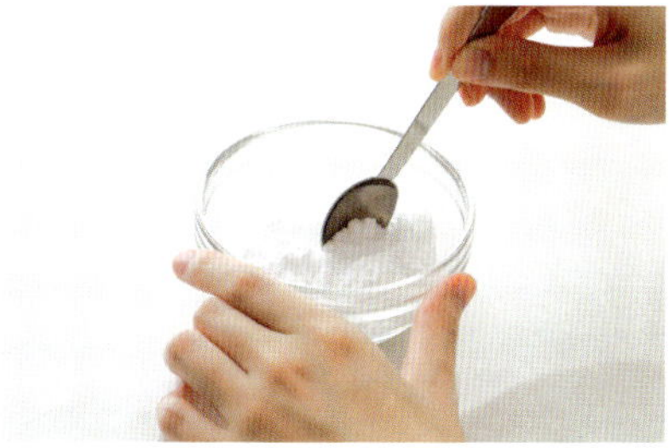

❶ボウルに、重曹、クエン酸、天然塩を量って入れ、混ぜます。

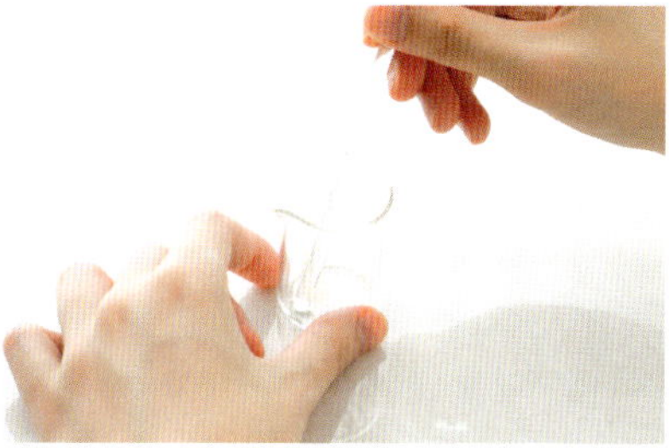

❷ビーカーに無水エタノールを量って入れ、精油を加えて混ぜます。

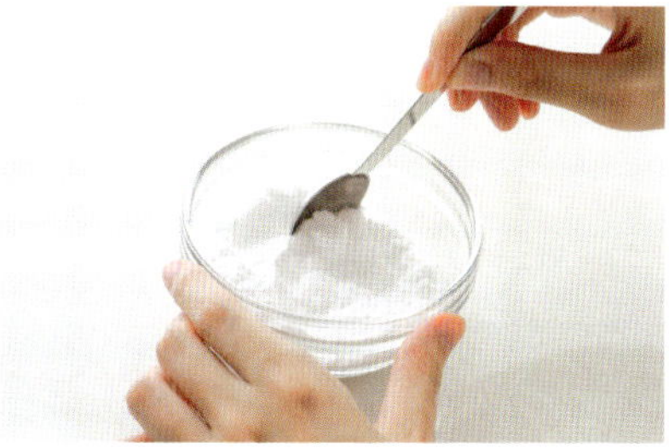

❸①に②を加えて混ぜます。

材料（1個分）

重曹 ………………………… 大さじ2と1/2
クエン酸 …………………… 大さじ1/2
天然塩 ……………………… 小さじ1/2
無水エタノール ……………… 小さじ1
精油 ………………………… 1～5滴

準備する用具

ボウル／ビーカー／計量スプーン／かくはん棒／ラップ／輪ゴム

保存方法／保存期間の目安

保存はせず、1日おいたらすぐに使います。時間が経つと泡立ちが悪くなります。

使い方のアドバイス

●浴槽のお湯に入れ、よくかき混ぜて入浴します。
●ローズやラベンダーなどのドライハーブを混ぜると、色もきれいになるのでおすすめです（ただし、ドライハーブはお湯に溶けないので、お湯を流す前に取り除きましょう）。

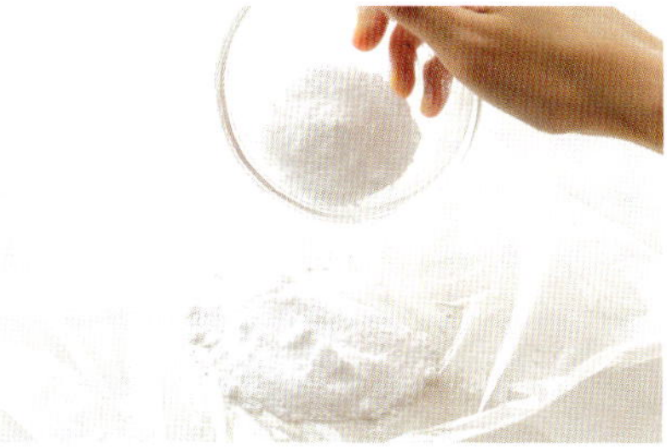

❹ラップに③を入れます。

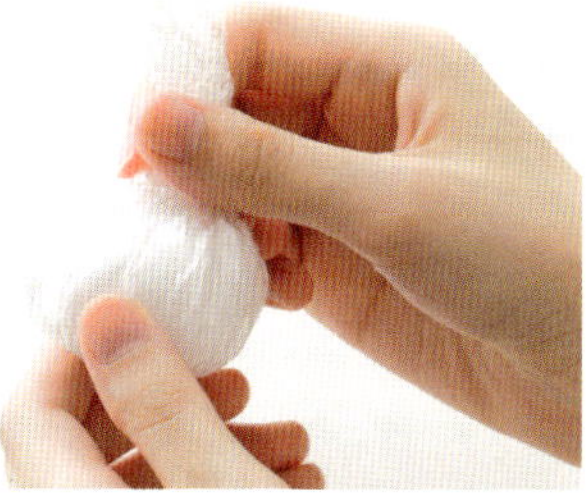

❺口をしばって固め、輪ゴムでとめて1日おきます。

ボディスクラブ

肌のざらつきやセルライトのケアにおすすめ

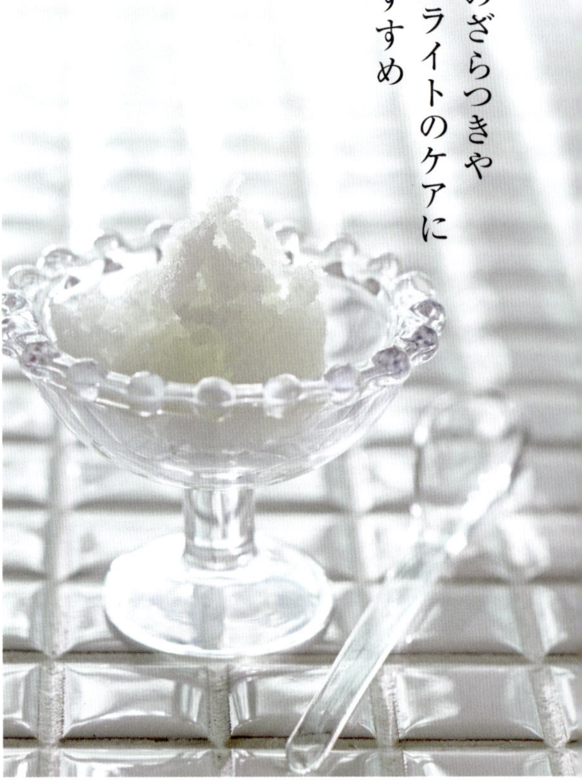

粒子の細かい天然塩を使ったボディスクラブです。背中のざらつき、ひじやひざの黒ずみなどにおすすめ。ヒップから太ももにかけてのセルライトのケアにもよく、グレープフルーツなどの柑橘系の精油を使うと、さらに効果的です。

使い方のアドバイス

● 適量を手にとり、ざらつきや黒ずみが気になる部分、セルライトが気になる部分などをマッサージし、お湯で洗い流します。

● 粒子の細かい天然塩が手に入らない場合は、ふつうの大きさの粒子の天然塩を乳鉢などに入れ、すりつぶして細かくしましょう。

● 作り方

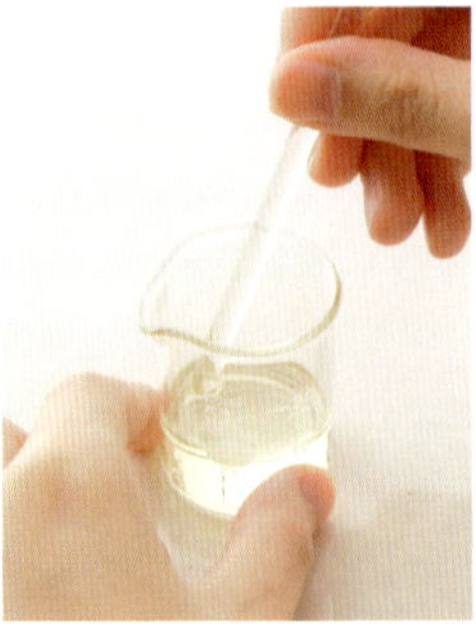

❶ビーカーに植物油を量って入れ、精油を加えて混ぜます。

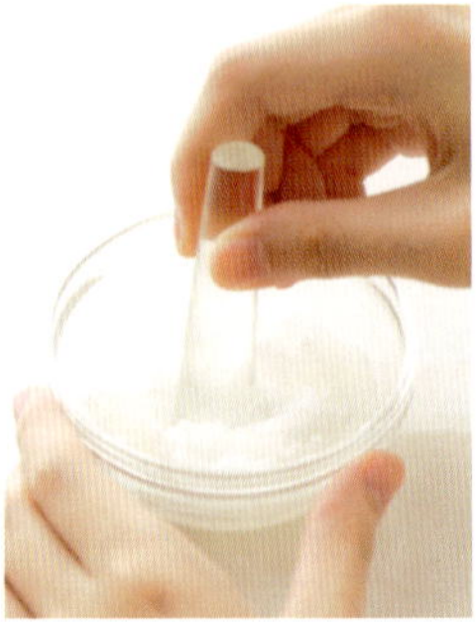

❷乳鉢などに天然塩を量って入れ、①を加えて混ぜます。

材料（1回分）

天然塩（粒の細かいもの）…… 大さじ2
植物油 …… 大さじ1
精油 …… 5滴

準備する用具

乳棒・乳鉢／ビーカー／計量スプーン／かくはん棒

保存方法／保存期間の目安

保存はせず、作ってすぐに使い切ります。

クレンジングオイル

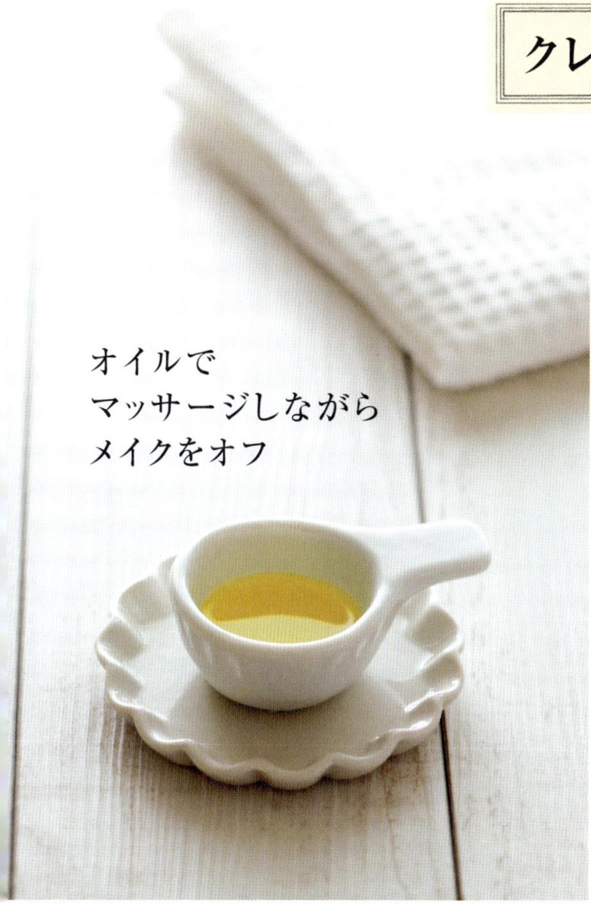

オイルで
マッサージしながら
メイクをオフ

肌に塗布し、マッサージしながら化粧や汚れを落とすクレンジングオイル。リラックスできる香りの精油を1滴加えるだけで、ふわっと香りが漂って気持ちを和らげます。「家に着いたら、まずクレンジング」それが習慣になりそうです。

使い方のアドバイス

●水分のついていない肌に塗布し、メイクが浮き上がってきたらコットンで拭き取り、ぬるま湯などで洗い流します。

●目に入らないように注意しましょう。

●植物油は空気に触れると酸化するため、作ってすぐに使い切るようにしましょう。

●作り方

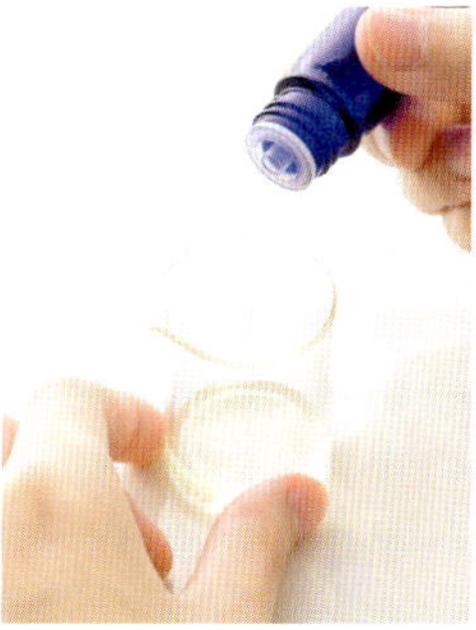

❶ビーカーに植物油を量って入れ、精油を加えます。

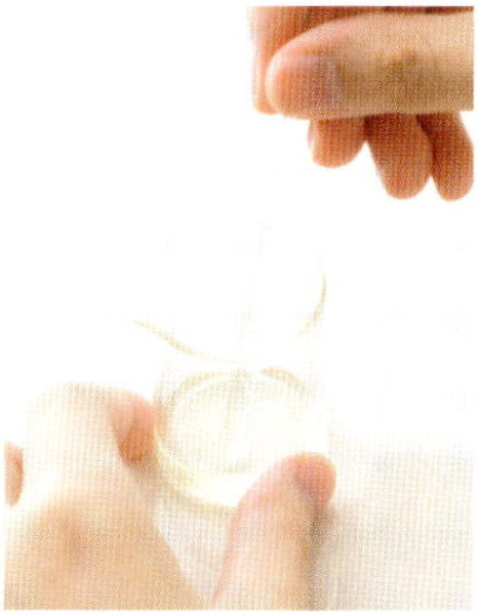

❷かくはん棒で混ぜます。

材料（1回分）

植物油 ………………………… 小さじ1
精油 ……………………………… 1滴

準備する用具

ビーカー／計量スプーン／かくはん棒

保存方法／保存期間の目安

保存はせず、作ってすぐに使い切ります。

クレイパック

クレイとは粘土のこと。クレイが持つ、汚れを吸着したり洗浄したりする力を最大限に利用できるのが、このクレイパックです。毛穴の黒ずみが気になる肌に使うと、透明感がアップし、顔色も明るく感じられます。

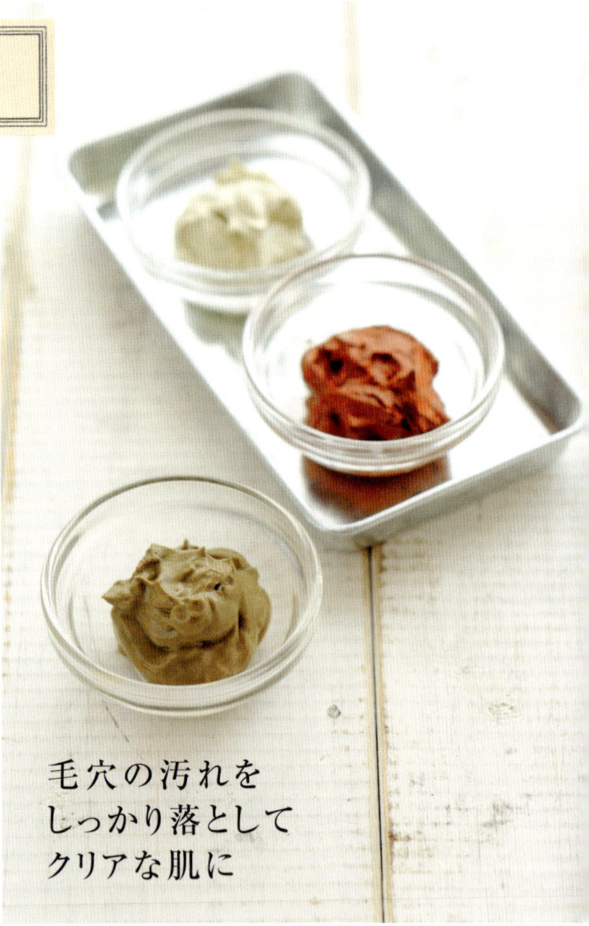

使い方のアドバイス

- 洗顔したあと、目や口の周りを避け、顔全体に塗布します。乾いてきたらぬるま湯で洗い流し、化粧水などで肌を整えます。
- 肌の負担にならないよう、週1〜2回程度の利用がおすすめ。不快感があった場合は、すぐに洗い流してください。
- ハチミツの代わりに、グリセリンや植物油を加えてもOKです。

毛穴の汚れをしっかり落としてクリアな肌に

● 作り方

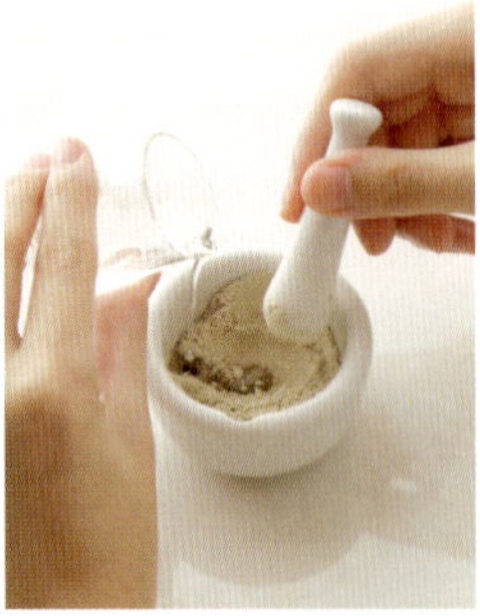

❶ 乳鉢などにクレイを量って入れ、芳香蒸留水または精製水を少しずつ加えながら混ぜます。

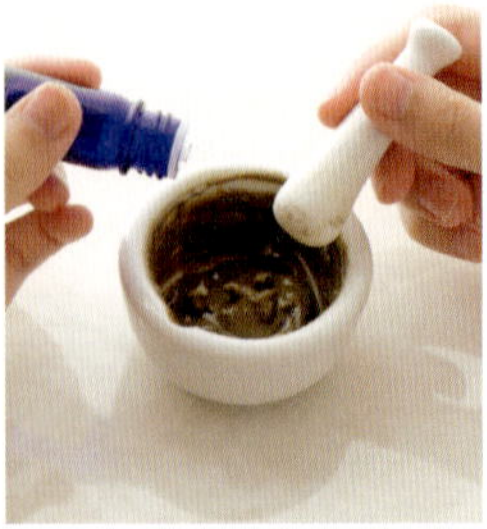

❷ ハチミツと精油を加えて混ぜます。

材料（1回分）

クレイ	大さじ1
芳香蒸留水（精製水）	大さじ1/2
ハチミツ	小さじ1
精油	2滴

準備する用具

乳棒・乳鉢／計量スプーン

保存方法／保存期間の目安

保存はせず、作ってすぐに使い切ります。

スキンローション

安心素材の化粧水で香りを楽しみながらお手入れ

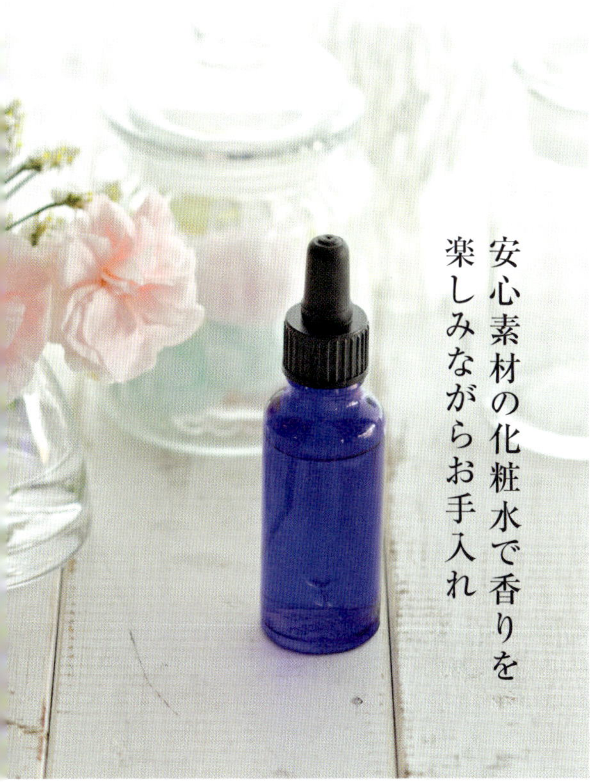

肌に潤いを与える化粧水です。より保湿性を高めるためにグリセリンを加えています。芳香蒸留水は、ネロリ、ラベンダー、ローズなどがおすすめ。防腐剤をまったく使用していないため、下記の保存方法を守って使いましょう。

使い方のアドバイス

- 洗顔したあと、肌に塗布します。
- 精製水に比べると価格も高くなりますが、芳香蒸留水を使うとスキンケア効果がさらに増し、香りもよくなります。

● 作り方

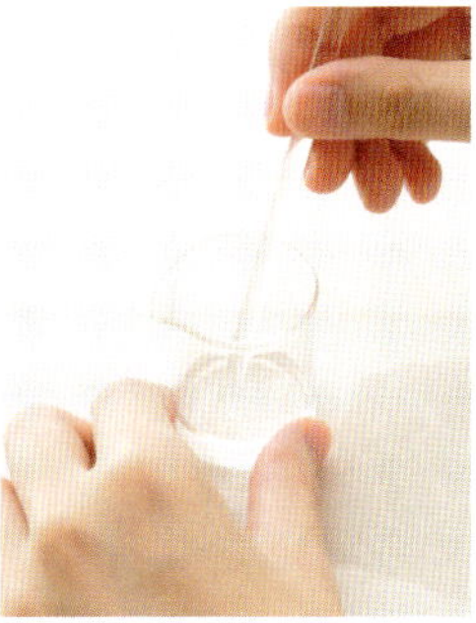

❶ ビーカーにグリセリンを量って入れ、精油を加えて混ぜます。

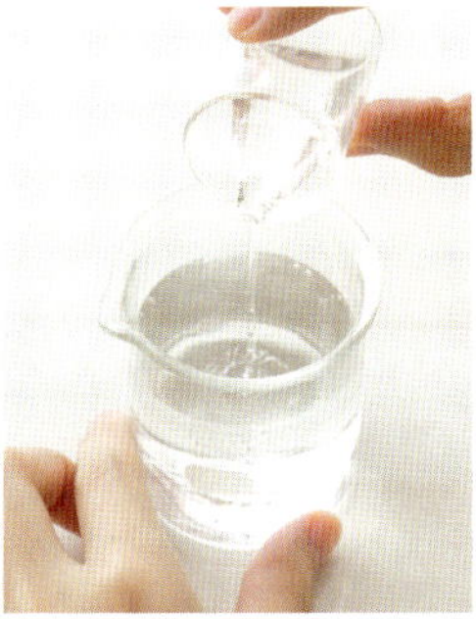

❷ 芳香蒸留水または精製水に①を加えて混ぜます。保存容器に入れ、ラベルシールを貼ります。

材料

グリセリン ………… 小さじ1
精油 ………………… 10滴
芳香蒸留水（精製水）……… 95㎖

準備する用具

ビーカー／計量スプーン／かくはん棒／保存容器（遮光瓶）／ラベルシール

保存方法／保存期間の目安

冷蔵庫で保存し、約1週間で使い切ります。

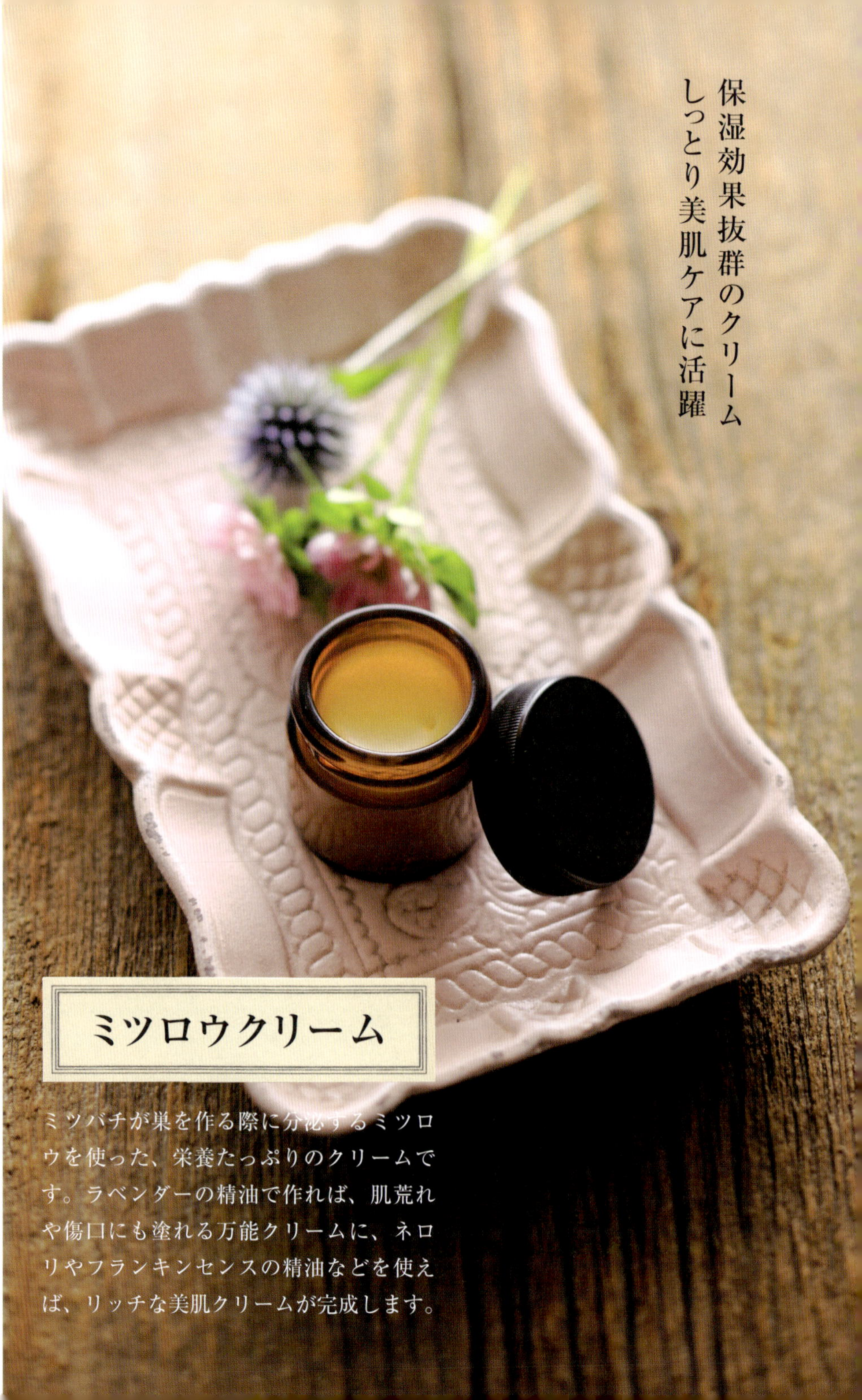

保湿効果抜群のクリーム
しっとり美肌ケアに活躍

ミツロウクリーム

ミツバチが巣を作る際に分泌するミツロウを使った、栄養たっぷりのクリームです。ラベンダーの精油で作れば、肌荒れや傷口にも塗れる万能クリームに、ネロリやフランキンセンスの精油などを使えば、リッチな美肌クリームが完成します。

●作り方

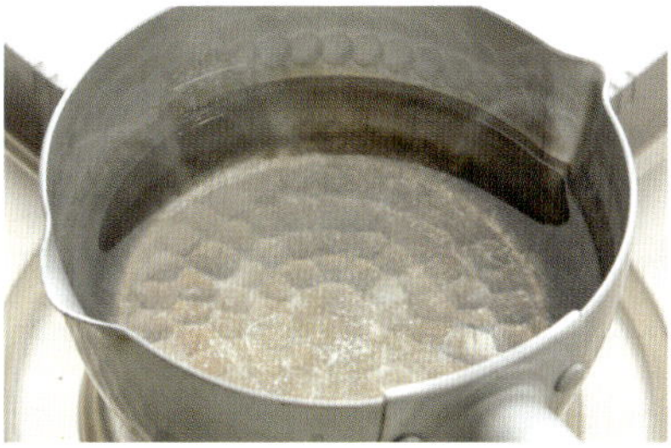

❶鍋に耐熱計量カップが浅く浸かるくらいの水を入れ、沸騰しない程度に温めます。

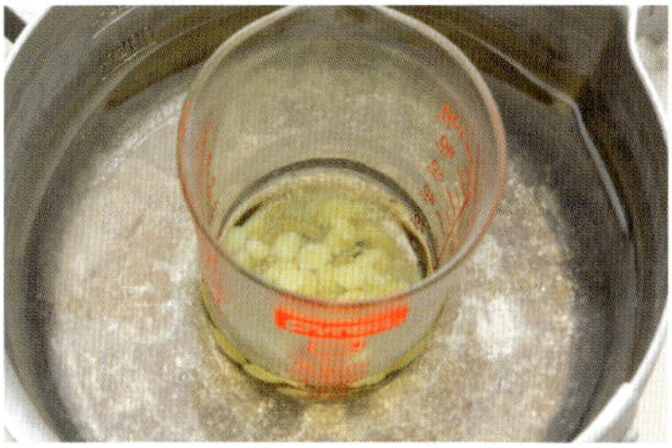

❷耐熱計量カップにミツロウと植物油を入れ、①のお湯に浸けて湯煎します。

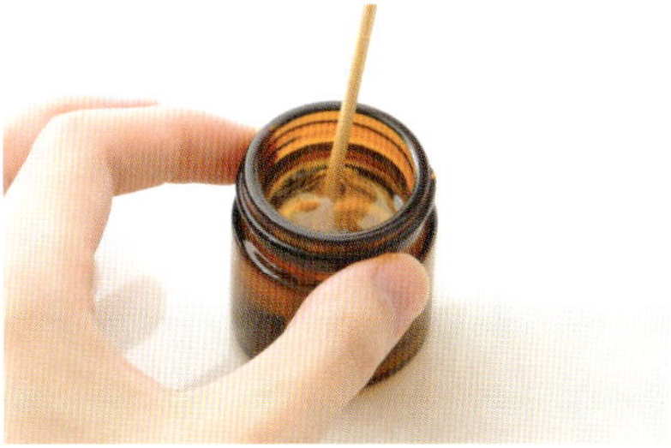

❸ミツロウと植物油が全部溶けたら、お湯から出し、保存容器に移します。竹串で混ぜながら粗熱をとります。

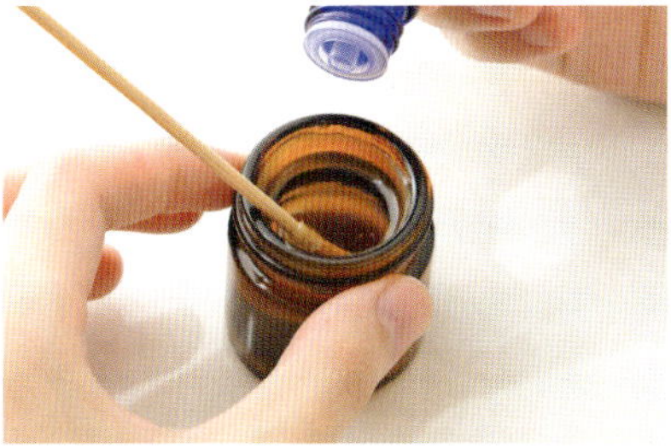

❹粗熱がとれたら精油を加え、竹串で混ぜます。

材料

ミツロウ	4g
植物油	20mℓ
精油	4滴

準備する用具

はかり／ビーカー／耐熱計量カップ／鍋／竹串／保存容器（遮光のクリーム容器）／ラベルシール

保存方法／保存期間の目安

冷暗所で保存し、約1カ月で使い切ります。

使い方のアドバイス

●洗顔し、化粧水で整えた肌に塗布します。

●精油を1滴にすれば、リップクリームになります。

●植物油の量を増やすと、質感がややわらかくなります。分量を調整しながら、好みの硬さに仕上げましょう。

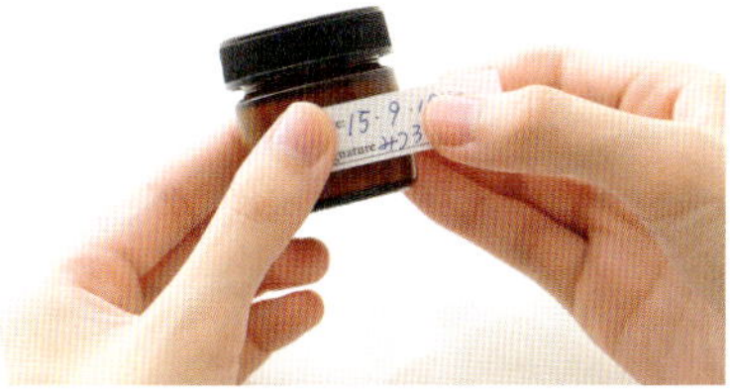

❺冷めたらキャップをして、ラベルシールを貼ります。

シャンプー・コンディショナー

無香料のシャンプーとコンディショナーに精油を混ぜるだけの簡単レシピです。好きな精油を使えばOKですが、ドライヘアにはラベンダーやゼラニウム、フケにはローズマリーなどを使うとより効果が実感できるでしょう。

好きな香りでヘアケア
シャンプーの時間が
リラクゼーションに

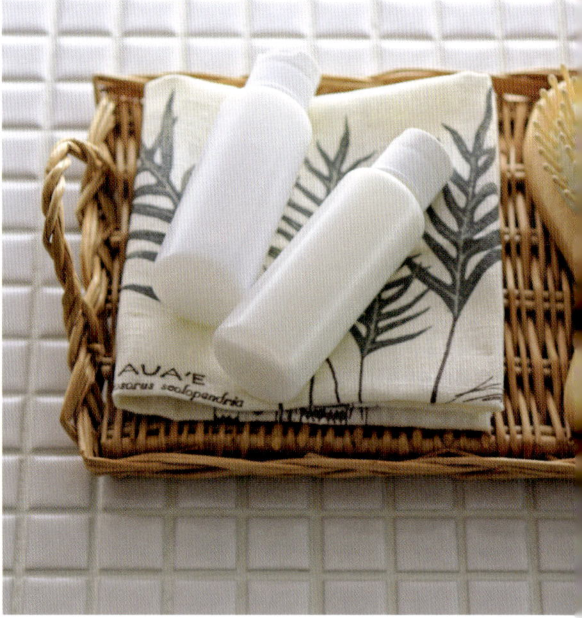

使い方のアドバイス

- 通常のシャンプー・コンディショナーと同様に使用します。
- 通常、精油を使った手作り化粧品は遮光瓶で保管しますが、バスルームなどはタイルを使っている場合も多いため、落として割れたりしないよう、プラスチック容器で保存したほうが安全です。

●作り方

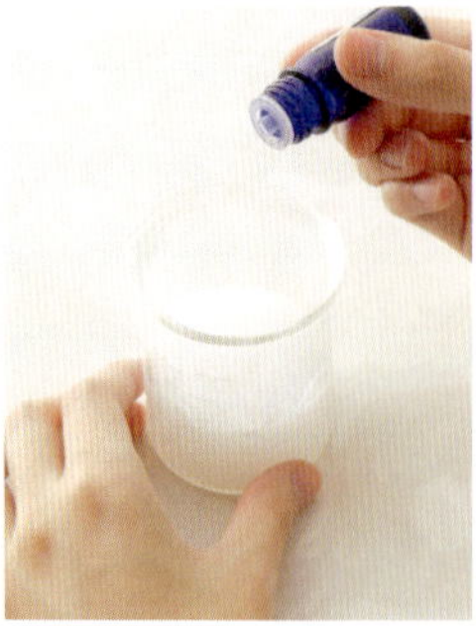

❶ビーカーにシャンプー（コンディショナー）を量って入れ、精油を加えます。

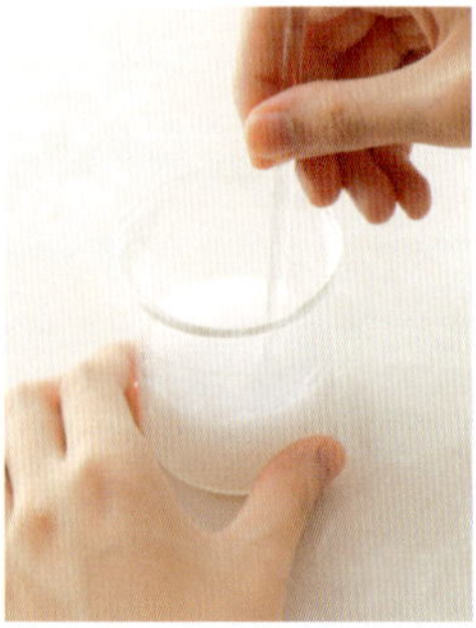

❷かくはん棒で混ぜます。保存容器に入れ、ラベルシールを貼ります。

材料

無香料のシャンプー・
コンディショナー ………… 各50㎖
精油 ……………………………… 各５滴

準備する用具

ビーカー／かくはん棒／保存容器（プラスチック容器）／ラベルシール

保存方法／保存期間の目安

冷暗所で保存し、約２週間で使い切ります。

スカルプオイル

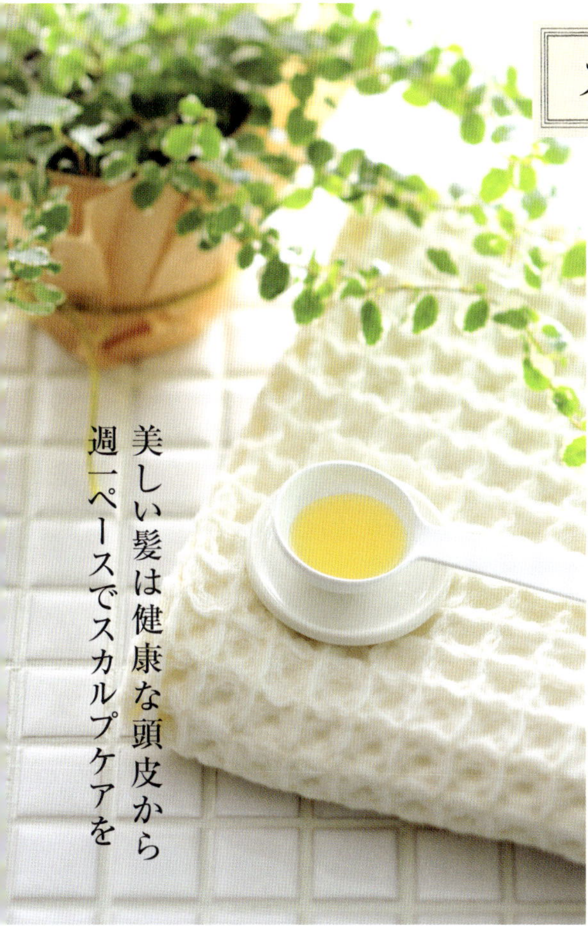
美しい髪は健康な頭皮から
週一ペースでスカルプケアを

美しい髪を保つ秘訣は、健康な頭皮があってこそ。週1回を目安にスカルプケアをしましょう。精油と植物油は、肌によいものを使えばOKですが、中でも古くから髪や頭皮のお手入れに使われたカメリアオイル（椿油）だけでも効果が期待できます。

使い方のアドバイス

●適量を手にとり、頭皮に擦り込むようにマッサージします。

➔別冊『アロマテラピー マッサージブック』14～15ページ参照

●髪に塗布すると脂っぽくなるので、少量ずつ手にとり、頭皮に擦り込むようにしましょう。

●作り方

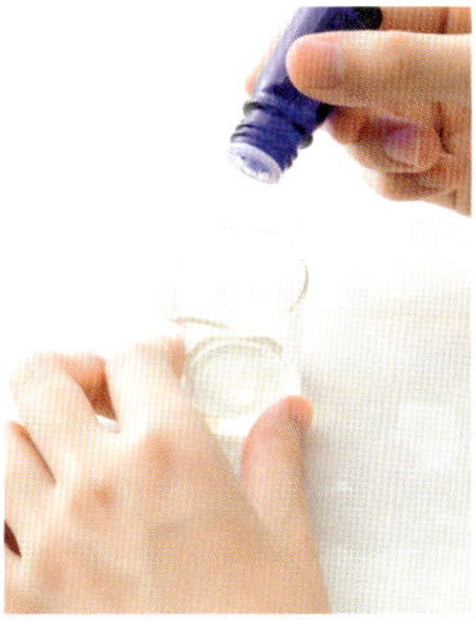

❶ビーカーに植物油を量って入れ、精油を加えます。

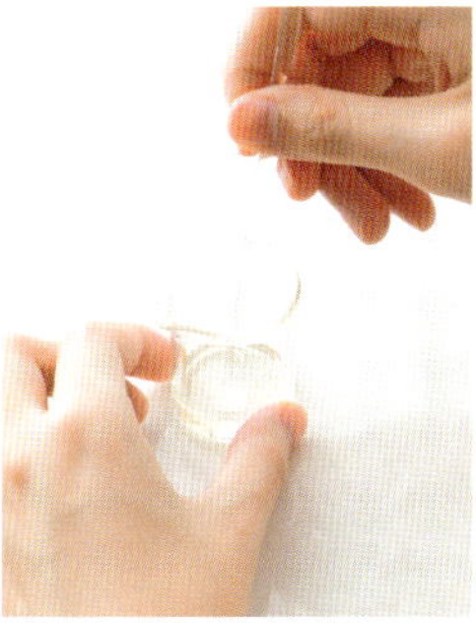

❷かくはん棒で混ぜます。

材料（1回分）

植物油 ……………………… 小さじ1
精油 ……………………………… 1滴

準備する用具

ビーカー／計量スプーン／かくはん棒

保存方法／保存期間の目安

保存はせず、作ってすぐに使い切ります。

ボディパウダー

軽くはたくだけで
いつもサラリと
さわやかな肌に

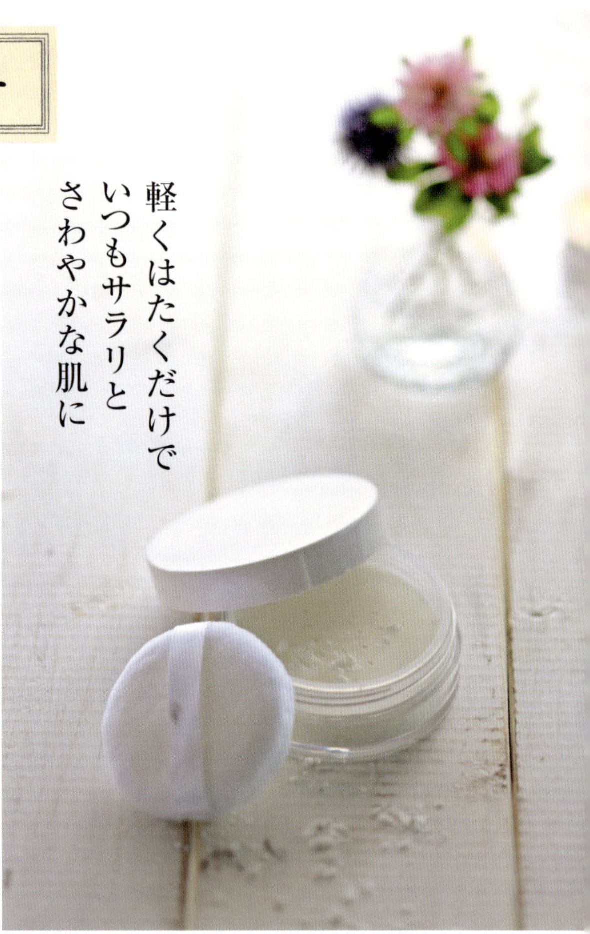

汗ばむ季節、お風呂上がりの肌にはたくとサラリとするボディパウダー。ペパーミントなど、清涼感のある精油を使えば汗が気になる季節のデオドラントに、ジャスミンやイランイランなどを使えば香水代わりのパウダーになります。

使い方のアドバイス

● パフなどを使って、肌にはたきます。
● 159ページで紹介している殺菌作用のある精油で作れば、水虫用のフットパウダーになります。ただし、ボディと兼用にはせず、フット専用にしましょう。

材料

コーンスターチ…………大さじ2
精油……………………………6滴

準備する用具

ガラス容器／計量スプーン／かくはん棒／保存容器（パウダー用容器）／化粧用パフ／ラベルシール

保存方法／保存期間の目安

冷暗所で保存し、約2週間で使い切ります。

● 作り方

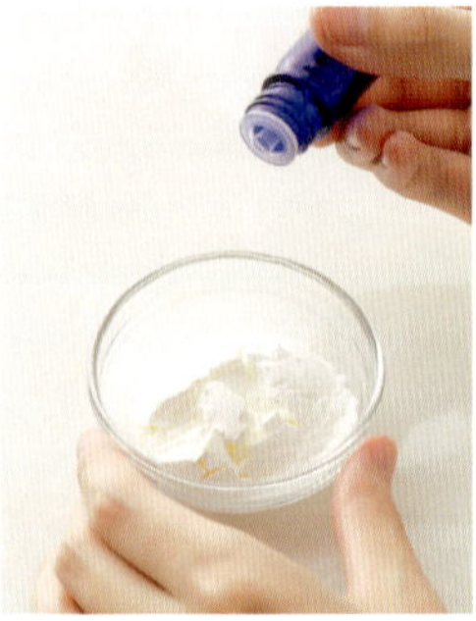

❶ ガラス容器にコーンスターチを量って入れ、精油を加えます。

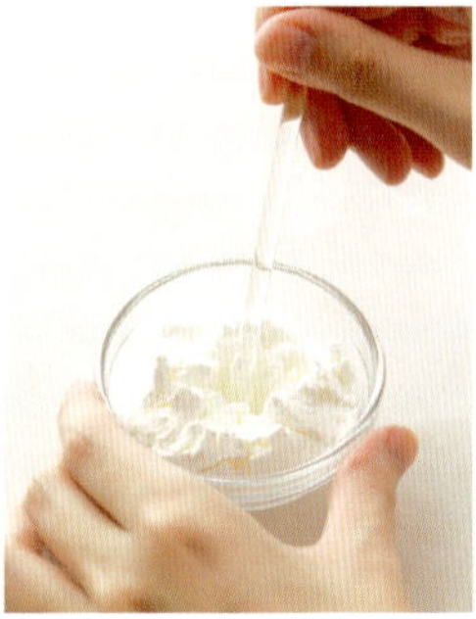

❷ かくはん棒で混ぜます。保存容器に入れ、ラベルシールを貼ります。

虫除けボディスプレー

屋外のレジャーや
外出に大活躍
家族で使える
便利なスプレー

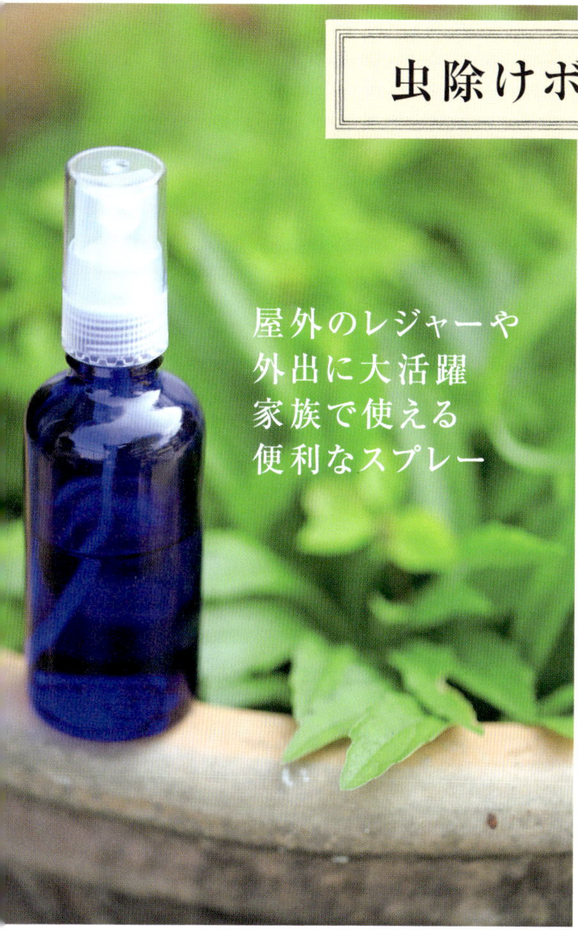

屋外での活動時、大人も子供も必要になるのが虫除けスプレーです。できるだけナチュラルなものを使いたい、という方におすすめなのが、このスプレー。159ページで紹介している、虫除けに役立つ精油を使って作りましょう。

使い方のアドバイス

●肌にスプレーします。
●ここでは、虫除けボディスプレーとしていますが、好みの精油を使えば、フレグランススプレーになります。

●作り方

材料

無水エタノール ………… 小さじ1
精油（ペパーミント1滴／ラベンダー8滴／レモングラス1滴） ………… 10滴
精製水 ………………………… 45mℓ

準備する用具

ビーカー／計量スプーン／かくはん棒／保存容器（遮光のスプレー容器）／ラベルシール

保存方法／保存期間の目安

冷蔵庫で保存し、1週間を目安に使い切ります。

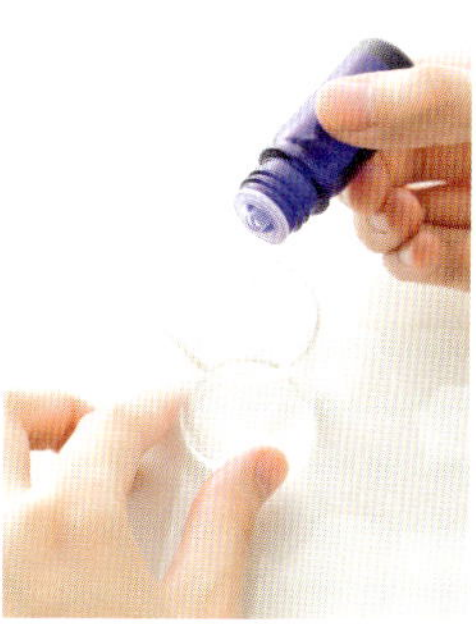

❶ビーカーに無水エタノールを量って入れ、精油を加えて混ぜます。

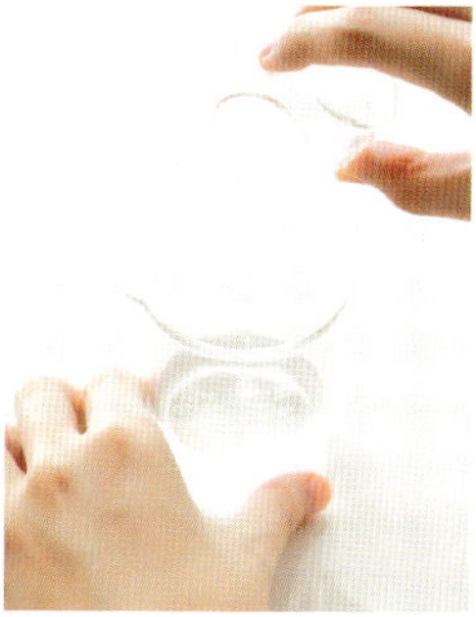

❷精製水に①を加えて保存容器に入れ、ラベルシールを貼ります。

第8章 簡単手作り化粧品と家事グッズ ── 虫除けボディスプレー／ボディパウダー

ルームスプレー

用途や目的に応じて精油を選べば、同じ作り方でさまざまな用途別のスプレーを作ることができます。もちろん、好みの香りをブレンドすれば、オリジナルフレグランススプレーの完成。季節によって香りを使い分けるのも楽しいものです。

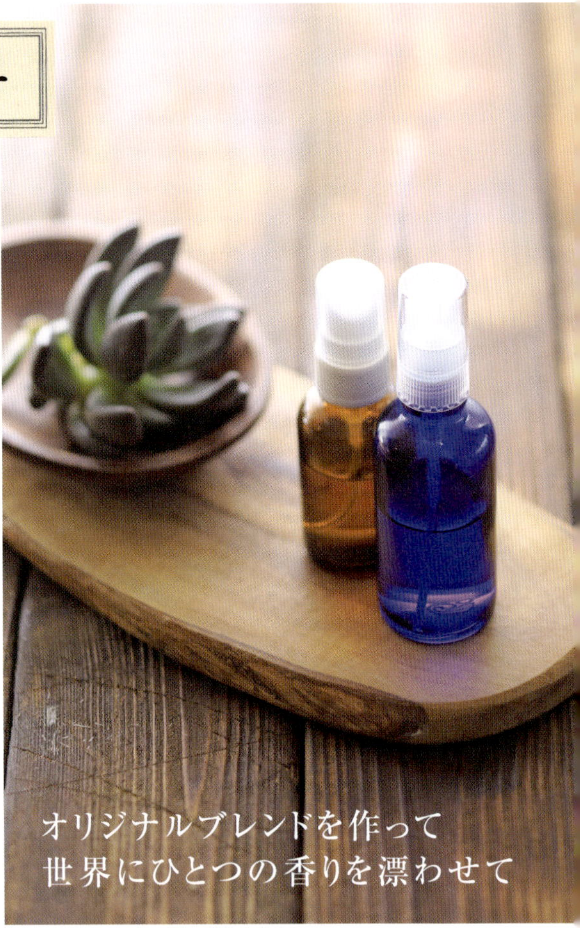

使い方のアドバイス

- よく振って、空気中にスプレーします。
- 虫除け作用のある精油（159ページ参照）を使えば虫除けスプレーになり、殺菌作用のある精油を使えば、風邪の流行する季節の予防スプレーになります。

オリジナルブレンドを作って
世界にひとつの香りを漂わせて

● 作り方

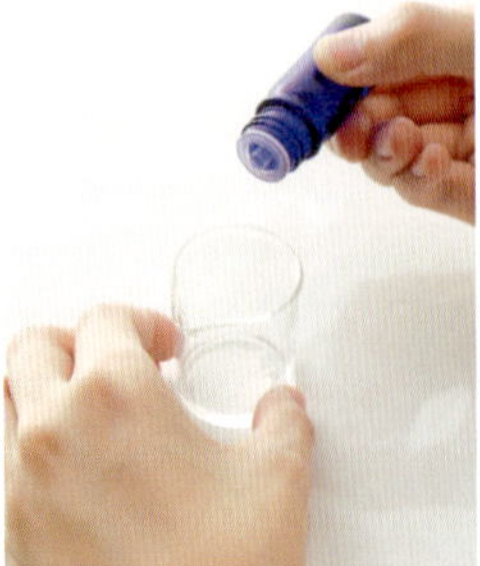

❶ビーカーに無水エタノールを量って入れ、精油を加えて混ぜます。

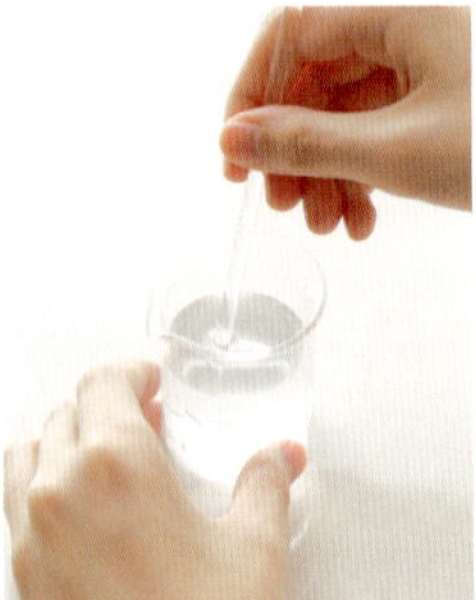

❷精製水に①を加えて混ぜます。保存容器に入れ、ラベルシールを貼ります。

材料

無水エタノール………… 小さじ1
精油………………………… 20滴
精製水……………………… 45㎖

準備する用具

ビーカー／計量スプーン／かくはん棒／保存容器（遮光のスプレー容器）／ラベルシール

保存方法／保存期間の目安

冷暗所で保存し、1週間を目安に使い切ります。

掃除用スプレー

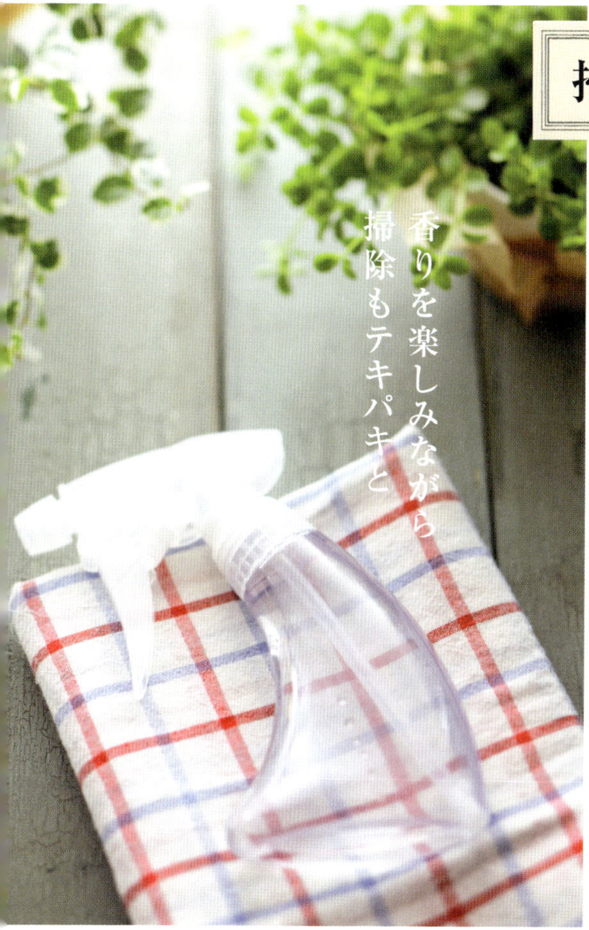

汚れを落としたいときに役立つスプレーです。オレンジ・スイートやグレープフルーツなどの柑橘系の精油は、汚れを落とす働きがあります。柑橘系の精油は使用期限も短いため、早めに使い切りたい精油などを利用するとよいでしょう。

使い方のアドバイス

● 汚れを落としたい部分にスプレーし、雑巾などで拭きます。ただし、家具の材質によってはシミになる場合があります。

● 無水エタノールを35mℓ、精製水を65mℓにし、殺菌作用のある精油（159ページ参照）を使えば、テーブルやドアノブを拭く殺菌スプレーになります。

● 作り方

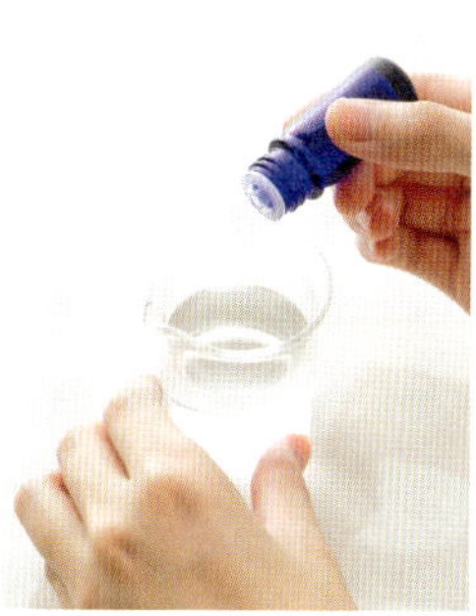

❶ビーカーに無水エタノールを量って入れ、精油を加えて混ぜます。

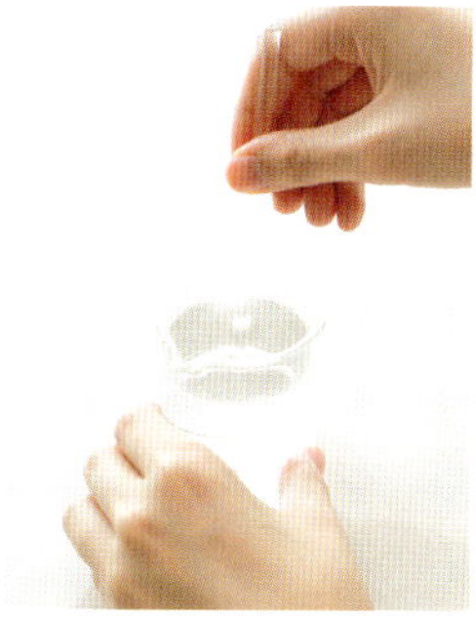

❷精製水に①を加えて混ぜます。保存容器に入れ、ラベルシールを貼ります。

材料

無水エタノール	50mℓ
精油	10滴
精製水	50mℓ

準備する用具

ビーカー／かくはん棒／保存容器（遮光のスプレー容器）／ラベルシール

保存方法／保存期間の目安

冷暗所で保存し、1週間を目安に使い切ります。

万能アロマ重曹

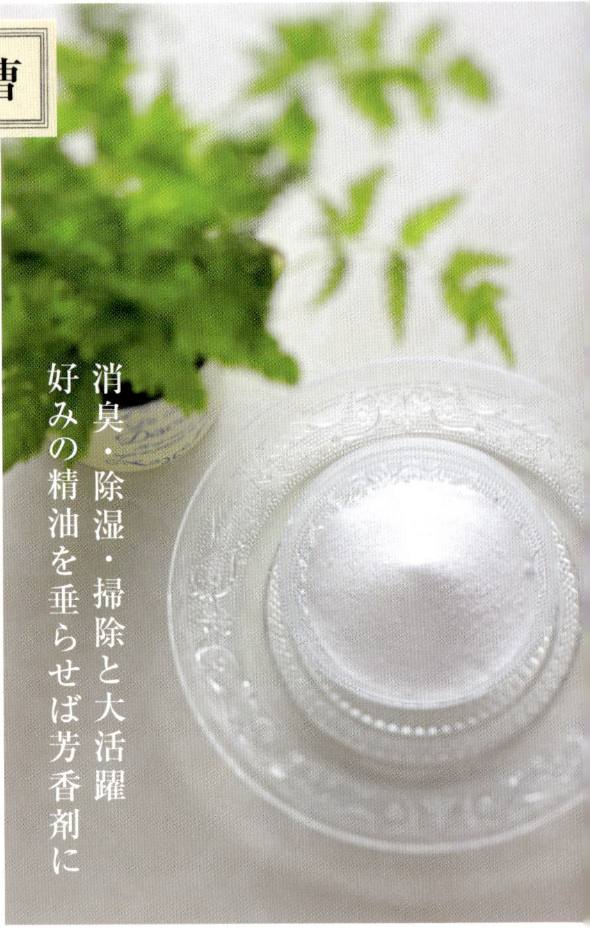

重曹は消臭や除湿の働きがあり、水を少し含ませれば研磨剤として食器洗いなどにも利用できる便利な基材。まずは部屋の中に置いて香りを楽しみながら消臭や除湿に役立て、香りがしなくなったら洗い物に使うと無駄がありません。

消臭・除湿・掃除と大活躍
好みの精油を垂らせば芳香剤に

使い方のアドバイス

●消臭に使う場合は皿などに入れて部屋に置きます。掃除に使う場合は、汚れを落としたい部分にまいて、スポンジなどで磨きます。
●家の中の消臭はもちろん、冷蔵庫や下駄箱の消臭にも使えます。生ゴミの臭いが気になるときは、ゴミを捨てた上に振りかけるとよいでしょう。

●作り方

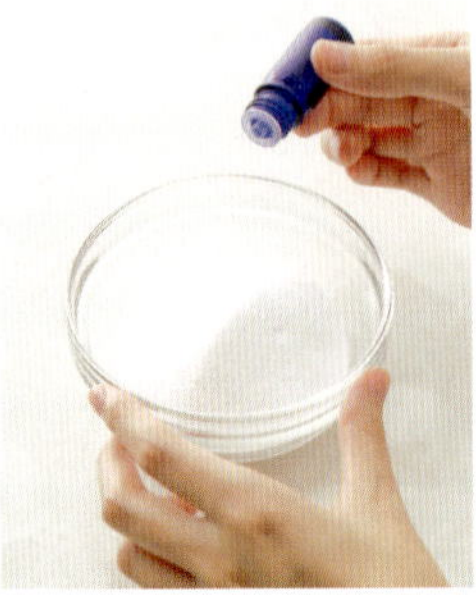

❶容器に重曹を量って入れます。

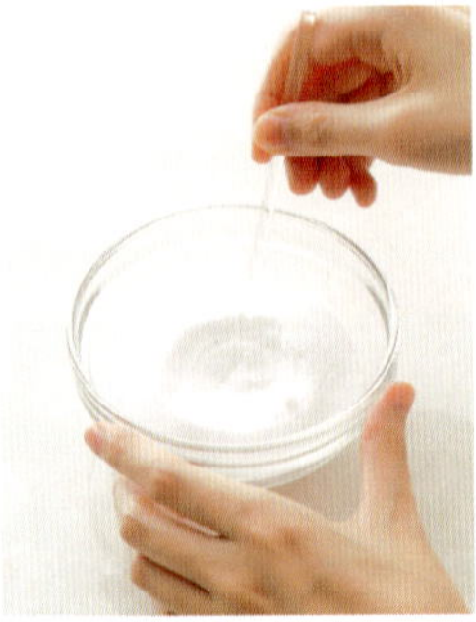

❷精油を加えて混ぜます。保存容器に入れ、ラベルシールを貼ります。

材料

重曹	100g
精油	10滴

準備する用具

ガラス容器／はかり／かくはん棒／保存容器(遮光の密閉容器)／ラベルシール

保存方法／保存期間の目安

冷暗所で保存し、2週間を目安に使い切ります。

第9章

アロマテラピーの検定と資格

Official qualification and examination of Aromatherapy

アロマテラピーに関わる仕事に就きたい、そう考える人のために、
検定や資格に関する情報を紹介します。
日本国内では広く知られているAEAJ主催のアロマテラピー検定から
世界的に活躍するアロマセラピストになるための、国際的な資格まで。
どのようなスタイルで働きたいかで検討しましょう。
近年、アロマテラピーの効果が広く認められ、活躍の幅も広がっています。

この章に掲載されている情報は、2016年9月現在のものです。
最新の情報はホームページなどで確認してください。

Aroma Environment Association of Japan

AEAJの検定と資格

http://www.aromakankyo.or.jp

38万人が受験した人気のアロマテラピー検定

　AEAJとは公益社団法人日本アロマ環境協会のことで、Aroma Environment Association of Japanの略。アロマテラピーに関する正しい知識の普及・調査・研究活動など、さまざまなアロマテラピー関連の活動及び資格認定を実施しています。

　現在、年2回実施されている「アロマテラピー検定」は、アロマテラピーの知識を身につけたい方はもちろんのこと、アロマテラピーのプロフェッショナルを目指す方の第一歩となる検定として、広く知られています。近年では年間3万人近い人が受験し、受験者数は延べ38万人を超えています。この数字から見ても、アロマテラピーに対する興味の高まりがわかります。

　アロマテラピー検定は出題範囲となる公式テキスト※が販売されているため、それを参考に独学することもできますし、AEAJ認定スクール（下記参照）で学ぶことも可能です。アロマテラピーインストラクター、アロマセラピストについてはAEAJ認定スクールでカリキュラムを学ぶ必要があります。

※アロマテラピー検定公式テキストについてはAEAJのホームページをご覧ください。

● **AEAJ認定スクール**とは
アロマテラピーに関する知識を習得する場として、AEAJ独自の条件をクリアした認定校・認定教室。AEAJのホームページで全国の認定スクールを見ることができます。

● **AEAJの検定・資格取得の流れ**

```
            アロマテラピー検定
           ┌──────┴──────┐
         2級 ❶          1級 ❷         どなたでも受験可
                         │
                      合格後 → AEAJ入会 → アロマテラピーアドバイザー
                                              認定講習会受講
                                                   │
                                            アロマテラピー ❸
                                             アドバイザー
              ┌─────────────────┴─────────────────┐
        AEAJ会員
        対象の資格
              ❹ アロマテラピー              ❺ アロマセラピスト
                 インストラクター
```

第9章　アロマテラピーの検定と資格　AEAJ

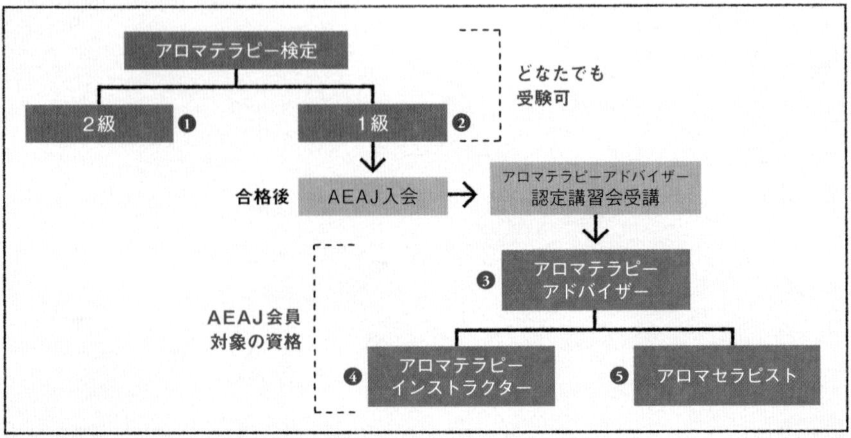

❶アロマテラピー検定2級

アロラテラピーを自分で楽しみ、健康維持のために用いる知識を問う検定です。

試験の程度と内容

出題範囲は、AEAJが発行する「アロマテラピー検定 公式テキスト2級」。

- 香りテスト（香りを嗅いで精油名を答える問題）
- アロマテラピーについて
- 精油の基礎知識
- 精油のプロフィール
- 安全な精油の使い方
- アロマテラピーの利用法
- アロマテラピーの歴史
- アロマテラピーと地球環境

——など

試験形式

選択解答式（マークシート）、出題数50問、試験時間50分

❷アロマテラピー検定1級

アロマテラピーを家族や周囲の人々と共に楽しみ、健康維持のために用いる知識を問う検定です。

試験の程度と内容

出題範囲は、AEAJが発行する「アロマテラピー検定 公式テキスト」からの出題となります。２級の内容に加え、下記のような内容が含まれます。

- アロマテラピーのメカニズム
- 精油のプロフィール
- アロマテラピーと健康
- アロマテラピーに関係する法律

——など

試験形式

選択解答式（マークシート）、出題数60問、試験時間70分

〈受験方法〉 AEAJのホームページに掲載されている受験要項を確認し、インターネットで申し込みができます。また、AEAJに検定要項を請求し、添付されている専用の「払込取扱票」で受験料を支払って申し込むこともできます。受験要項は、検定テキスト取扱店でも配布されています。

〈開催数・開催場所〉 年2回（例年5月と11月に開催）、全国各地（34都市）で実施
〈受験資格〉 どなたでも受験できます。年齢や経験などの制限はありません。1級と2級は同じ日に受験ができ、1級からでも受験可。
〈受験料〉 2級・1級 各6,480円（税込）

❸アロマテラピーアドバイザー

アロマテラピーの効用に関する知識を備え、安全面や法律面から正しく社会に伝えることのできる能力を認定する資格です。販売のプロとして、また、一般の方に安全なアロマテラピーをアドバイスするために適した資格です。

❹アロマテラピーインストラクター

家庭や地域社会において、安全で正しく、豊かなアロマテラピーを実践するために必要な知識や方法を、専門家として指導できる能力を認定する資格です。カルチャースクールや専門スクールの講師を目指す方に適した資格です。

❺アロマセラピスト

一般の方々にトリートメントやコンサルテーションを含めたアロマテラピーを提供できる能力を認定する資格です。プロのアロマセラピストとして、あるいはボランティアとして、第三者にアロマテラピーを実践するために適した資格です。

❸ アロマテラピーアドバイザーの資格取得方法

アロマテラピー検定1級に合格して講習会を受講したのち、
所定の手続きを踏むと資格を取得できます。

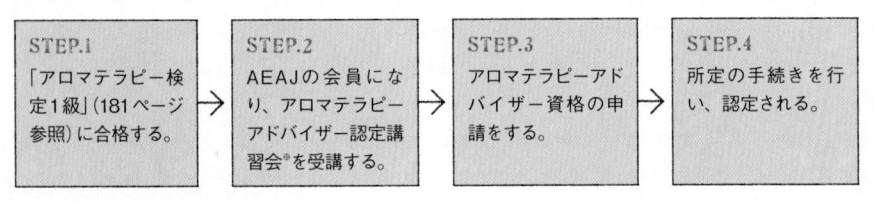

STEP.1		STEP.2		STEP.3		STEP.4
「アロマテラピー検定1級」(181ページ参照)に合格する。	→	AEAJの会員になり、アロマテラピーアドバイザー認定講習会※を受講する。	→	アロマテラピーアドバイザー資格の申請をする。	→	所定の手続きを行い、認定される。

※アロマテラピーアドバイザー認定講習会は、AEAJ直接開催のものと、AEAJ認定スクール開催のものがあります。

❹ アロマテラピーインストラクターの資格取得方法

アロマテラピーに関する知識のほか、
ボランティア論やアロマテラピー教育について学び、資格試験を受験します。

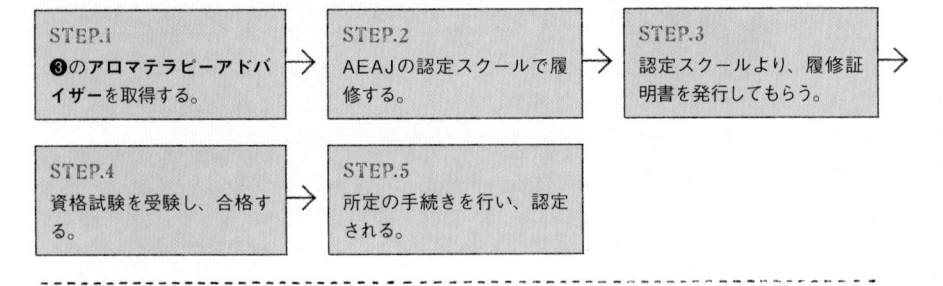

STEP.1		STEP.2		STEP.3	
❸の**アロマテラピーアドバイザー**を取得する。	→	AEAJの認定スクールで履修する。	→	認定スクールより、履修証明書を発行してもらう。	→

STEP.4		STEP.5
資格試験を受験し、合格する。	→	所定の手続きを行い、認定される。

〈カリキュラムについて〉

● 下記の4科目が、認定スクールでの必須履修科目です。

精油学総論(7時間〜)、精油学各論(7時間〜)、アロマテラピー利用法(6時間〜)、アロマテラピー教育(5時間〜)

● 受験には、下記についても学習する必要があります。

アロマテラピーの歴史(1時間〜)、解剖生理学(9時間〜)、タッチング論(1時間〜)、ボランティア論(1時間〜)、基材論(2時間〜)、健康学(5時間〜)、メンタルヘルス(2時間〜)、ホスピタリティとコミュニケーション(2時間〜)

※( )内の数字はAEAJの標準カリキュラムの学習時間です。

〈資格試験について〉

年2回(例年9月と3月に開催)、全国主要都市で実施されます。

〈受験資格〉

● AEAJの会員である。

● アロマテラピーアドバイザーの資格を取得している。

● 認定校で、アロマテラピーインストラクター必須履修科目を修了している。

❺ アロマセラピストの資格取得方法

アロマテラピーに関する知識のほか、トリートメントを行うための解剖生理学や理論、コンサルテーションや実技について学び、資格試験を受験します。

STEP.1
❸のアロマテラピーアドバイザーを取得する。
→
STEP.2
AEAJの認定スクールで履修する。
→
STEP.3
認定スクールより、履修証明書を発行してもらう。
→
STEP.4
学科試験を受験し、合格する。
→
STEP.5
実技試験を受験し、合格する。カルテ演習を修了する。
→
STEP.6
所定の手続きを行い、認定される。

〈カリキュラムについて〉

● 下記の6科目が、認定スクールでの必須履修科目です。

精油学総論（7時間～）、精油学各論（7時間～）、アロマテラピー利用法（6時間～）、コンサルテーション理論（2時間～）、コンサルテーション実技（5時間～）、カルテ作成指導（3時間～）

● 受験には、下記についても学習する必要があります。

解剖生理学（20時間～）、顔面の皮膚科学（3時間～）、衛生学（2時間～）、ボディトリートメント理論（4時間～）、フェイストリートメント理論（3時間～）、ケーススタディ（13時間～）、基材論（2時間～）、健康学（5時間～）、メンタルヘルス（2時間～）、ホスピタリティとコミュニケーション（2時間～）、ボディトリートメント実技（50時間～）、フェイストリートメント実技（10時間～）

※（　）内の数字はAEAJの標準カリキュラムの学習時間です。

〈資格試験について〉

年2回（例年5月と11月に開催）、全国主要都市で実施されます。

〈受験資格〉

● AEAJの会員である。
● アロマテラピーアドバイザーの資格を取得している。
● 認定校で、アロマセラピスト必須履修科目を修了している。

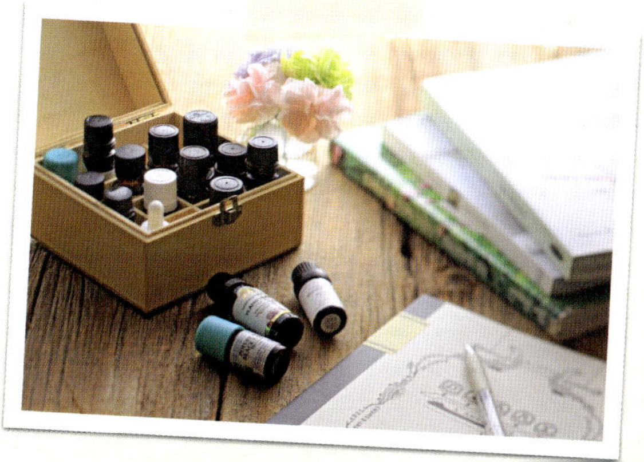

The International Federation of Aromatherapists

英国IFAの資格

http://www.ifaroma.org/jp

国際的に通用する
アロマセラピスト資格

IFAとは、イギリスのロンドンに拠点を置く、国際アロマセラピスト連盟のことで、The International Federation of Aromatherapistsの略。1985年から続くアロマテラピーの専門機関で、アロマセラピーと精油の専門分野に特化したディプロマコースを、IFA認定校（下記参照）を通じて提供しています。IFAは病院やホスピス、看護専門職におけるアロマテラピー提供の先駆けであり、この本の監修である塩屋紹子も、イギリスのIFA認定校で学び、IFAの資格を取得。帰国後は、医療現場において施術を提供しています。

IFAの教育プログラムは、世界中でアロマセラピストとして活躍するIFA会員やIFA認定校の講師によって常にアップデートされ、医療の現場や補完代替療法の分野でも実践に役立つ内容となっているのが大きな特徴です。学んだあとは、外部試験に合格すると、資格が認定されます。また、キャリアを積んだアロマセラピストが自らの資格や能力をグレードアップするためのコースなども用意されています。

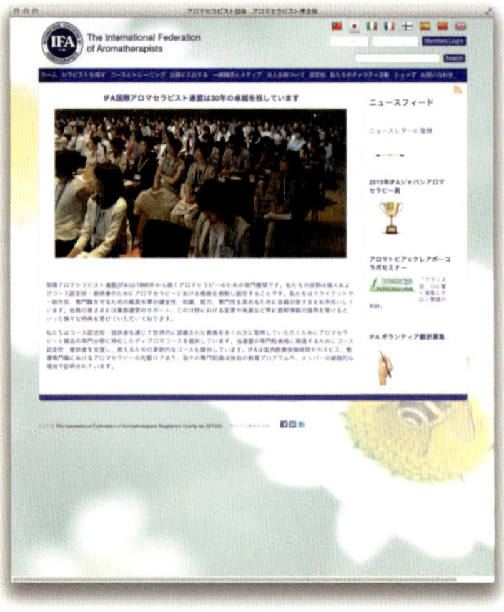

●IFA認定校とは

プロのセラピストのための高水準な教育を提供することなど、IFAの提示する条件を満たしたスクール。IFAの教育プログラムは、IFA認定校のみで学ぶことが可能です。日本のIFA認定校は、IFAのホームページで見ることができます。認定校によって、受講できるコースが異なります。詳細は、直接認定校にお問い合わせください。

IFAのホームページでは資格や認定校に関する情報のほか、IFA認定アロマセラピストを探すこともできます。

● プロフェッショナルアロマセラピーディプロマ

アロマセラピストとして、国際的に認められた資格です。アロマセラピーに関する十分な知識と技能、トリートメントを提供する際に必要なプロ意識やケアの質などを証明することができた生徒のみに、資格が与えられます。

〈履修項目について〉 精油や植物油の治療効果（理論と応用）、専門的技術、マッサージ療法、解剖学、生理学、緊急措置、応急処置、事業開発など多岐に渡って学びます。現在、授業は250時間、ケーススタディなどの自主学習は430時間と定められています。

〈資格取得方法〉 IFA認定校で、IFAが定めた教育プログラムを修了することが条件。資格試験ではアロマセラピー論、アロマセラピーマッサージ、解剖学、生理学などの試験のほか、試験官の前でのトリートメントなど実践的な技術も評価されます。

〈資格試験について〉 IFAの試験官によって、IFAが指定した日時と場所で行われます。

● プロフェッショナルエッセンシャルオイルセラピーディプロマ（PEOT）

アロマセラピーや精油について、より発展的な理解を得ていることを認定する資格。精油の導入を考える医師や補完療法士、また精油に関する知識を深めたいと考えるアロマセラピストを対象としています。

〈履修項目について〉 精油学、80種類の精油の特性と使用方法、香水製造技術、治療目的の精油の使用、実務研修など多岐に渡って学びます。現在、授業は275時間、事業プロジェクトなどの自主学習は450時間と定められています。

〈資格取得方法〉 IFA認定校で、IFAが定めた教育プログラムを修了することが条件。資格試験ではアロマセラピー論、解剖学、生理学などの試験のほか、ジャーナル、研究課題、治療法における実用技術なども評価されます。

〈資格試験について〉 IFAの試験官によって、IFAが指定した日時と場所で行われます。

● アロマタッチケア

医療や介護の現場で働く方々や、高齢者や子供にトリートメントを提供したいと考えている人を対象とする資格。接触とトリートメントによって思いやりと理解を伝えることを目的としています。

〈履修項目について〉 カリキュラムが組み込まれた実地訓練形式です。現在、35時間の授業を受け、自主学習は35時間と定められています。

〈資格取得方法〉 コースを修了すると、能力証明書が与えられます。

International Therapy Examination Council Limited

英国ITECの資格

http://www.itecworld.co.uk

国際ライセンス機関が認める補完代替医療の資格

ITECとは、イギリスの文部省・労働省が認定する国際ライセンス機関で、International Therapy Examination Council Limitedの略。対象となる分野は多岐に渡り、さまざまなディプロマやサティフィケート（国際資格）を付与しています。アロマセラピストの団体などではなく、独立した試験諮問機関であることが特徴で、1947年の設立以来、常に公正・中立を保ち、取得した資格は、国際的な資格として広く認められています。

現在、補完代替医療に関しては、おもに右ページの６つの資格が取得できますが（各指定校によって異なります）、アロマセラピストとして通用するには、複数の資格を取得するために学び、総合的な知識と技術を習得することが望まれます。それぞれの資格を取得するためには、ITEC認定校（下記参照）で履修項目と実技を学ぶことが、資格試験を受験するには必須となります。

●ITEC認定校とは

ITECの資格で必要とされる、総合的かつ実践的な知識と実技を習得することのできるスクール。日本のITEC認定校は、ITECのホームページで見ることができ、現在、下記の3校が認定校となっています。認定校によって、取得できるディプロマが異なります。詳細は、直接認定校にお問い合わせください。

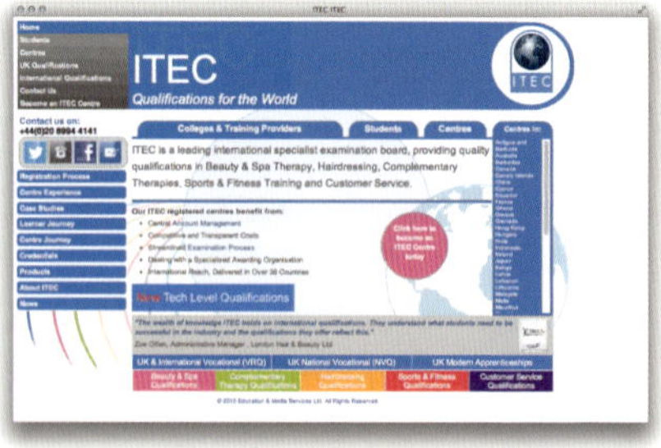

ITECのホームページ「Complementary Qualifications」内で、右ページで紹介している資格についての説明を読むことができます（英語のみ）。

ミッシェル松山 ホリスティック ヒーリングスクール
東京都渋谷区大山町18-23
コートアネックス102号
☎03-6909-0283
http://www.michelle.jp

ラヴィアンローズ
愛知県名古屋市中区栄2-7-13
ヴィア白川1F
☎052-223-0238
http://www.lavieenrose.skr.jp

マジックハンズ・セラピスト アカデミー
東京都墨田区江東橋2-2-3
丸山ビル2F
☎03-6659-6567
http://www.magichands-ac.jp

ITECホリスティックマッサージ

アロマテラピーやリフレクソロジーなど、ITECの補完代替医療のディプロマを取得するにあたり、基礎知識となる資格。

〈履修科目〉トリートメント概論やコンサルテーション、禁忌事項、実技など、100時間以上に及ぶ履修科目を学びます。

ITEC解剖生理学

ITECの補完代替医療のディプロマ取得するにあたり、義務となる資格。解剖生理学に対する深い理解力が問われます。

〈履修科目〉それぞれの器官と構造、ストレス、病気、生活習慣病など、70時間以上に及ぶ履修科目を学びます。

ITECアロマセラピー

国際的に活動できる、アロマセラピストの資格。海外では、この資格が損害保険加入の条件となっている場合もあります。

〈履修科目〉歴史、精油と植物油の知識、ブレンド、トリートメントの実技など、100時間以上に及ぶ履修科目を学びます。

ITECリンパドレナージュ

リンパ液の流れを改善し、老廃物の排出を促すリンパドレナージュのプロフェッショナルのための国際的な資格。

〈履修科目〉実技はもちろんのこと、循環器系に関する知識や禁忌事項など、100時間以上に及ぶ履修科目を学びます。

ITECリフレクソロジー

反射区を刺激して心身の不調を癒したり、健康維持に役立てるリフレクソロジーのプロとして、国際的に活動できる資格。

〈履修科目〉 リフレクソロジーの歴史、手足の反射区とそれに関わる器官と機能、足読みカウンセリング、実技など、100時間以上に及ぶ履修科目を学びます。

ITECインディアンヘッド

アーユルヴェーダをベースとする、頭と頭皮のマッサージを行うインディアンヘッドのプロフェッショナルのための資格。

〈履修科目〉 インディアンマッサージ概論、植物油の知識、皮膚や髪の知識、アーユルヴェーダの知識、実技など、56時間以上に及ぶ履修科目を学びます。

〈すべての資格取得方法〉

ITEC認定校で、ITECが定めた教育プログラムを修了することが、資格試験受験の条件です。

〈すべての資格試験〉

ITECの試験官によって、ITECが指定した日時に認定校で行われます。

※履修時間は各認定校によって異なります。

Japan Aromacoordinator Association

JAAの資格

http://www.jaa-aroma.or.jp

JAAとは日本アロマコーディネーター協会のことで、Japan Aromacoordinator Associationの略。教育を通じて、正しいアロマテラピーの普及を目的に1995年に設立され、9つのライセンス認定と5つの検定試験を主催しています。

●アロマコーディネーター

アロマテラピーに関する基礎知識を備え、安全に生活に取り入れることができる人であることを示す、ベーシックかつオールマイティな資格です。

〈資格取得方法〉 JAAが指定するスクールで所定のカリキュラムを修了したあと、認定試験に合格し、JAAの正会員として登録すると認定されます。試験は年3回実施。

→ 認定後に取得可能

●アロマインストラクター

講師活動やアロマセラピーの啓蒙活動を希望する方を対象とした資格。筆記のほかに、指定されたテーマについて発表する面接試験があります。

〈資格取得方法〉 アロマコーディネーターの資格を取得し、インストラクター指定講習会を受講。認定試験に合格すると認定されます。

●アロマハンドリラックス

JAAオリジナルの全身のアロマトリートメントテクニック体系。日本人の体質や環境に適した技術を習得でき、サロンメニューなどで活用することができます。

●アロマフェイシャルリラックス

フェイシャルトリートメントに「反射区」の概念を取り入れ、体全体のリラックスや体調改善を目指す施術を提供する資格です。

〈資格取得方法〉 JAAが指定するスクールで所定のカリキュラムを修了したあと、認定試験に合格し、ハンドはJAAのAHR会員、フェイシャルはAFR会員として登録すると認定されます。試験は年2回実施。

●チャイルドケアコーディネーター

自然療法を取り入れたホームケアから「育児」と「育自」をサポートする体系。子供のための自然療法などを、通信講座やJAA加盟スクールで学びます。

〈資格取得方法〉 認定試験に合格し、マザーズクラブ会員になると認定されます。試験は通信講座修了者は月2回（在宅試験）、通学講座修了者は年3回（指定会場試験）実施。

→ 認定後に取得可能

●チャイルドケアインストラクター

地域の活性化を図る啓蒙活動を目的とした資格制度です。取得後は、チャイルドケアの普及を目的として講師活動や1DAYセミナーなどを開講できます。

〈資格取得方法〉 チャイルドケアコーディネーターの資格を取得し、指定講習会を受講。認定試験に合格すると認定されます。

※そのほかに「いやしのカウンセラー」「介護アロマコーディネーター」「膝ケアコーディネーター」などの資格制度があります。検定試験については、JAAのホームページをご覧ください。

Natural Aromatherapy Research and Development

NARD JAPANの資格

http://www.nardjapan.gr.jp

NARD JAPAN（ナード・アロマテラピー協会）は、アロマテラピーに関する情報収集と研究開発及びアロマテラピーの正しい知識の普及と啓蒙を図ることを目的とし、1998年に設立されました。

●アロマ・アドバイザー

アロマテラピーに関する基本的な知識を身につけ、精油を安全かつ適切に使えることを認定する資格。資格取得後は、NARD JAPANのカリキュラム「アロマテラピーベイシック」の講師や、プロの販売員として活躍できます。

〈資格取得方法〉 NARD JAPAN認定校で、所定のカリキュラム（24時間以上）を修了したあと、認定試験に合格し、申請手続きをすると認定されます。

認定後に取得可能 ↓（アロマ・インストラクター／アロマ・セラピスト）

●アロマ・インストラクター

さらに専門的な知識を吸収し、応用範囲を広げる指導者であることを認定する資格。アロマテラピー教室の講師や、指導者を目指す人に向いています。

〈資格取得方法〉 アロマ・アドバイザーの資格を取得後、NARD JAPAN認定校で、所定のカリキュラム（48時間以上）を修了したあと、認定試験（筆記・口述）に合格し、申請手続きをすると認定されます。

●アロマ・セラピスト

アロマ・セラピストとして必要な手技、解剖生理学やコンサルテーションスキルを学び、アロマトリートメントを職業にできることを認定する資格。

〈資格取得方法〉 アロマ・アドバイザーを取得し、NARD JAPAN認定校で、所定のカリキュラムを修了後、施術レポートを提出し、協会が審査を行い、受験資格の有無を判定。試験に合格し、申請手続きをすると認定されます。

認定後に取得可能 ↓

●アロマ・トレーナー

上記のアロマ・インストラクターを教え、育てる講師になるための資格。アロマ・アドバイザーの育成実績を積み、各種セミナー等に参加して学びます。

〈資格取得方法〉 アロマ・インストラクターの資格を取得後、試験（筆記・口述）に合格し、申請手続きをすると認定されます。

●アロマセラピスト・トレーナー

上記のアロマ・セラピストを教え、育てる講師になるための資格です。実技セミナーを受け、座学は各種セミナー等に参加して学びます。

〈すべての資格取得方法〉 アロマ・セラピスト及びアロマ・インストラクターの資格を取得し、実技セミナーに出席後、試験（筆記・実技・口述）に合格し、申請手続きをすると認定されます。

アロマテラピーの仕事と活躍の場

アロマテラピーを専門的に学んだあとは、どのような場で役立てることができるのでしょうか。近年、アロマテラピーが人々の生活に浸透し、その効果への理解が深まったことで、活躍の場はどんどん広がっています。

●アロマテラピーサロン

アロマセラピストが活躍する場として、一般的なのがアロマテラピーサロンでしょう。トリートメントの技術を習得していることはもちろんのこと、接客スキル、自らがオーナーとなってサロンを経営する場合は、ビジネス的なスキルも必要です。

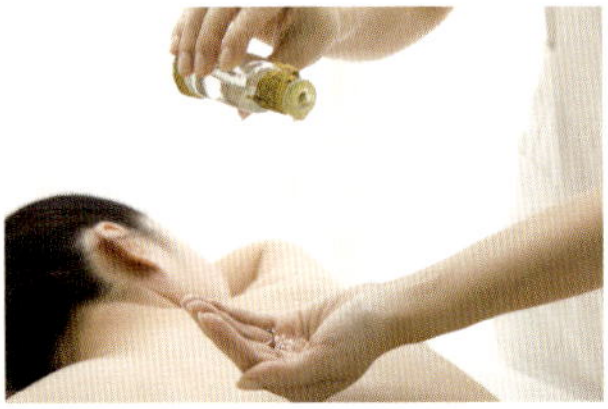

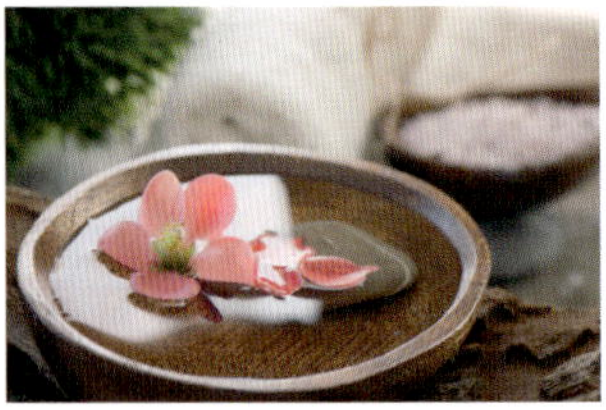

●スパ

トータルビューティを提供する場として、アロマセラピストの技術と知識が役立ちます。スキルを磨けば、海外で活躍するチャンスも。その場合は、海外でも通用する資格を取得しておくと、技術と知識の証明になります(184 ～ 187ページ参照)。

●アロマテラピー専門店

専門的な知識を生かして、来店された方にアドバイスを行います。アロマテラピー初心者にとって、店のスタッフのアドバイスは貴重なもの。これから楽しいアロマライフを送るためのアドバイザーとしてお手伝いをします。

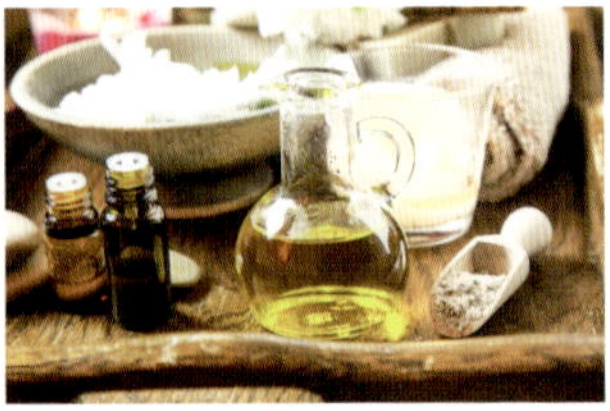

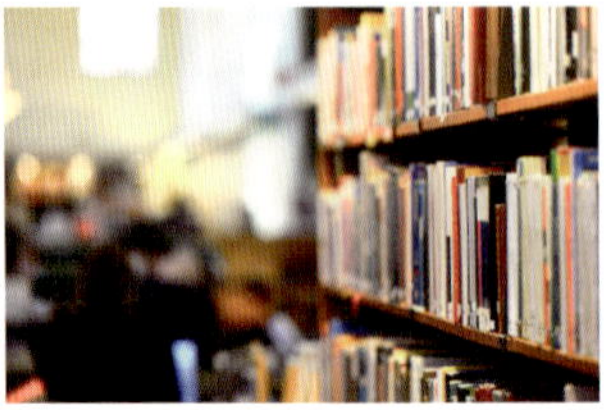

●専門スクールやカルチャースクール

これからアロマテラピーを始める人が、正しく安全に楽しめるように教える仕事です。さらにスキルアップしていけば、プロのアロマセラピストやインストラクター・講師を育成する指導者としての仕事などもあります。

●アロマテラピー関連商品を扱う会社

アロマテラピーの専門的な知識は、アロマテラピー関連商品の開発や販売促進、営業活動などでも生かすことができます。最近では、商業施設でオリジナルの香りを提供するケースもあり、精油ブレンドの知識が役立つ場合などもあります。

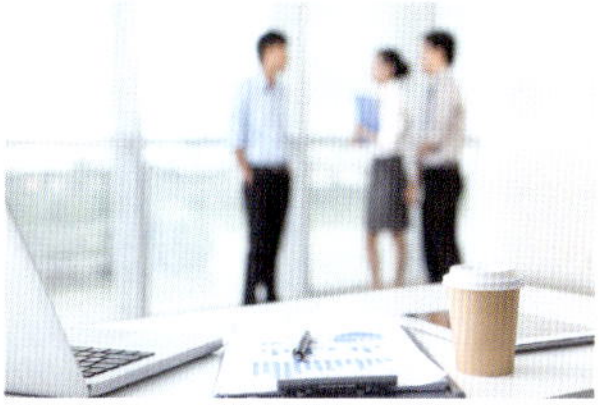

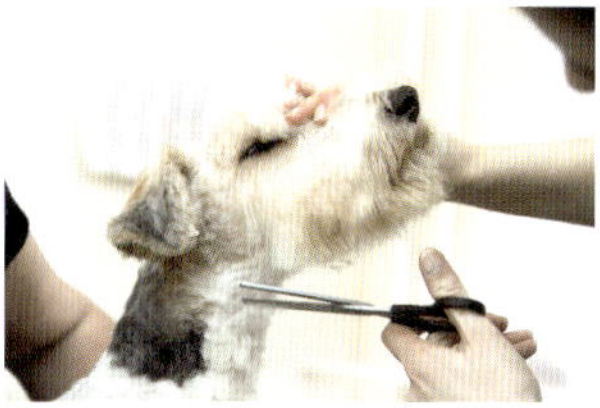

●ペットショップやペットサロン

アロマテラピーをペットの健康やコミュニケーションに役立てたいという人が増えています。動物と人では精油の香りに対する反応も異なるため、利用方法については別途学習が必要ですが、今後伸びる分野と考えられます。

●医療施設

近年、アロマテラピーの医療現場への導入が増加しています。アロマセラピストが治療に参加したり、看護師がアロマテラピーの知識を習得するケースなどがあります。ホスピスでの緩和ケアや出産時のサポートに利用する場合も増えています。

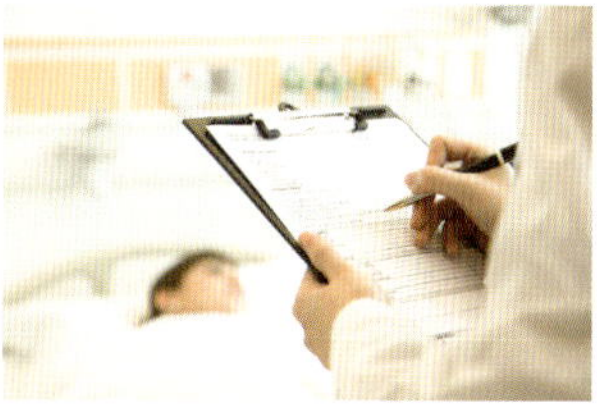

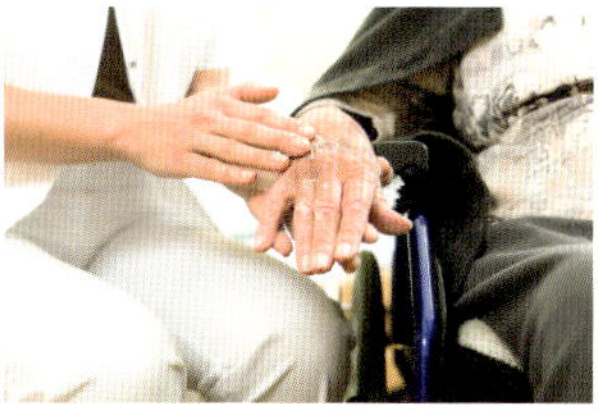

●福祉施設

医療の現場同様に増加しているのが、福祉施設などで高齢者にアロマテラピーを提供するケースです。不調の緩和や心身の健康に役立てるのはもちろんのこと、ハンドマッサージによるスキンシップなどもよい効果をもたらします。

●ボランティア

福祉施設や医療施設などでボランティア活動を行うケースも増えています。通常はアロマセラピストや講師として活躍している方が、休日を利用して行う場合も。いずれも、アロマテラピーの浸透と啓蒙にとって、大きな意味があります。

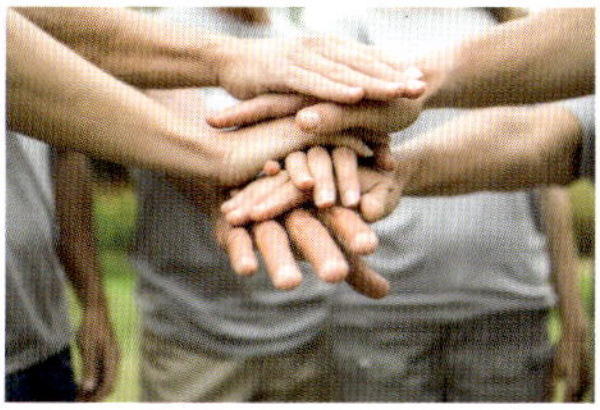

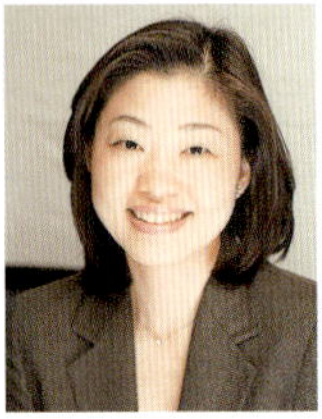

監修

塩屋 紹子（しおやあきこ）

英国IFA・ITEC認定アロマセラピスト、リフレクソロジスト／東海ホリスティック医学振興会 理事／日本アロマ環境協会 会員

1997年に英国レイワースセンターに留学し、クリニカル＆ホリスティック アロマテラピー及びリフレクソロジーコース、解剖生理学＆ホリスティックマッサージ、ベビーマッサージのディプロマ（資格）を取得。帰国後、名古屋市内にアロマテラピーサロンを開き、サロンワークとともに、病院などで医師と連携しながら、ホリスティック医療の一環としての施術を行う。
現在は2児の子育てをしながら、プライベートホームサロン「Sion（シオン）」を運営。不妊治療のサポートやマタニティケアを行うほか、ベビーマッサージやキッズリフレクソロジー講座の講師を務める。
監修書に『アロマペンダントつき つけるだけ！アロマテラピー BOOK』（当社）、『アロマテラピー・バイブル』（成美堂出版）、『アロマテラピー パーフェクトガイド』（翔泳社）などがある。

プライベートホームサロン
Sion（シオン）　http://sion408.jimdo.com

医学監修協力

西田元彦（西田メディカルクリニック 理事長）

スタッフ

デザイン	楢 まさみ
撮影	安田 裕
イラストレーション	カミグチヤヨイ、柴田祥衣
ライター	川原好恵
スタイリング	South Point
編集	成田すず江、鈴木昌洋、保谷恵那（株式会社テンカウント）
画像協力	久保寺誠、Shutterstock.com
校正	出浦美佐子
企画・編集	端 香里（朝日新聞出版 生活・文化編集部）

参考文献

『The Fragrant Heavens』
Valerie Anne Worwood（Bantam Books）

『The Fragrant Pharmacy』
Valerie Anne Worwood（Bantam Books）

『Essential Oil Monographs Reserached compiled for Rawroth International』
Janetta Bensouilah

『アロマテラピー検定 公式テキスト2級（6訂版）』
亀岡弘、藤田成吉 監修（公益社団法人日本アロマ環境協会）

『アロマテラピー検定 公式テキスト1級（6訂版）』
亀岡弘、古賀良彦、藤田成吉 監修（公益社団法人日本アロマ環境協会）

『アロマテラピーのための84の精油』
ワンダー・セラー著（フレグランスジャーナル社）

『アロマテラピーとマッサージのためのキャリアオイル事典』
レン・プライス、シャーリー・プライス、イアン・スミス著（東京堂出版）

『アロマテラピーのベースオイル』
ルート・フォン・ブラウンシュヴァイク著（フレグランスジャーナル社）

『女性のためのハーブ自然療法』
アン・マッキンタイア著（産調出版）

『ハーブの写真図鑑』
レスリー・ブレイムス著（日本ヴォーグ社）

『からだの地図帳』
佐藤達夫監修（講談社）

『〈香り〉はなぜ脳に効くのか アロマセラピーと先端医療』
塩田清二著（NHK出版）

『セラピストなら知っておきたい解剖生理学』
野溝明子著（秀和システム）

『キレイな〔からだ・心・肌〕女性ホルモン塾』
対馬ルリ子、吉川千明著（小学館）

香りの力でセルフケア
すべてがわかるアロマテラピー

監　修	塩屋紹子
発行者	須田剛
発行所	朝日新聞出版
	〒104-8011 東京都中央区築地5-3-2
電話	（03）5541-8755（編集）
	（03）5540-7793（販売）
印刷所	図書印刷株式会社

©2015 Asahi Shimbun Publications Inc.
Published in Japan by Asahi Shimbun Publications Inc.
ISBN 978-4-02-333051-7

定価はカバーに表示してあります。
落丁・乱丁の場合は弊社業務部（電話03-5540-7800）へご連絡ください。送料弊社負担にてお取り替えいたします。

本書および本書の付属物を無断で複写、複製（コピー）、引用することは著作権法上での例外を除き禁じられています。また代行業者等の第三者に依頼してスキャンやデジタル化することは、たとえ個人や家庭内の利用であっても一切認められておりません。

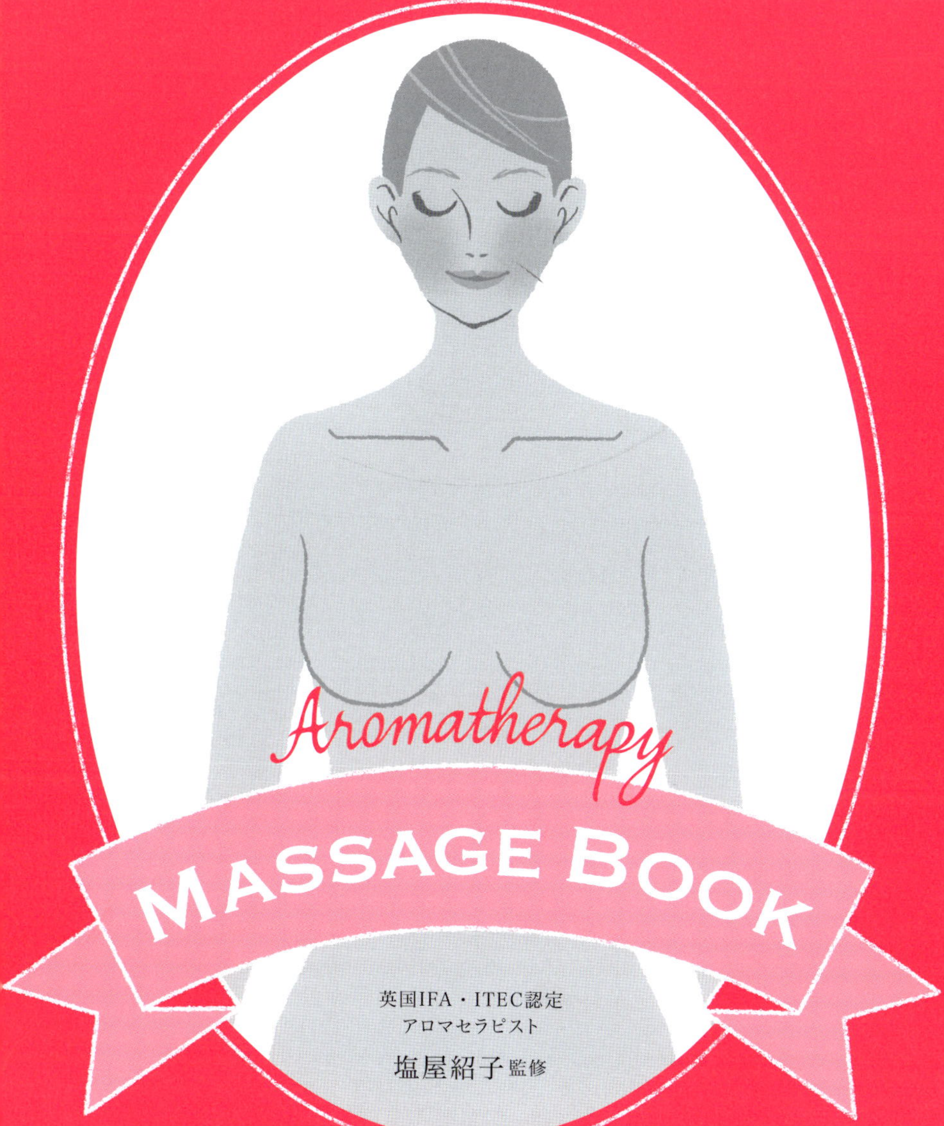

Aromatherapy MASSAGE BOOK

英国IFA・ITEC認定
アロマセラピスト
塩屋紹子 監修

アロマテラピー マッサージブック

マッサージオイルの作り方から
アロマママッサージの基本テクニックまで

Contents

Prologue

アロマテラピーをもっとも効果的に利用する方法、
それがアロママッサージです。
精油を植物油に混ぜたマッサージオイルを塗布することで
精油と植物油、両方の成分を肌に浸透させることができます。
また、よい香りを嗅ぎながら、さまざまな効果を得ることができます。
本書は、そのアロママッサージを日常生活の中に気軽に取り入れ、
心身の健康や美容に役立てていただけるように、
できるだけ簡単にわかりやすく、テクニックを紹介しています。

本来、アロママッサージは優しく撫でるように行うのが基本ですが、
本書では、日本人に好まれる「揉む」「叩く」といった手技も取り入れています。
心地よい刺激があり、きっと気に入っていただけると思います。
また、アロママッサージは「コミュニケーション」にも大いに役立ちます。
最近ちょっと会話が減った思春期の子供と、忙しくて二人の時間が持てない
パートナーと、そして、ひとりで過ごすことの多いお年寄りと……
言葉は少なくても、互いの体に触れ合うことで心が安らぐ。
それもまた、アロママッサージの大きな効果なのです。

心身の健康にも、身近な人とのコミュニケーションにも
ぜひアロママッサージを役立ててください。
それによって、あなたの日常が
よりよいものになることを願っています。

マッサージオイルの作り方

各項目で紹介しているブレンドオイルのレシピを参考に、
下記のプロセスでマッサージオイルを作りましょう。
植物油は第４章を参考にセレクトを。第７章のレシピも、ぜひ試してみてください。

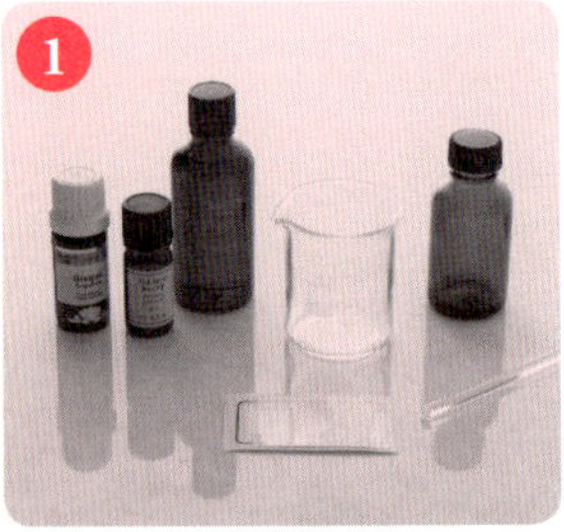

精油、植物油、ビーカー、かくはん棒、保存する遮光瓶、ラベルシールを準備します。

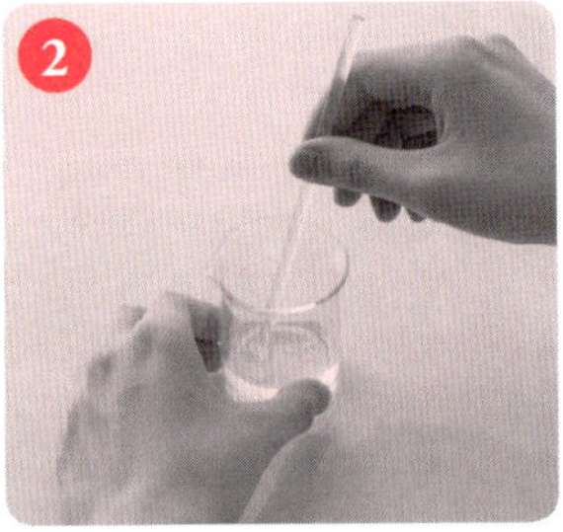

ビーカーに植物油を量って入れ、精油を加えてかくはん棒でよくかき混ぜます。

※植物油の量と精油の滴数は、下記の希釈濃度の欄を参考にしてください。

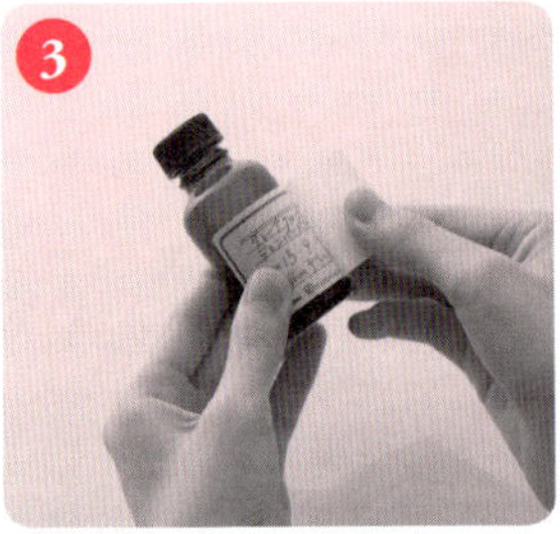

遮光瓶に移します。ブレンドした日付、使用した精油と植物油をラベルシールに書いて貼ります。

●マッサージオイルの希釈濃度と精油の滴数

希釈濃度とは、植物油の量に対し、精油が何％入っているかを表すものです。精油１滴は0.05㎖として計算します。

植物油の量	10㎖	20㎖	30㎖	50㎖
フェイスマッサージ用（1%）	2滴	4滴	6滴	10滴
ボディマッサージ用　（2%）	4滴	8滴	12滴	20滴

※AEAJはマッサージオイルの希釈濃度をフェイス用は0.5%、ボディ用は1%以下を目安としていますが、この『アロマテラピー マッサージブック』と第７章のアロマ処方箋では、より精油の効能を得るために、フェイス用のマッサージオイルは希釈濃度1%、ボディ用は2%でレシピを紹介しています。

〈保存について〉

●マッサージオイルは使い切る量を作るようにしましょう。

●多く作って保存する場合は、かならず遮光瓶に入れ、冷暗所で保管し、１カ月以内に使い切りましょう。

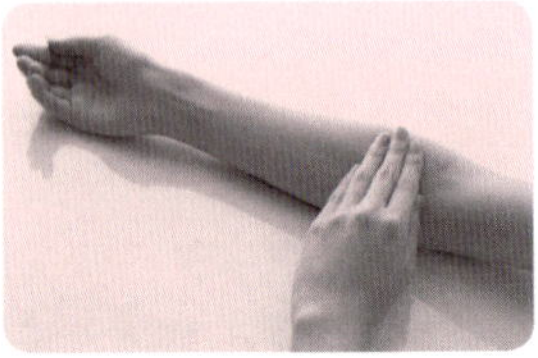

〈注意〉

●使用する前にパッチテストを行いましょう。

パッチテストの方法（写真参照）

前腕部の内側にマッサージオイルを適量塗り、約24～48時間放置して様子を見ます。肌に異常が生じた場合は、すぐに大量の流水で洗い流し、使用しないでください。

アロママッサージを始めましょう

アロママッサージをより快適に楽しみ、いっそう効果を得るために、
準備を整えてから始めましょう。一度準備を整えて流れをつかめば、あとは簡単！
きっと、アロママッサージが自然と生活の一部となります。

1 必要なものを用意します

マッサージオイルを床やソファにつけて汚さないように、バスタオルを敷いてから始めましょう。オイルを塗布したあとは、洗い流さず肌に浸透させます。服を着る前に少し拭き取ったり、手についたオイルを拭いたりするためのハンドタオルを用意しておくと安心です。

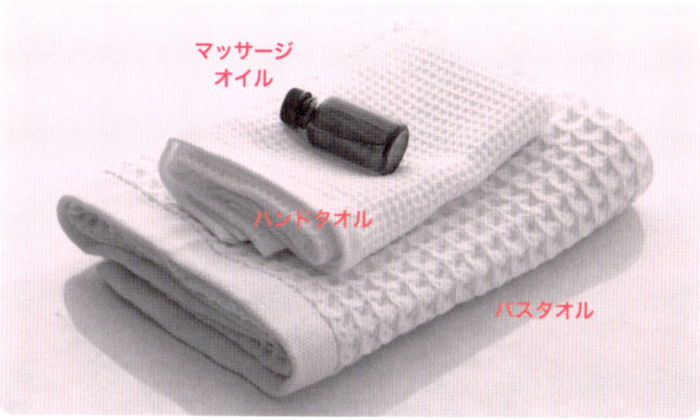

2 リラックスできる環境を整えます

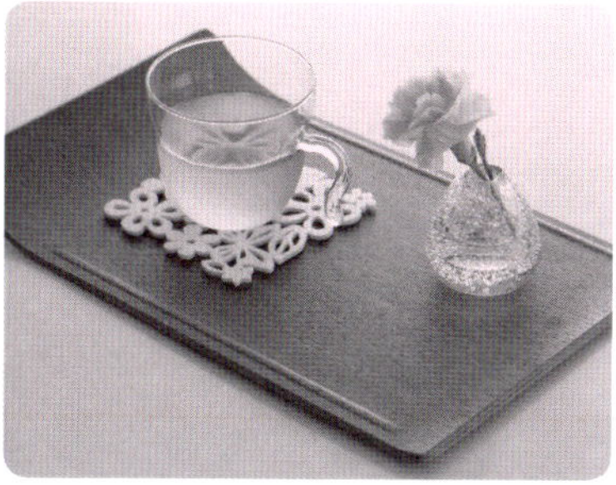

テレビや携帯電話などの電源はできれば切って、静かで落ち着く環境を整えましょう。ハーブティーを飲んだり、お気に入りの音楽を流したりして、リラックスしましょう。

3 体を温めます

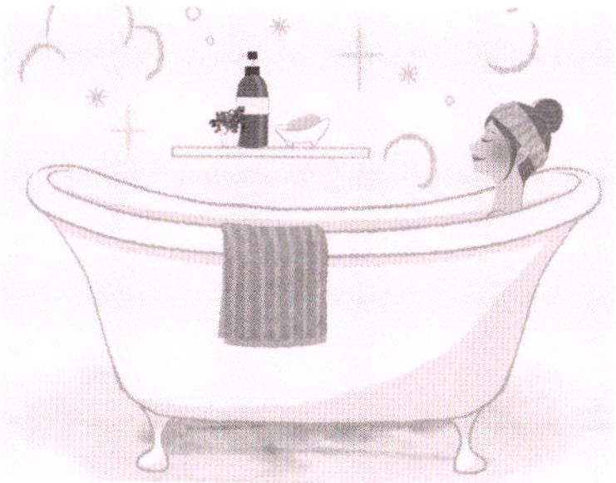

マッサージは体が温まった状態で行うと、より効果的。お風呂から上がって、汗がひいたあとがベストのタイミングです。足浴や手浴、温湿布などで体を温めてから始めるのもよいでしょう。

アロママッサージの基本テクニック

この『アロマテラピー マッサージブック』では、おもに上記の5つのテクニックを使ってマッサージを行っています。基本の方法とその意味を理解してからスタートしましょう。下記は、アロママッサージを行う際に共通するアドバイスです。ひと通り読んでから始めましょう。

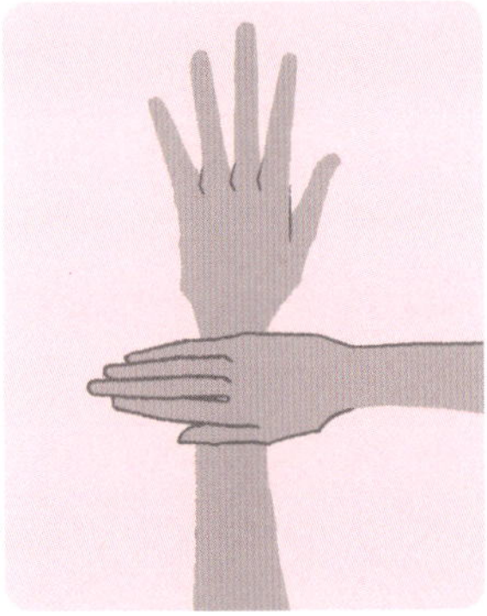

擦《さす》る
（軽擦法）

もっとも多く使うテクニックで、おもに手のひらを使って、肌の表面を優しく擦ります。リンパや血液の流れをよくするほか、リラクゼーション効果が得られます。

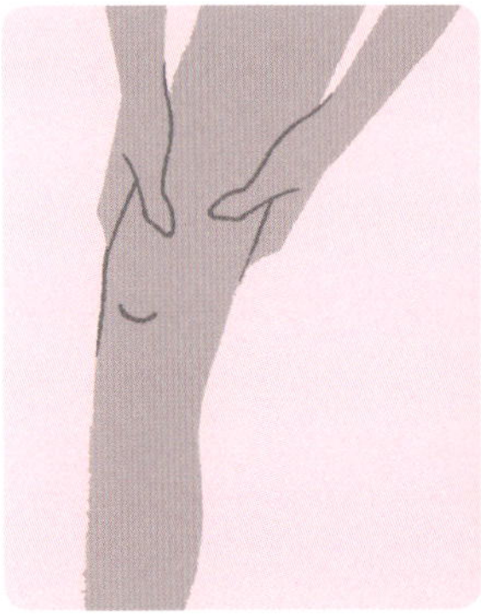

少し力を入れて擦る
（強擦法）

おもに手のひらや指を使って、少し力を入れて、肌の表面を擦ります。軽擦法より、皮膚の内部まで刺激を与えることができ、リンパや血液の流れをよくします。

アロママッサージを行う際に注意したいこと

- 治療中の病気がある場合、けがをしている場合、発熱している場合、炎症をおこしている場合は行わないでください。
- 妊娠中に行う場合は、主治医に相談のうえ、行ってください。
- 飲酒後は行わないでください。
- 空腹時と食後１～２時間は行わないでください。
- 3歳未満の幼児は、精油を使わず、植物油のみでマッサージを行ってください。
- 3歳以上の子供に使用するマッサージオイルは、希釈濃度を大人の10分の１程度から始め、多くても２分の１程度で行いましょう。
- 肌が弱い方やお年寄り、既往歴のある方は、希釈濃度を明記している半分以下のマッサージオイルで行ってください。

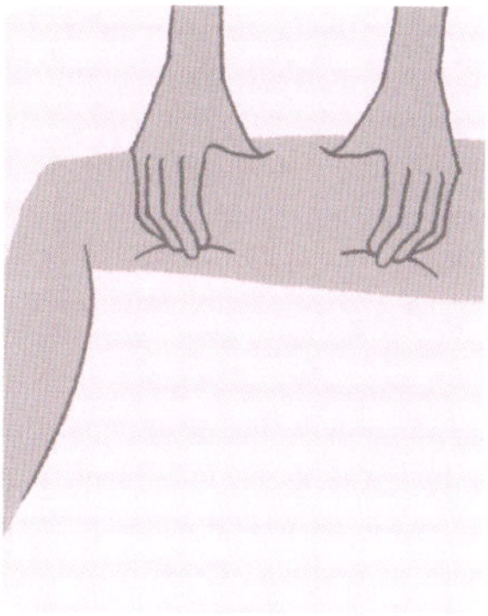

揉む

(揉捏《じゅうねつ》法)

おもに手のひらや指を使って力を加え、筋肉をつかんだり緩めたりして、揉みほぐします。こわばった筋肉をほぐす効果が得られます。

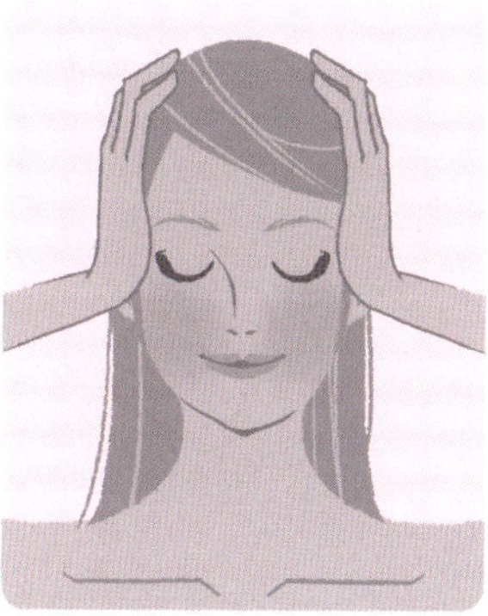

押す

(圧迫法)

手のひらや手根(12ページ参照)を使って、押します。ゆっくりと気持ちいい強さで力を加えて3～5秒押し、ゆっくりと力を抜きます。ツボを押すときも、指のはらを使って、同様に行います。筋肉に刺激を与え、リラクゼーション効果も得られます。

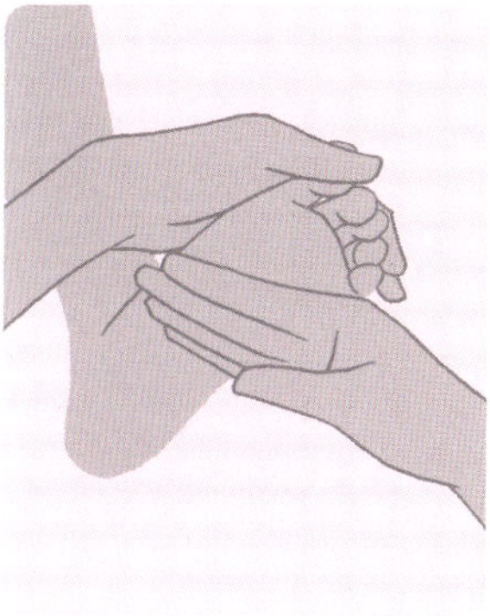

叩く

(叩打《こうだ》法)

手のひらや、グーにした手を使って軽く叩き、筋肉に刺激を与えます。通常、アロマテラピーのマッサージでは叩打法は行いませんが、この『アロマテラピーマッサージブック』では、シェイプアップを目的とする場合などでも使っています。

アロマママッサージの基本アドバイス

- 手は清潔にし、温めてから始めましょう。
- オイルを手にとったら、両手のひらを重ねるようにして、オイルを温めてから使いましょう。
- マッサージはしたいけれど、マッサージオイルを作る時間がない、作るのが面倒、といった場合は、市販のマッサージオイルを利用してもかまいません。
- 途中で手のひらや指が滑りにくくなったら、再度オイルを手にとり、温めてから使いましょう。
- ひとつのプロセスを行う回数は、5～6回が目安です。気持ちいいと感じるのであれば、回数を増やしてもOKです。
- 強く揉んだり圧迫したりするのではなく、優しく気持ちいいと感じるくらいで行いましょう。
- マッサージは1日1回程度、10～15分くらいを目安に行いましょう。
- マッサージを行ったあとは、水分を多めにとりましょう。体内の老廃物の排出を促します。

リラックス&快眠
のためのマッサージ

一日の終わりに心身の緊張を解き、安眠へと誘うきっかけを作るマッサージです。まずは、リラックスできる環境作りを。お風呂でお湯にゆったり浸かり、できれば電話やテレビの電源は切ってから始めましょう。

❶ 体の力を抜く

肩の筋肉を意識しましょう

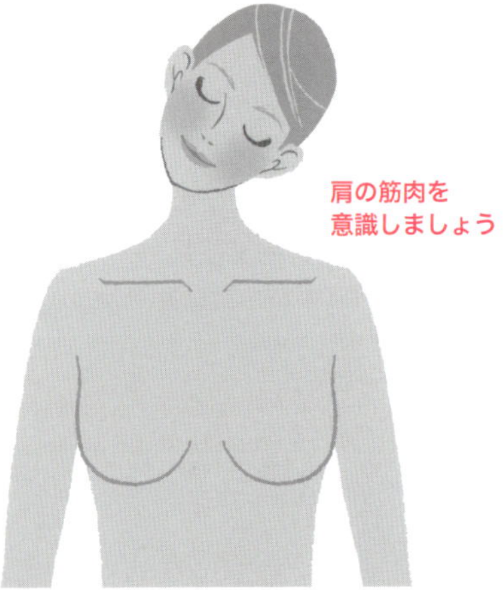

首を前後左右にストレッチし、肩を軽く前後に回します。次に、腕全体をブラブラ揺すりましょう。

❷ 頭の前から後ろへ指先で擦る

百会

※百会：自律神経の働きを整えるツボ

指先に少し力を入れましょう

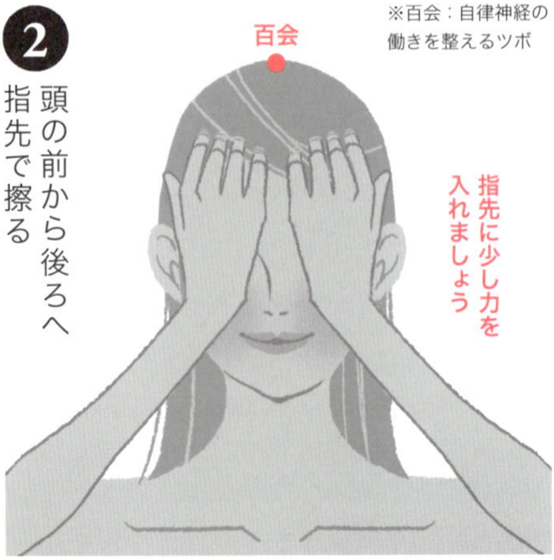

指を軽く広げた状態で、髪をすくような感じで前頭から後頭まで擦ります。頭の頂点のツボ「百会(ひゃくえ)」を刺激します。

❸ 首の後ろから肩を擦る

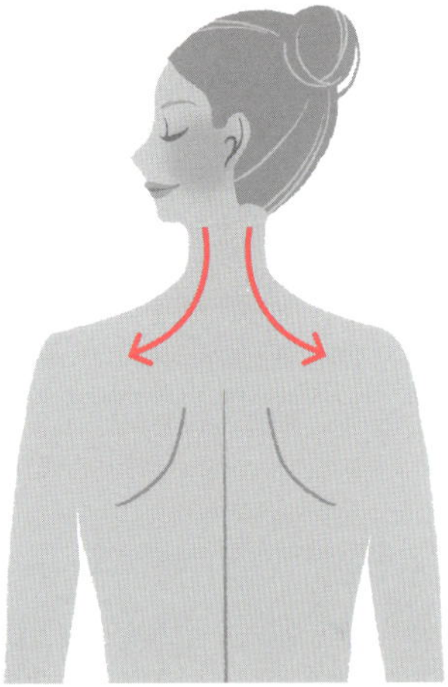

オイルを手にとり、指4本で首の後ろ（後頭部の生え際）から肩に向かって擦ります。左手で右側、右手で左側を行います。

❹ 耳から鎖骨に向かって擦る

リンパを鎖骨へ流すイメージで

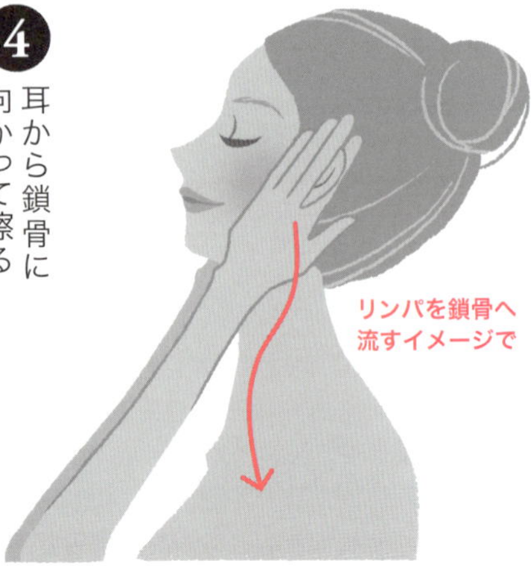

少しあごを上げ、耳を人差し指と中指で挟むようにし、そのまま鎖骨に向かって擦ります。

おすすめのブレンド①	おすすめのブレンド②
疲れた心を包み込む **リラックスブレンド**	**心身の緊張を解きほぐす** **ローズブレンド**
植物油 ································ 15㎖ **サンダルウッド** ················ 3滴 **ネロリ** ····························· 3滴	植物油 ································ 15㎖ **グレープフルーツ** ············· 3滴 **パチュリ** ························· 1滴 **ローズオットー** ················ 2滴

❺ 腕の内側と外側を擦る

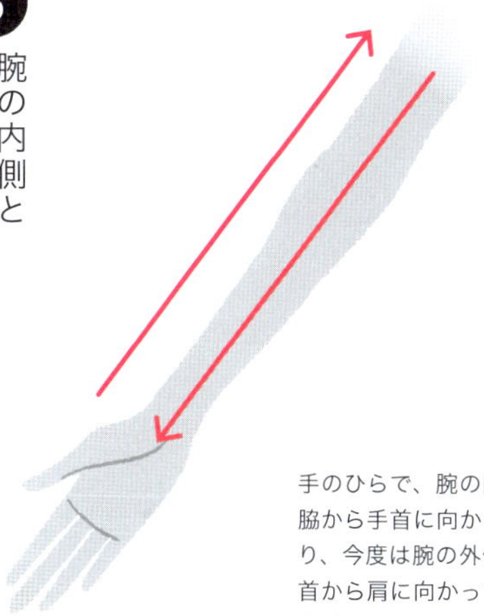

手のひらで、腕の内側を脇から手首に向かって擦り、今度は腕の外側を手首から肩に向かって擦ります。

❼ 手のひらを擦り指を引っぱる

手の中心を押すとさらに効果的

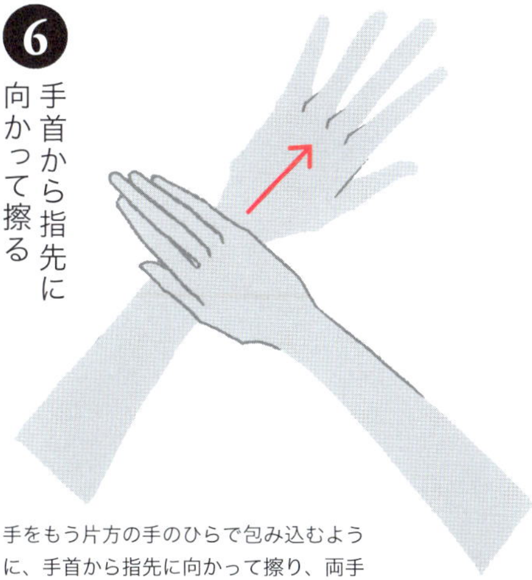

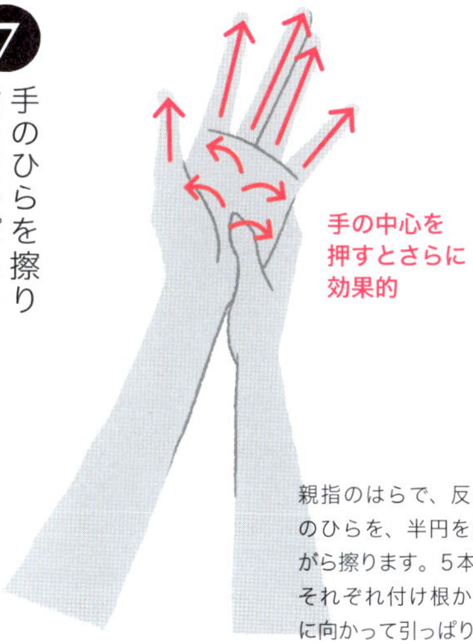

親指のはらで、反対の手のひらを、半円を描きながら擦ります。5本の指をそれぞれ付け根から指先に向かって引っぱります。

❻ 手首から指先に向かって擦る

手をもう片方の手のひらで包み込むように、手首から指先に向かって擦り、両手の指を組んでストレッチしましょう。

❽ 両手のひらを顔に近づけて深呼吸

オイルの香りを感じながら深呼吸しましょう

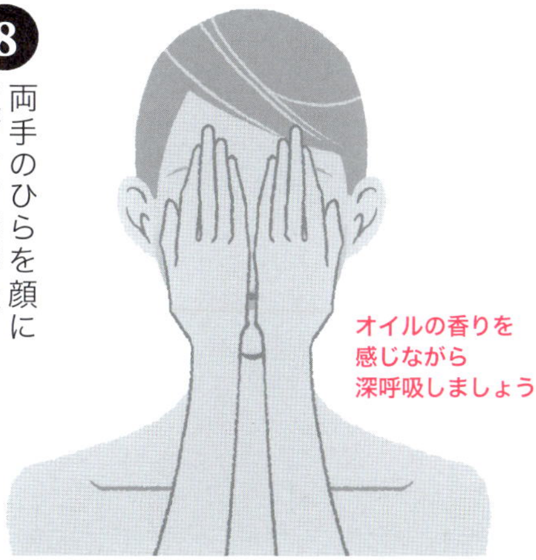

静かに両手のひらを合わせたあと、顔の前に持っていき、顔に近づけ開きます。深呼吸を大きく2～3回行います。

ホルモンバランスケア
のためのマッサージ

ホルモンバランスは女性の健康と深く関係しています。まずは、規則正しい生活とバランスのとれた食生活が基本。自分の中の女性らしさを意識することも大切です。年齢に関係なく、おしゃれやメイクを楽しみましょう。

❶ バストの上下を擦る

オイルを手にとり、手のひらで、バストのふくらみの上下を中心から外（脇）に向かって擦ります。

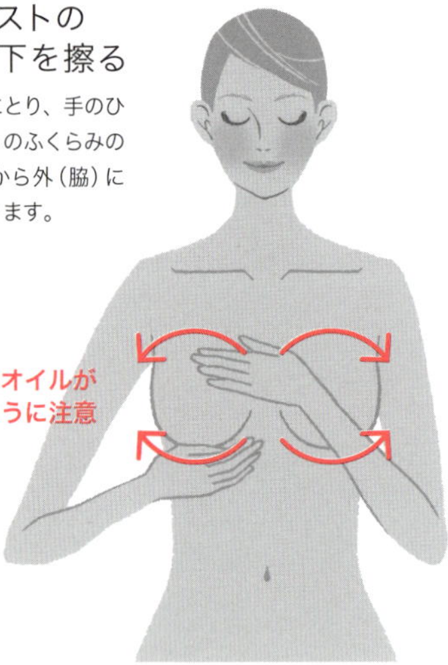

乳首にオイルがつかないように注意

❸ 「関元※」のツボを押す

へそから指4本分ほど下にある「関元」のツボを押します。ゆっくり力を強めて3〜5秒押し、3回繰り返しましょう。

関元

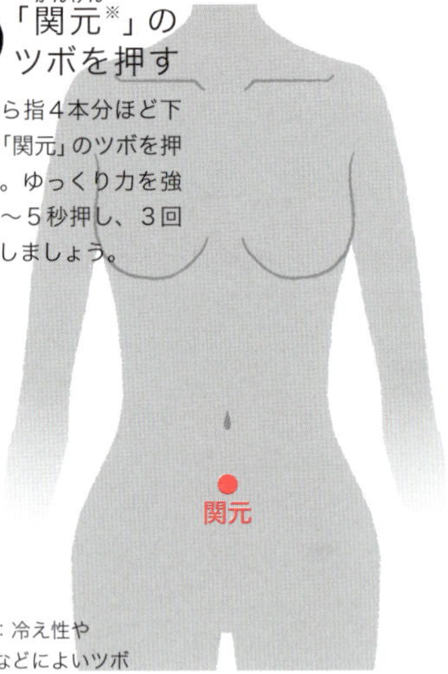

※関元：冷え性や月経痛などによいツボ

❷ 下腹部を擦る

手のひらで、大きく円を描きながら下腹部を擦ります。

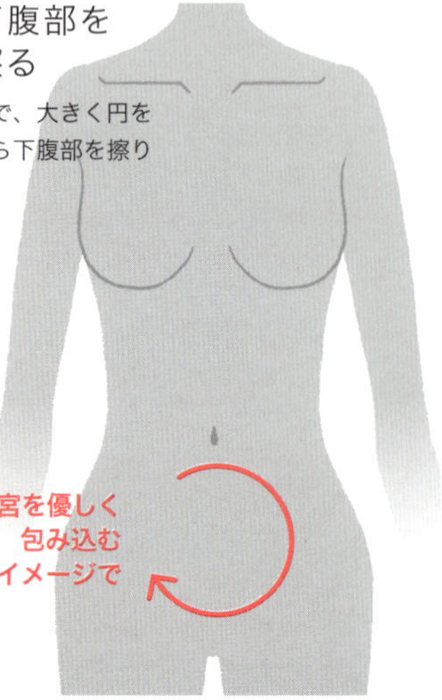

子宮を優しく包み込むイメージで

❹ 腰から尾てい骨の辺りを擦る

手のひらで、腰から尾てい骨の辺りを、大きく円を描きながら擦ります。

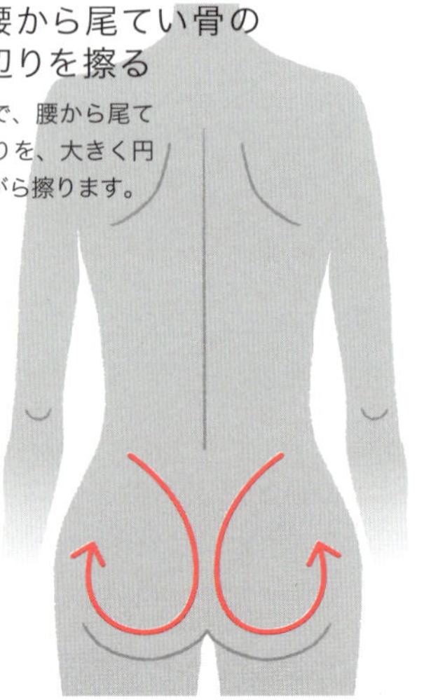

おすすめのブレンド①

女性らしさを取り戻す フローラルブレンド

植物油	15㎖
カモミール・ローマン	1滴
ゼラニウム	3滴
ローズオットー	2滴

おすすめのブレンド②

更年期の心身を癒す エレガンスブレンド

植物油	15㎖
ジャスミン	1滴
ネロリ	2滴
パチュリ	3滴

5 尾てい骨の辺りを温める

尾てい骨の辺りに両手のひらを重ねて当て、温めます。

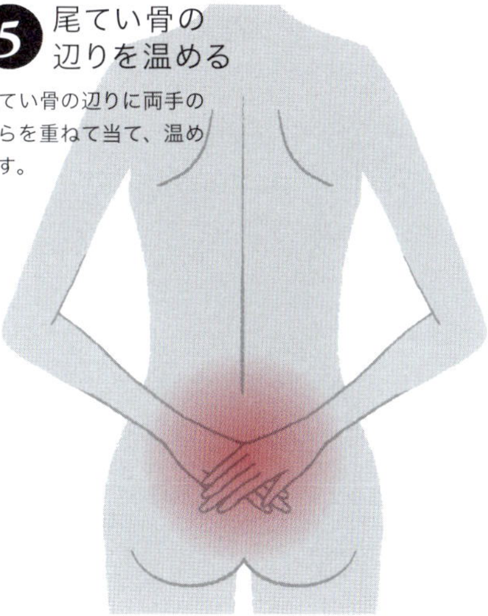

6 手のひらでお腹を温める

手のひらをお腹の上に重ねて当て、温めます。深呼吸を大きく2〜3回行います。

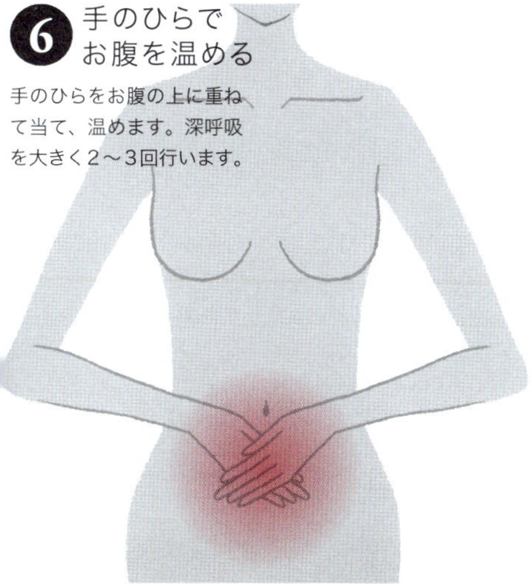

7 両手のひらを顔に近づけて深呼吸

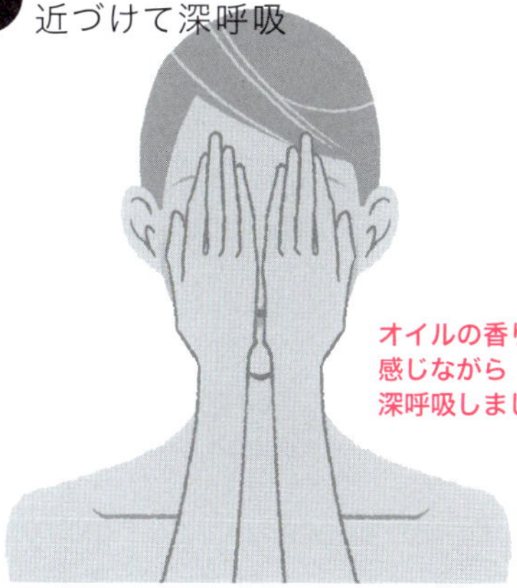

オイルの香りを感じながら深呼吸しましょう

静かに両手のひらを合わせたあと、顔の前に持っていき顔に近づけ開きます。深呼吸を大きく2〜3回行います。

足首と手の甲にある婦人科系のツボ

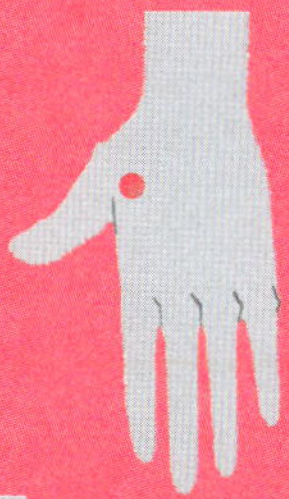

合谷(ごうこく)

親指と人差し指のまたの中央にあるツボ。手のツボなので、いつでもどこでも手軽に押すことができます。

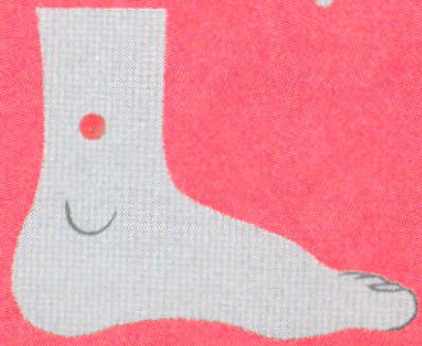

三陰交(さんいんこう)

内側のくるぶしから指幅3本分上にあるツボ。お風呂に入っているときなどに押す習慣をつけるとよいでしょう。

フェイシャルケア
のためのマッサージ

女性なら、いつまでも若々しい肌でいたいもの。それには、何か特別なことを急にやるのではなく、日々行う基本のお手入れを大切に。メイクと汚れを落として眠る、保湿する、そして週に2～3回のフェイシャルマッサージを。

❶ あごを挟んで擦る

あごをグッと持ち上げるように

温湿布などで顔を温めたあと、オイルを手にとり、人差し指と親指であごを挟むようにし、耳に向かって擦ります。

❷ 鼻から耳に向かって擦る

指3本のはらを使って、鼻から耳に向かってスーッと擦ります。次に小さな円を描きながら擦ります。

❸ 鼻のラインとほお骨を擦る

中指で目頭から小鼻に向かって擦り、次にほお骨を擦ります。

❹ ほお骨を圧迫する

手

ほお骨を上へ持ち上げるイメージで

手根でほお骨を圧迫します。小鼻の横から耳に向かって3カ所ほど圧迫しましょう。

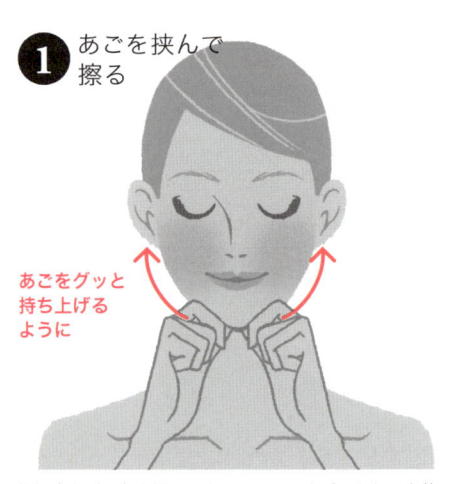

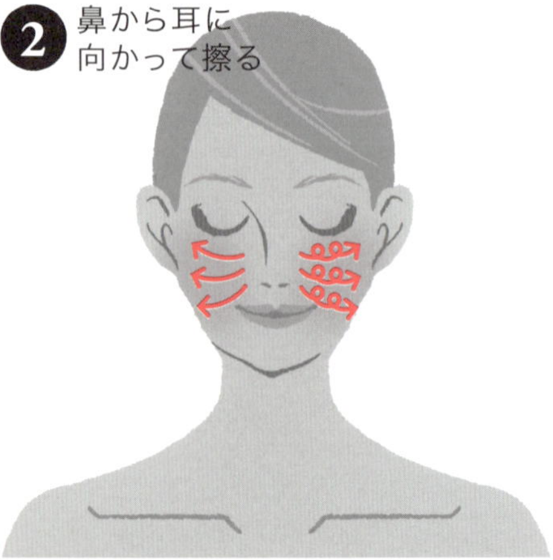

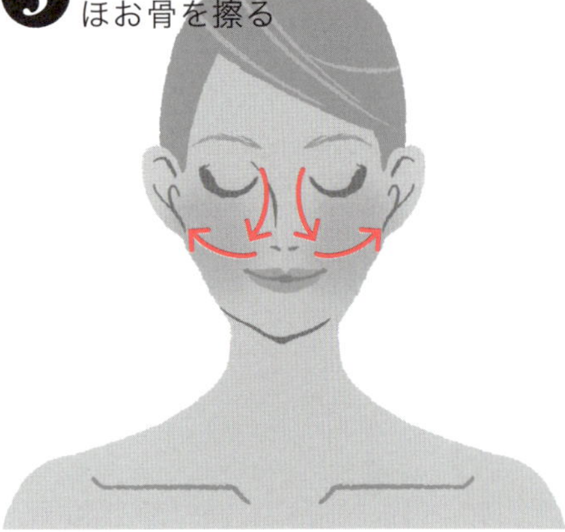

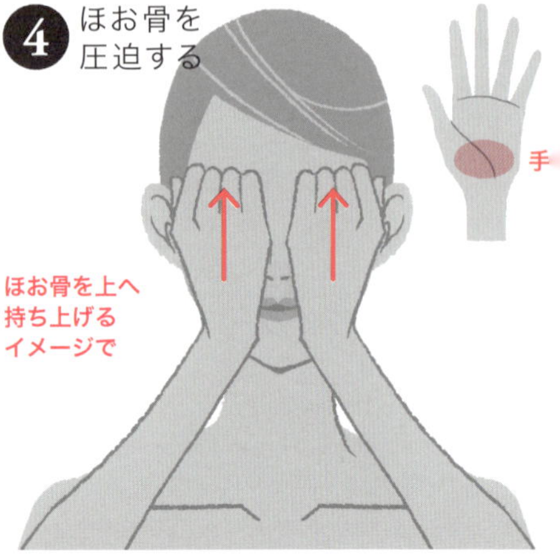

おすすめのブレンド①	おすすめのブレンド②
ノーマル肌から ドライ肌のケアに	ノーマル肌から オイリー肌のケアに
植物油 ················· 10㎖ **ゼラニウム** ············ 1滴 **ラベンダー** ············ 1滴	植物油 ················· 10㎖ **イランイラン** ·········· 1滴 **グレープフルーツ** ······ 1滴

❺ 目のまわりの骨を軽く押す

目の上は親指で
目の下は中指で

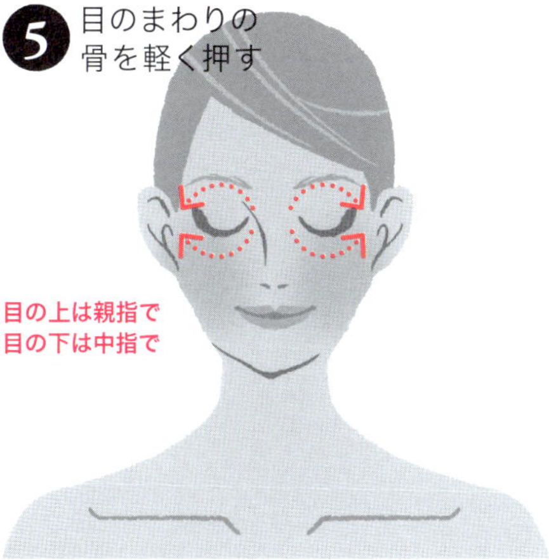

目のまわりの骨を目頭から目尻に向かって、少しずつずらしながら軽く押します。

❼ 額を擦る

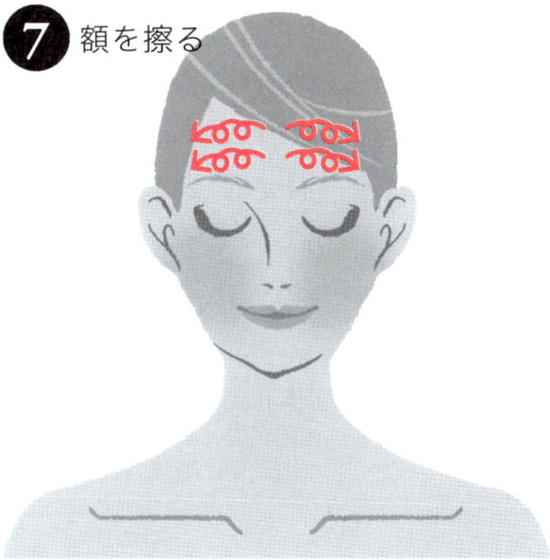

額の中央から外側に向かって、円を描きながら擦ります。

❻ 眉毛をつまむ

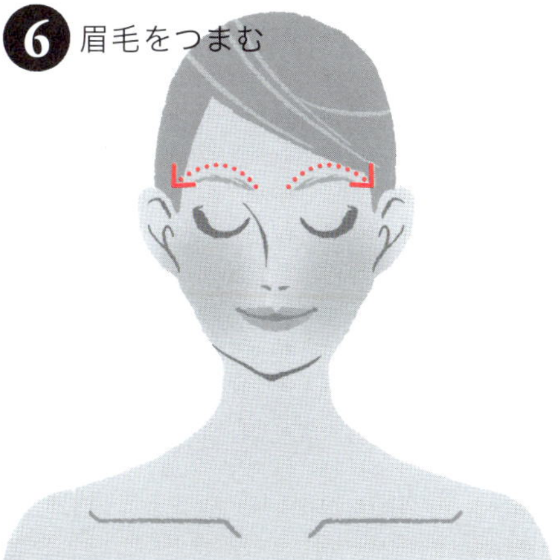

顔の内側から外側に向かって、少しずつずらしながら親指と人差し指で眉毛をつまみます。

❽ 耳から鎖骨に向かって擦る

リンパを
鎖骨へ流す
イメージで

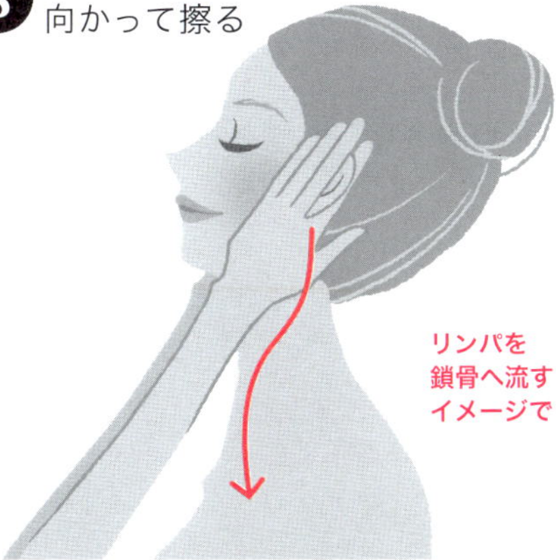

少しあごを上げ、耳を人差し指と中指で挟むようにし、そのまま鎖骨に向かって擦ります。

ヘアケア・スカルプケア
のためのマッサージ

美しい髪に必要なのは、健康な頭皮。土がよいとおいしい野菜が育つのと同じです。マッサージする際は爪を立てないように注意しながら行いましょう。ストレスは抜け毛の原因になりやすいため、リラックスする時間も大切に。

❶ 頭全体を擦る

指先に少し力を入れましょう

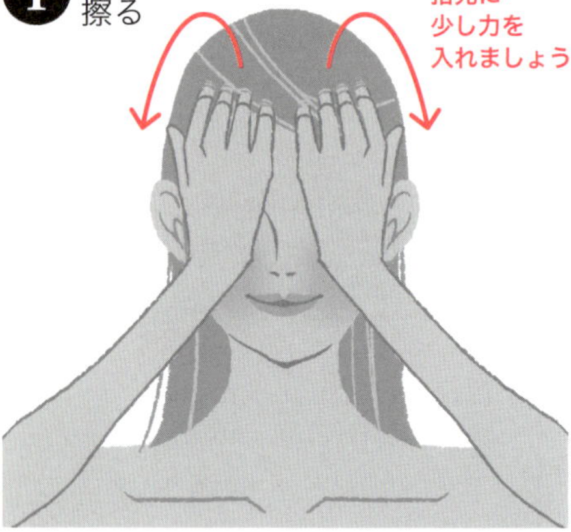

オイルは塗布せず、指を軽く広げた状態で前頭から髪をすくような感じで、前から後ろに向かって頭全体を擦ります。

❷ 髪の毛を引き上げる

つかむ位置を少しずつ変えましょう

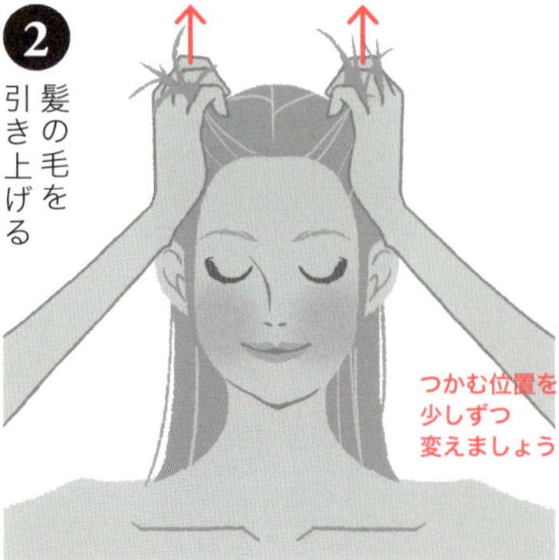

指を広げて髪の毛の根元に差し込み、髪の毛をつかんで上に引き上げます。頭全体を行います。

❸ 頭皮を動かす

指のはらを頭皮にぴったりつけ、すべらないように

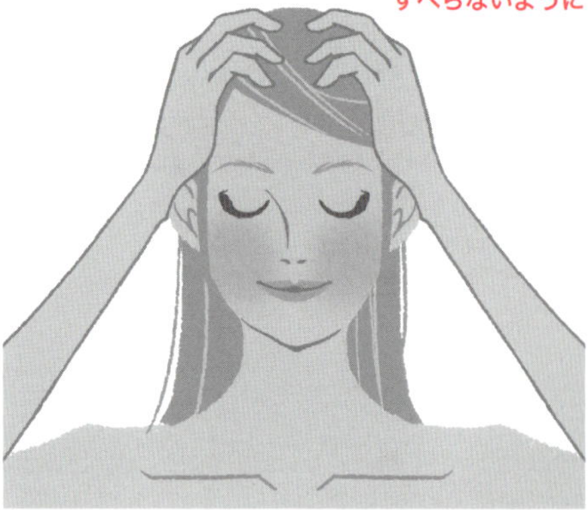

オイルを手にとり、指のはらに少し力を入れて、円を描くように頭皮を動かします。前から後ろへ少しずつ指を移動します。

❹ 頭全体を圧迫する

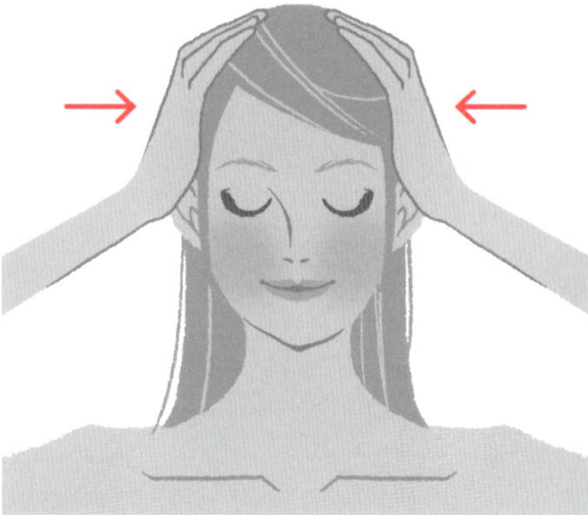

手根（12ページ参照）を頭皮につけ、圧迫します。少しずつ手を移動しながら、頭全体を圧迫しましょう。

おすすめのブレンド①	おすすめのブレンド②
抜け毛が気になる ときのケアに	**フケが気になる ときのケアに**
植物油 …………………… 10㎖ **レモン** ………………… 2滴 **ローズマリー** ………… 1滴	植物油 …………………… 10㎖ **サイプレス** …………… 1滴 **ラベンダー** …………… 1滴 **ローズマリー** ………… 1滴

❺ 頭全体を軽く叩く

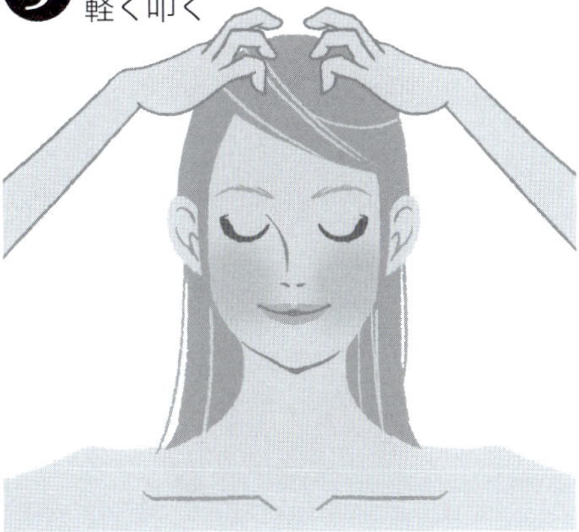

指のはらで頭皮をつまむようにしながら、トントンとリズミカルに頭全体を軽く叩きます。

❻ 下から頭頂部に向かって擦る

頭皮を引っぱり上げるイメージで

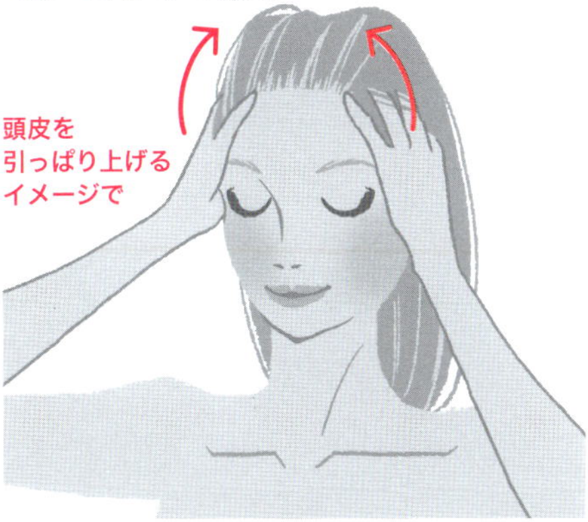

指を広げて、指のはらを頭皮に当て、下から頭頂部に向かって少し力を入れて頭全体を擦ります。

❼ こめかみを圧迫する

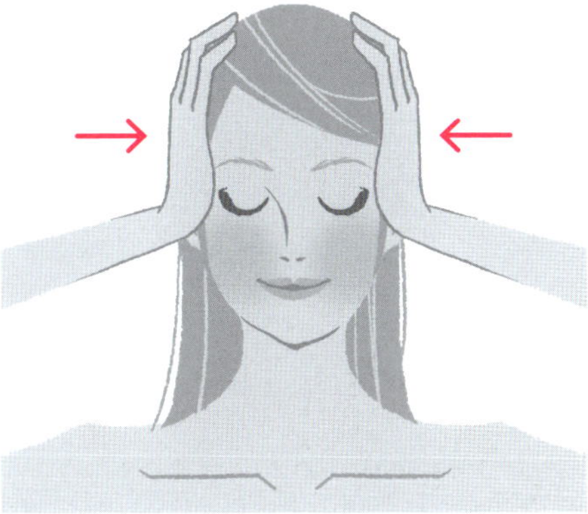

手のひらをこめかみ辺りに当て、圧迫します。

❽ 頭頂部のツボ「百会」を押す

百会

オイルが気になるならこのあとシャンプーしましょう

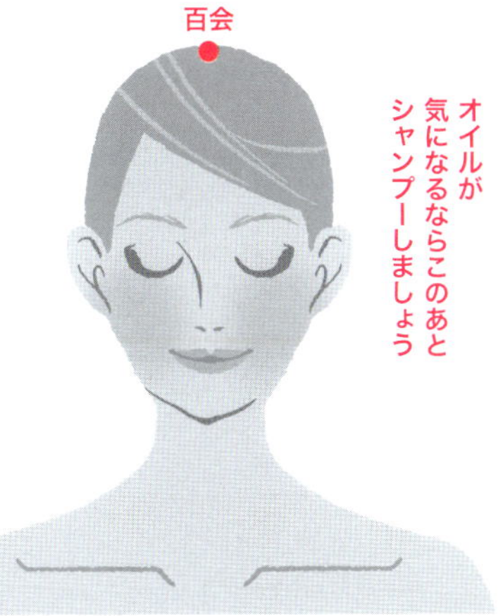

頭頂部にあるツボ「百会」を、両手の中指と薬指で押します。ゆっくり力を強めて3〜5秒押しましょう。

デコルテとバスト
のためのマッサージ

デコルテ（首からバストの上部）は、顔の一部だと思ってお手入れすることが美しさへの第一歩。基礎化粧品は顔と同様にデコルテに塗布する習慣をつけましょう。時々首を後ろにグーッと反らせてストレッチするのもおすすめです。

1 胸筋の運動をする

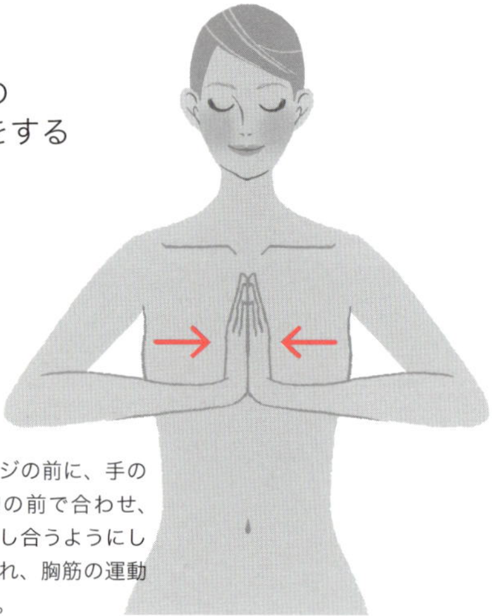

マッサージの前に、手のひらを胸の前で合わせ、互いに押し合うようにして力を入れ、胸筋の運動をします。

2 耳から鎖骨を擦る

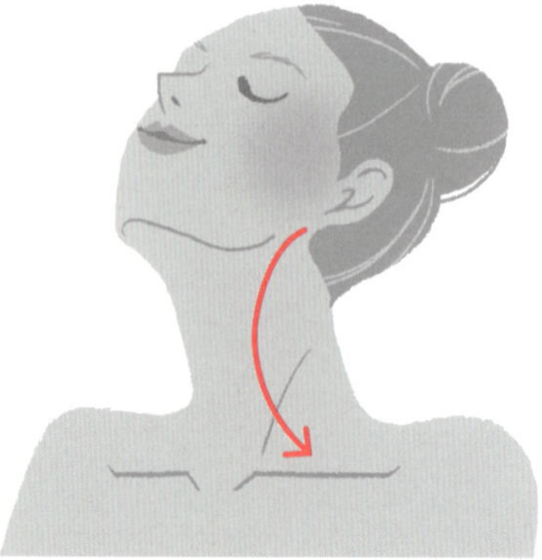

オイルを手にとり、首からバストまで手のひらで塗布します。次にあごを少し上げ、耳から鎖骨に向けて擦ります。

3 鎖骨の下から脇へ擦る

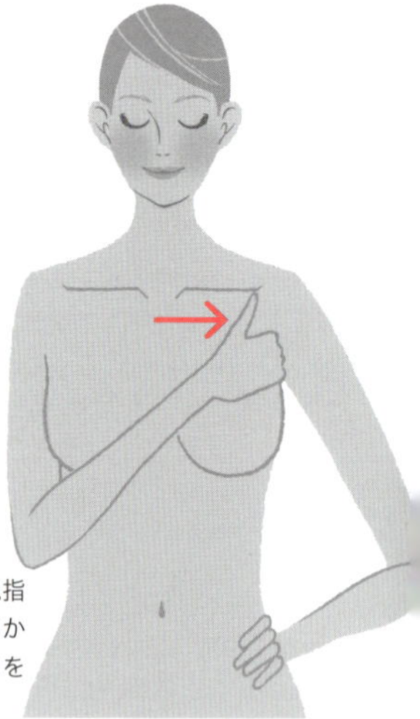

脇の下に手を入れ、親指で鎖骨の下から脇に向かって擦ります。少し力を入れて行いましょう。

4 脇のまわりを揉む

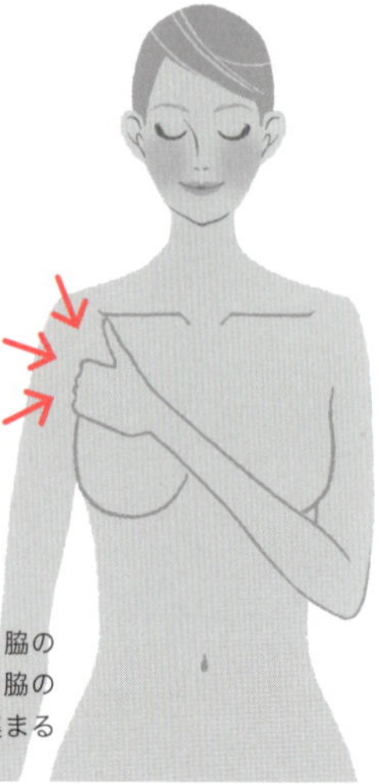

脇の下に手を入れ、脇のまわりを揉みます。脇の下にはリンパ管が集まるリンパ節があります。

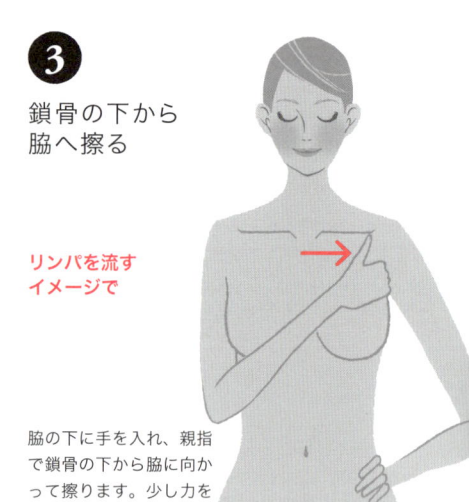

おすすめのブレンド①

女性らしい気分に浸れる華やかブレンド

植物油	10㎖
ジャスミン	1滴
フランキンセンス	1滴
ローズオットー	2滴

おすすめのブレンド②

幸せな気分をもたらすハッピーブレンド

植物油	10㎖
クラリセージ	2滴
ゼラニウム	2滴

5 体の側面を擦る

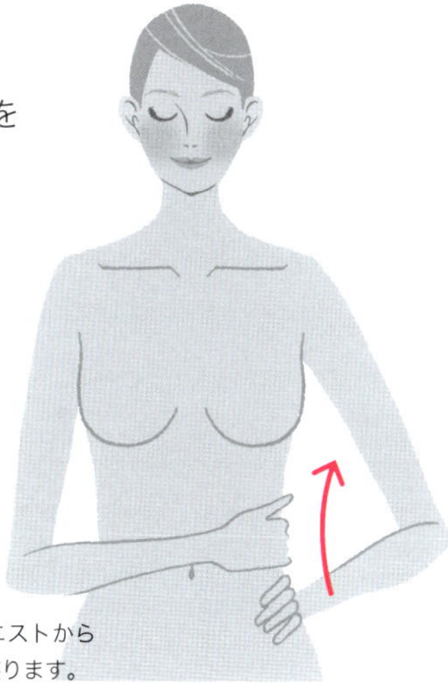

体の側面をウエストから脇に向かって擦ります。

6 バストをすくい上げるように擦る

バストを持ち上げるイメージで

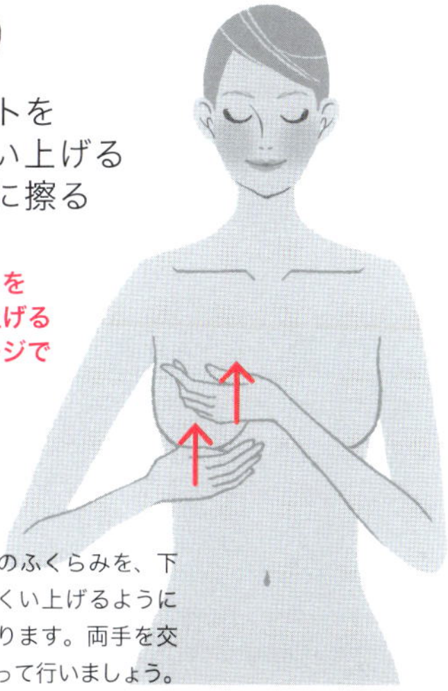

バストのふくらみを、下からすくい上げるようにして擦ります。両手を交互に使って行いましょう。

7 バストのふくらみに添わせて擦る

バストのふくらみに手を添わせるようにして、体の中心から脇に向かって擦ります。

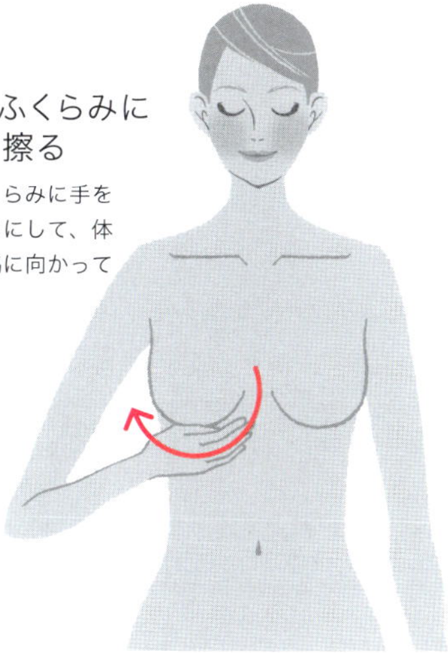

8 バストの上下を擦る

乳首にオイルがつかないように注意

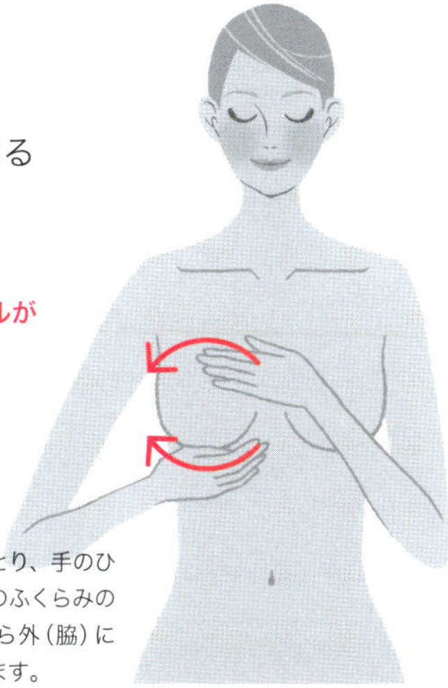

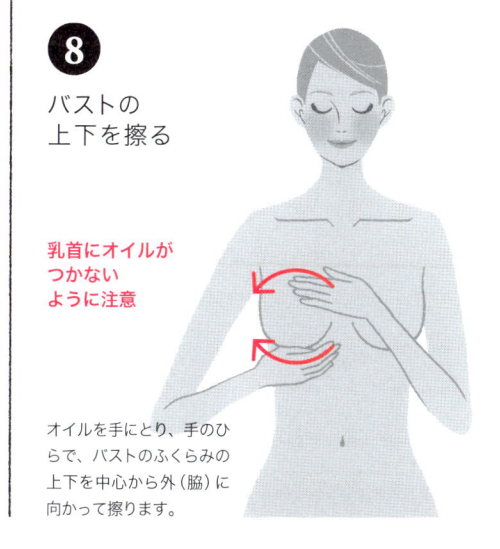

オイルを手にとり、手のひらで、バストのふくらみの上下を中心から外（脇）に向かって擦ります。

くびれたウエスト
のためのマッサージ

美しいウエストラインを目指すなら、マッサージと運動だけでなく、姿勢にも注意を。猫背になると、お腹が突き出たように見えます。腹筋を意識して背筋を伸ばし、少し胸をはるようにするだけでボディラインが変化します。

❶ お腹全体を擦る
オイルを手にとり、手のひらでお腹全体を擦りながら塗布します。

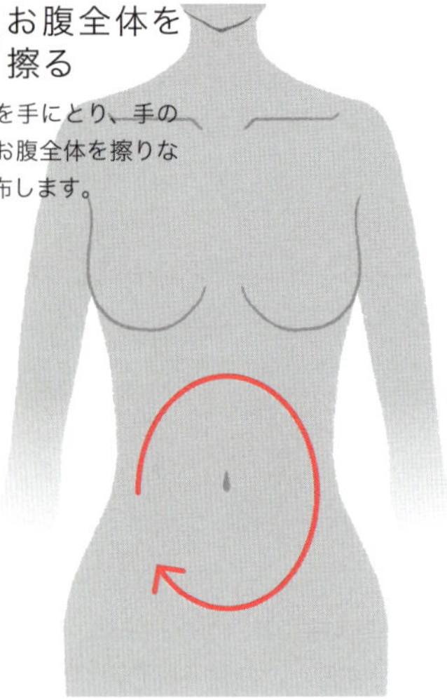

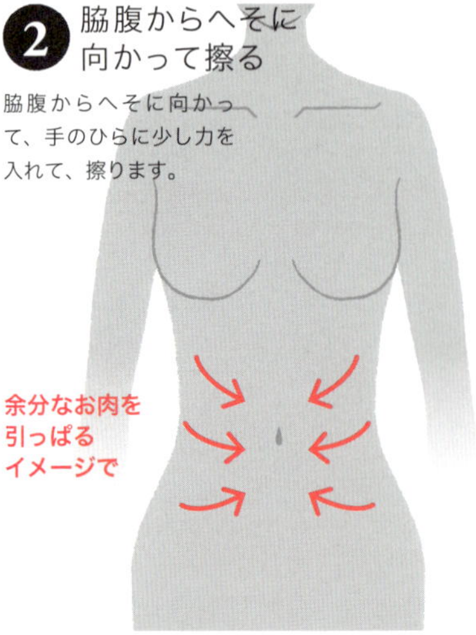

❸ お腹を揉みほぐす
お腹全体をしっかりと揉みほぐします。

余分なお肉を揉み出すイメージで

❷ 脇腹からへそに向かって擦る
脇腹からへそに向かって、手のひらに少し力を入れて、擦ります。

余分なお肉を引っぱるイメージで

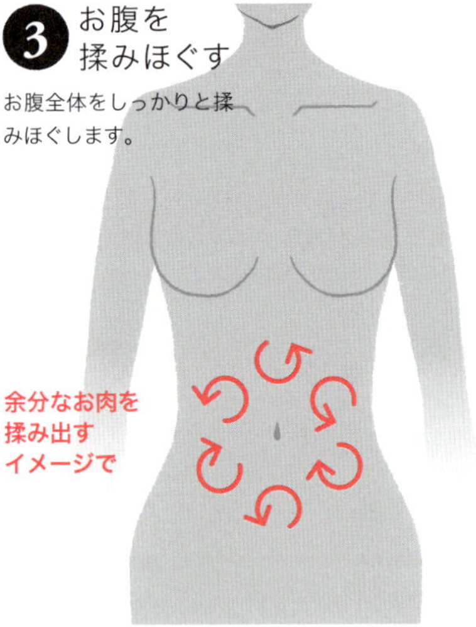

❹ お腹全体を叩く
手のひらを開き、お腹全体をパタパタと叩きます。次にグーにして叩きます。

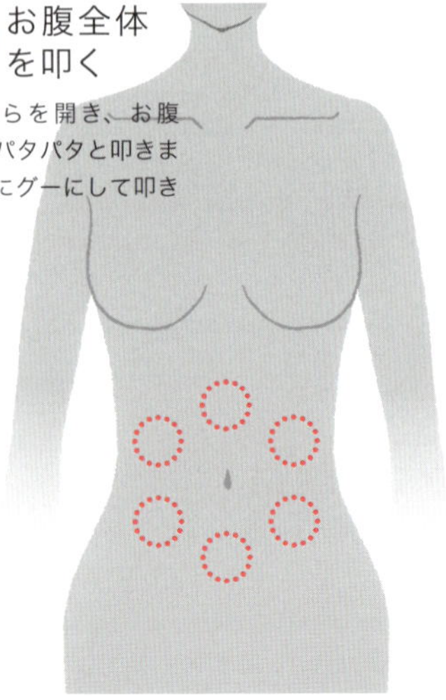

おすすめのブレンド①	おすすめのブレンド②
溜まった水分を排出させる すっきりブレンド	**消化不良を改善する お腹シェイプブレンド**
植物油 ………………………… 15㎖ **グレープフルーツ** …………… 3滴 **ジュニパーベリー** …………… 2滴 **ブラックペッパー** …………… 1滴	植物油 ………………………… 15㎖ **サイプレス** ………………… 2滴 **ペパーミント** ……………… 1滴 **レモン** ……………………… 3滴

❺ みぞおち辺りと へそのまわりを擦る

手のひらで、バストの下のみぞおちの辺りを、円を描きながら擦ります。次に、へそを中心に円を描きながら擦ります。

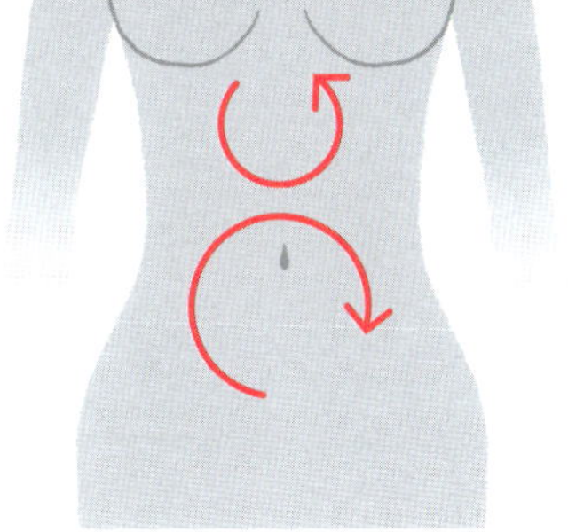

❼ お腹から脚の付け根に向かって擦る

手のひらで、お腹から脚の付け根に向かって擦ります。

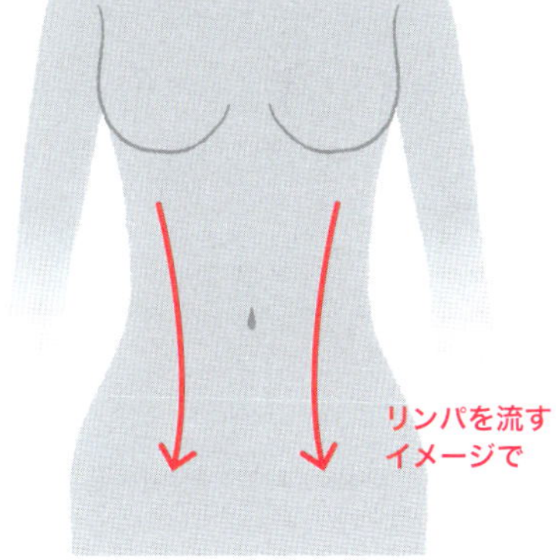

リンパを流す
イメージで

❻ 小さな円を描きながら擦る

指先に少し力を入れ、小さな円を描きながら、お腹全体を擦ります。大腸を刺激するようなイメージです。

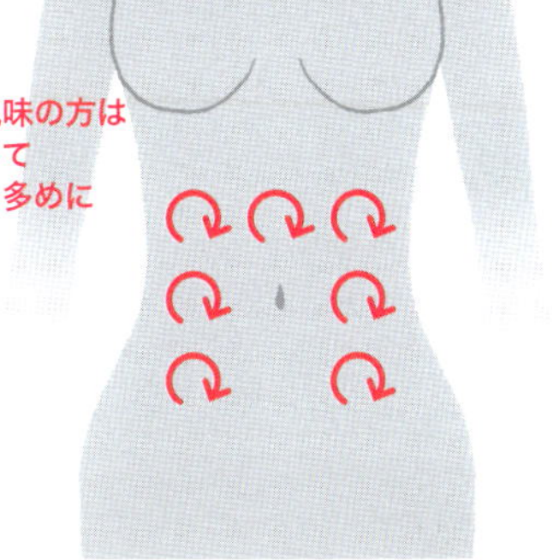

便秘気味の方は
意識して
回数を多めに

❽ 手のひらでお腹を温める

手のひらをお腹の上に重ねて当て、温めます。深呼吸を大きく2～3回行います。

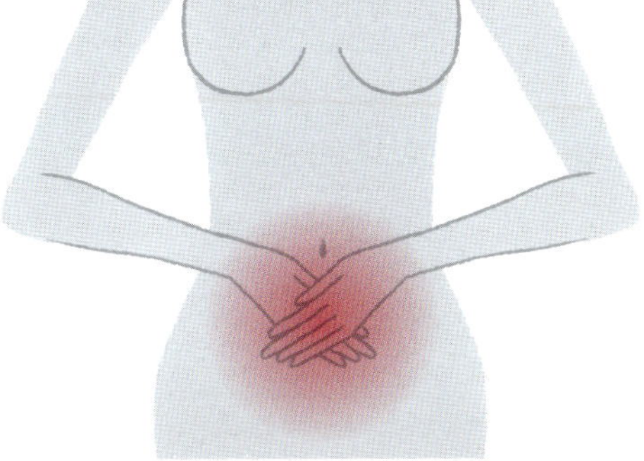

ヒップケア
のためのマッサージ

腕やお腹と違い、ヒップは自分の目で見えないもの。意識して鏡に映すようにしましょう。意識することは、想像以上に効果を発揮します。立っているときに、ヒップの筋肉に力を入れたり緩めたりを繰り返すのもおすすめです。

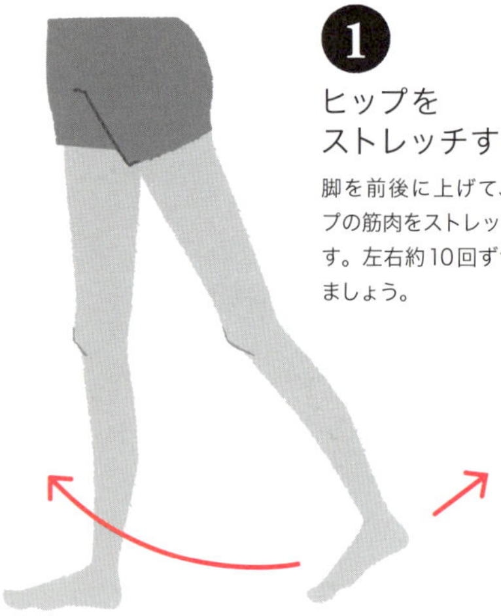

❶ ヒップをストレッチする

脚を前後に上げて、ヒップの筋肉をストレッチします。左右約10回ずつ行いましょう。

❸ ヒップを持ち上げるように擦る

手のひらで、ヒップを持ち上げるようにしながら擦ります。片方ずつ交互に行いましょう。

ヒップアップさせるイメージで

❷ 太ももの後ろからヒップを擦る

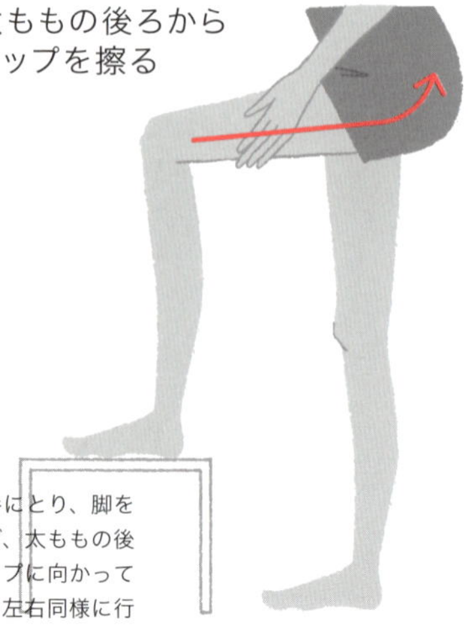

オイルを手にとり、脚を直角に曲げ、太ももの後ろからヒップに向かって擦ります。左右同様に行いましょう。

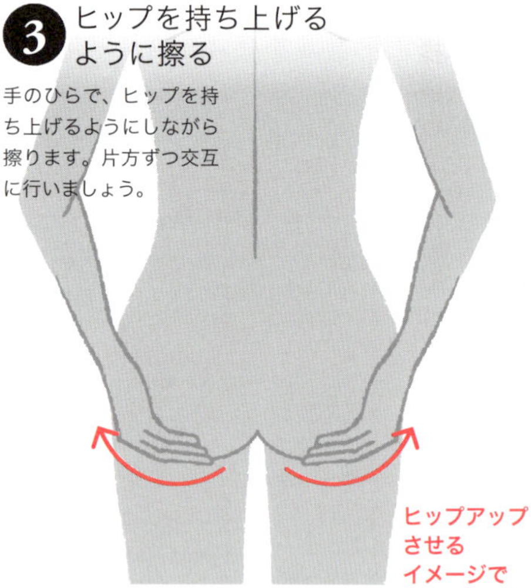

❹ ヒップ全体を叩く

手のひらを開き、ヒップをパタパタと叩きます。次にグーにして叩きます。

ヒップの余分なお肉を刺激するイメージで

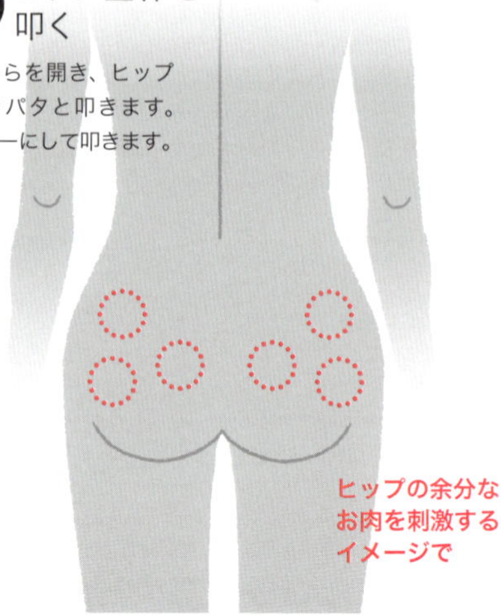

おすすめのブレンド①

小尻を目指す 脂肪燃焼ブレンド

植物油	15ml
ブラックペッパー	2滴
レモン	2滴
ローズマリー	2滴

おすすめのブレンド②

黒ずみを改善する ヒップケアブレンド

植物油	15ml
ゼラニウム	3滴
ブラックペッパー	1滴
ラベンダー	2滴

5 ヒップ全体を揉む

こぶしでヒップの山を、少し力を入れて揉みます。

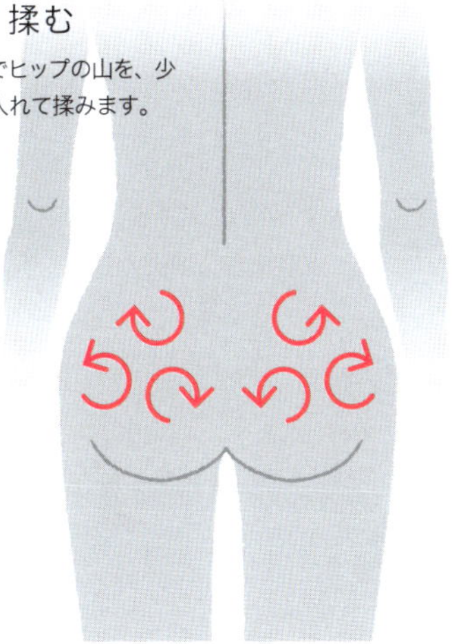

7 ヒップのツボ「次髎《じりょう》※」を押す

ヒップの真ん中部分にある仙骨（平らな骨）の上から2番目のくぼみにあるツボ「次髎」を押します。

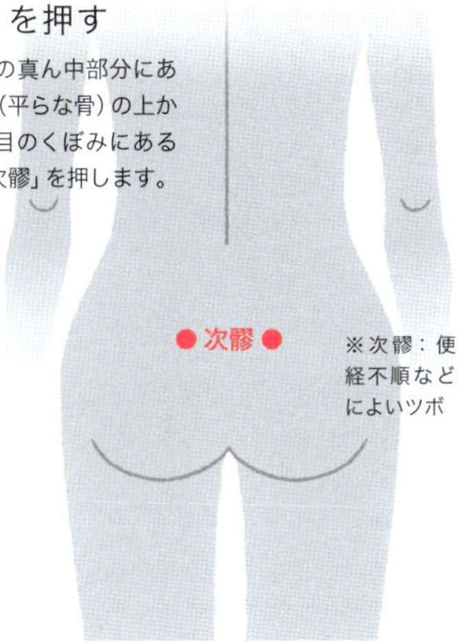

※次髎：便秘、月経不順などの改善によいツボ

6 ヒップ全体を擦る

両手のひらをヒップの山に沿わせるようにして、擦ります。

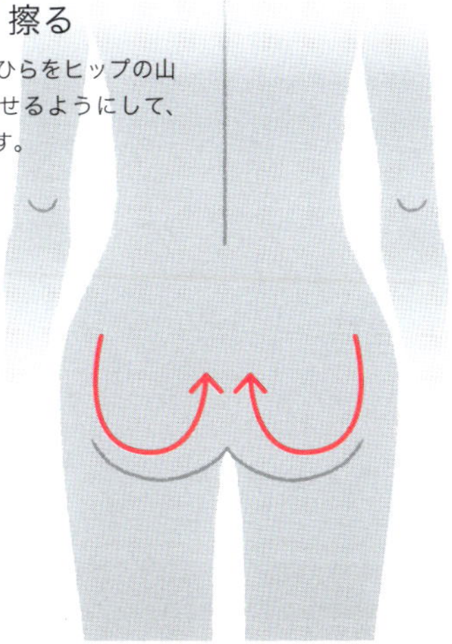

8 ヒップの筋肉を締める

ヒップに力を入れてギューッと締めて、緩めます。「締める→緩める」を5～6回繰り返しましょう。

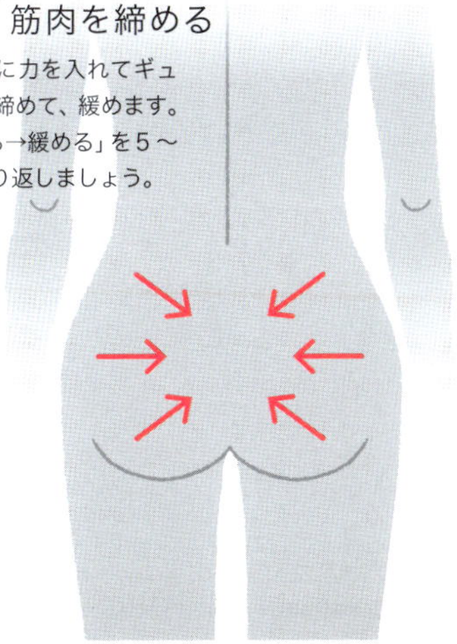

赤ちゃんとの
コミュニケーションマッサージ

赤ちゃんに行うマッサージは、マッサージによる効果を期待するより、親子のコミュニケーションととらえましょう。余裕があるときに楽しみ、赤ちゃんとのスキンシップが、ママやパパのリラクゼーションになればベストです。

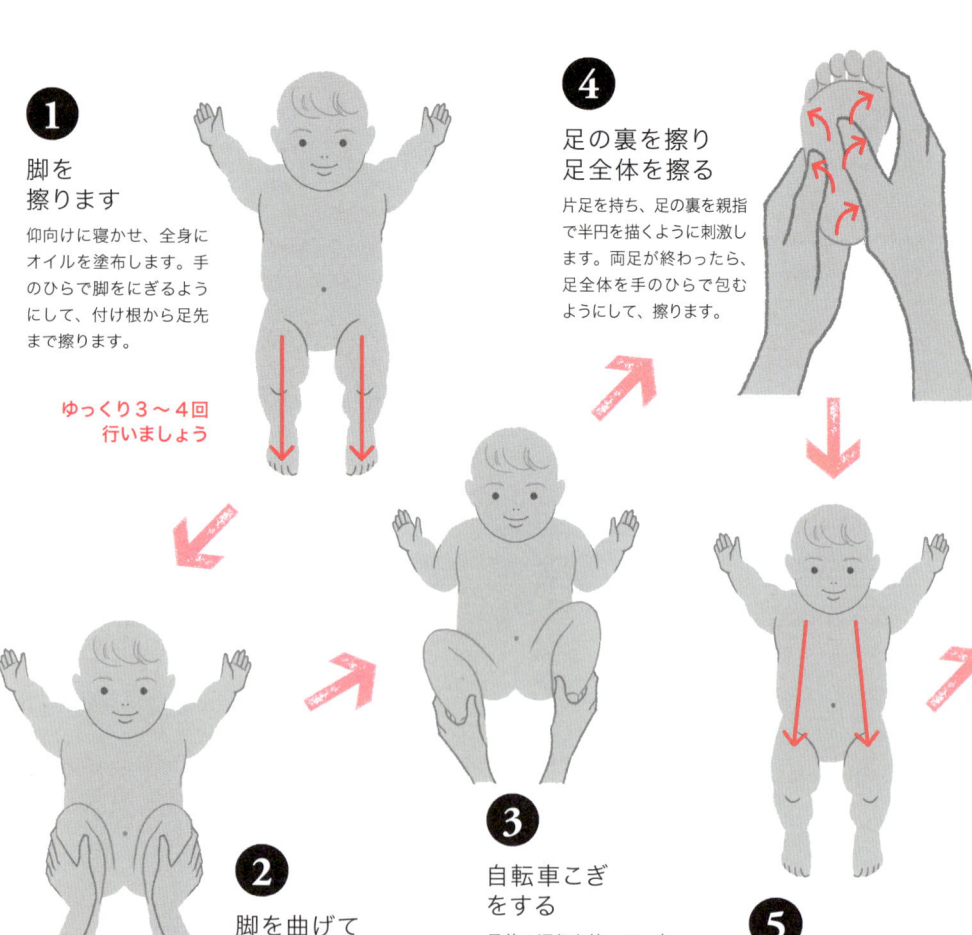

❶ 脚を擦ります

仰向けに寝かせ、全身にオイルを塗布します。手のひらで脚をにぎるようにして、付け根から足先まで擦ります。

ゆっくり3～4回行いましょう

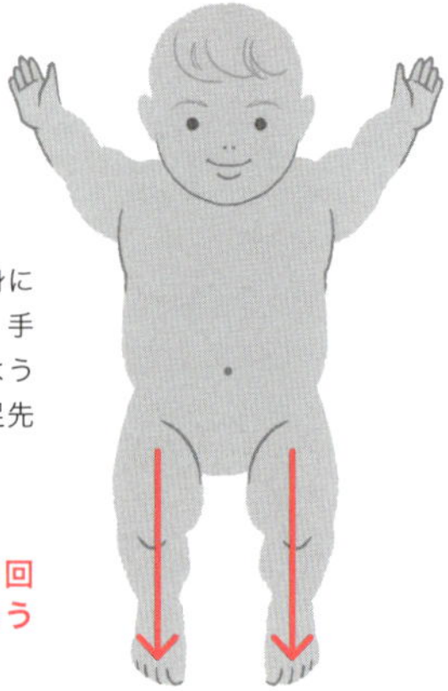

❷ 脚を曲げて伸ばす

足首の辺りを持ち、脚をグッとお腹につくように折り曲げ、伸ばします。「曲げる→伸ばす」を3回くらい繰り返しましょう。

便秘気味の赤ちゃんにはとくにおすすめ

❸ 自転車こぎをする

足首の辺りを持って、自転車こぎをします。無理なく、ゆっくりと行いましょう。

❹ 足の裏を擦り足全体を擦る

片足を持ち、足の裏を親指で半円を描くように刺激します。両足が終わったら、足全体を手のひらで包むようにして、擦ります。

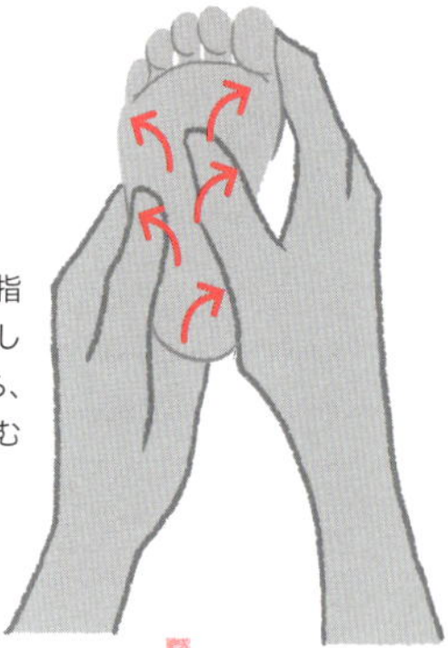

❺ 体の前面を擦る

体の前面を、手のひらで肩から脚の付け根に向かって擦ります。

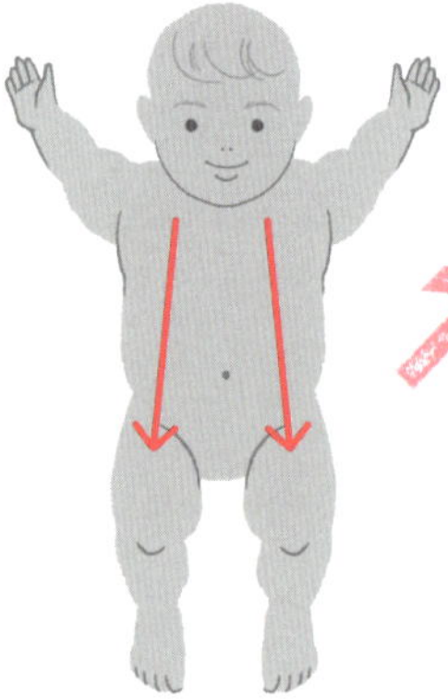

アドバイス

3歳未満の幼児にマッサージをする際は、精油は使用せず、植物油のみで行います。肌に優しいスイートアーモンド油がおすすめ。植物油を使用する前に、パッチテスト（4ページ参照）を行いましょう。

マッサージを始める前に

- ●部屋の中は、暖かくしておきましょう。
- ●授乳したあとは、40～45分ほど待ってから行いましょう。
- ●ママやパパは手を清潔にして、アクセサリー類はすべてはずしてから始めましょう。
- ●植物油もママやパパの手も温めてから始めましょう。
- ●赤ちゃんの体調が優れないときは、無理に行わないでください。

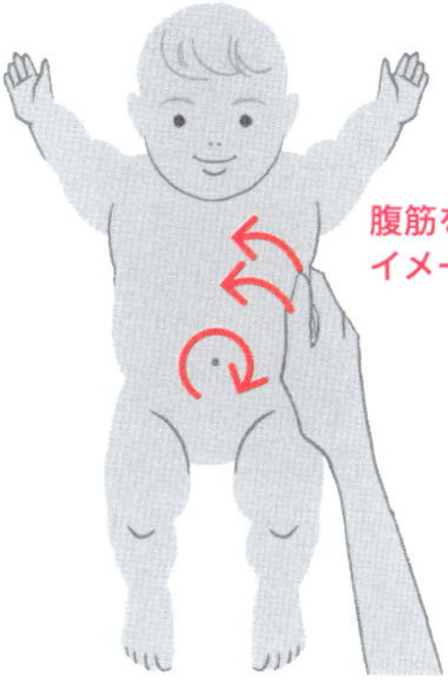

6 お腹と胸の横を擦り上げる

おへそを中心に時計まわりに擦り、胸の横を両手のひらで擦り上げます。

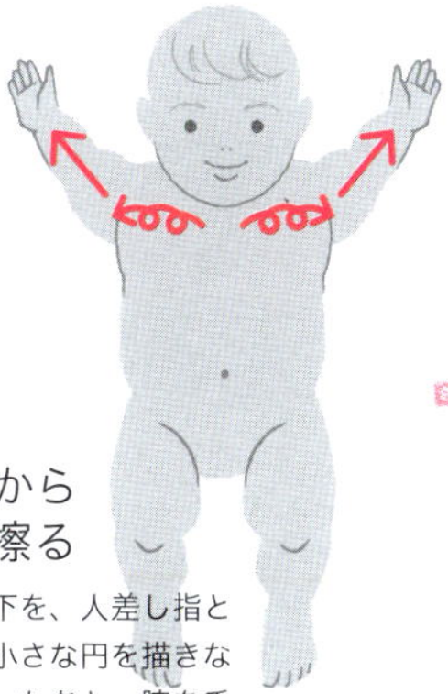

7 鎖骨から腕を擦る

鎖骨の下を、人差し指と中指で小さな円を描きながら擦ったあと、腕を手のひらで包むようにして擦ります。

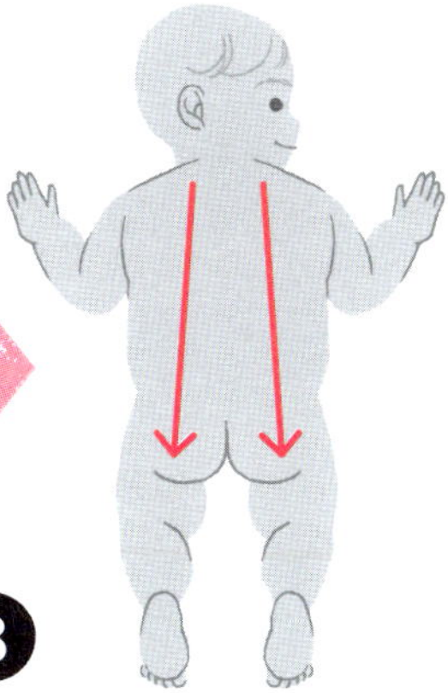

8 首からお尻まで擦る

うつぶせに寝かせます。背中全体にオイルを塗布し、手のひらで首からお尻に向かって擦ります。

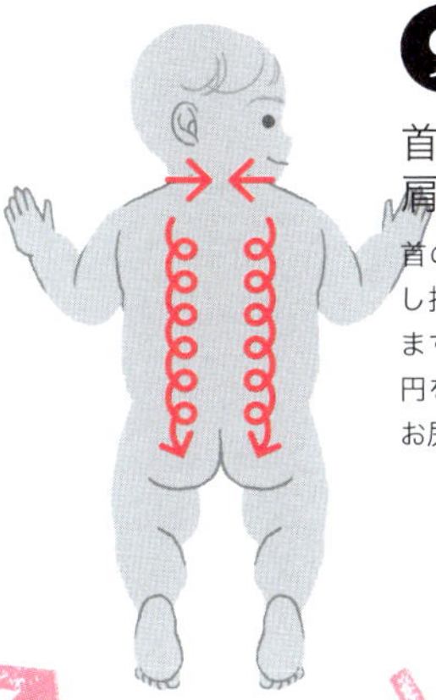

9 首の後ろをつまみ肩からお尻を擦る

首の後ろを、親指、人差し指、中指で軽くつまみます。そのあと、小さな円を描きながら、肩からお尻に向かって擦ります。

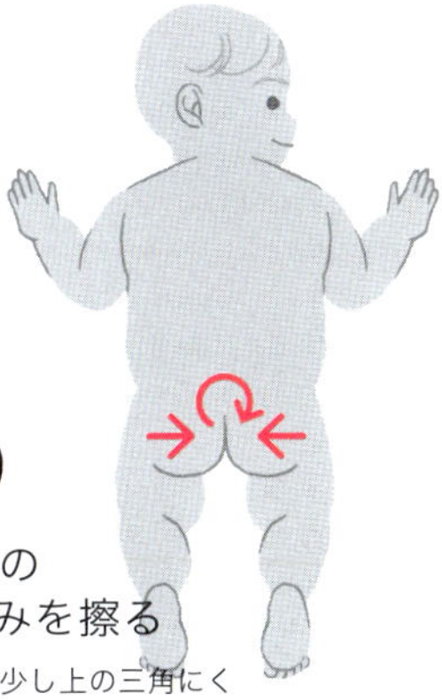

10 お尻のくぼみを擦る

お尻の少し上の三角にくぼんだ部分を指3本で擦り、そのあと、お尻を軽くつまむようにして揉みます。

最後に体全体を擦って終わりましょう

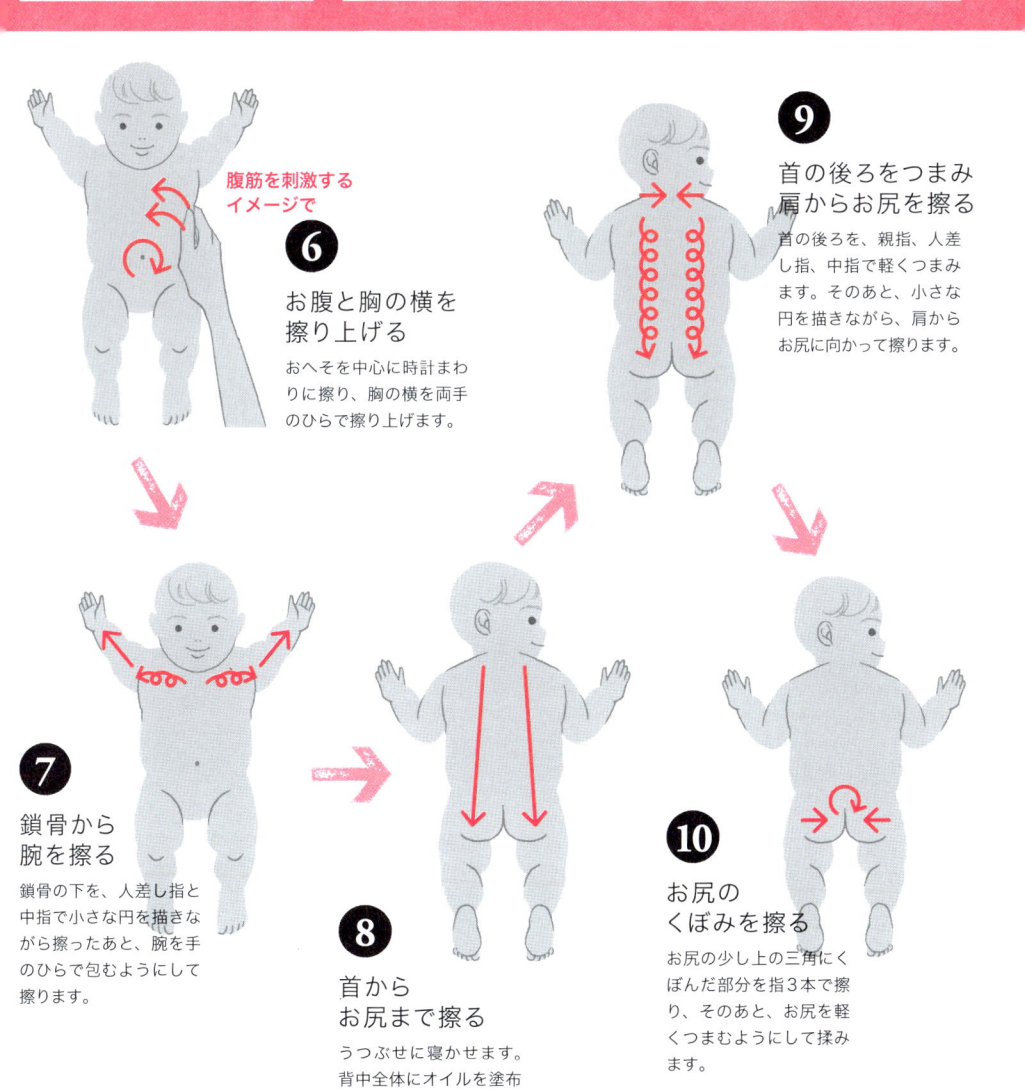

幼児とのコミュニケーションマッサージ

子供はスキンシップが大好き。歩き始めて、活発に動くようになっても無理のない範囲で続けましょう。ポイントは、言葉を理解し始めるので、吹き出し内のような声をかけながら行うこと。子供も集中し、喜んでくれます。

❶ 胸から脚まで擦り脚の付け根から足先まで擦る

オイルを手にとり、仰向けに寝かせ、胸から脚まで、手のひらで擦ります。次に脚の付け根から足先まで擦ります。

「あ〜し、あ〜し」
「長くな〜れ」

❷ 脚を折り曲げる

足首の辺りを持ち、脚をグッとお腹につくように折り曲げ、伸ばします。

「ぎゅう〜ぎゅう〜」
「かわいいね〜」

❸ 自転車こぎをする

足首の辺りを持って自転車こぎをします。無理なく、ゆっくりと行いましょう。

「いちに！ いちに！」
「こいで〜こいで〜」

❹ 胸からお腹を擦りへそのまわりを擦る

胸からお腹に向かって、手のひらでゆっくり擦ったあと、円を描きながらへそのまわりを、擦ります。

「おりこうさん」
「今日のウンチは出たかな〜？」

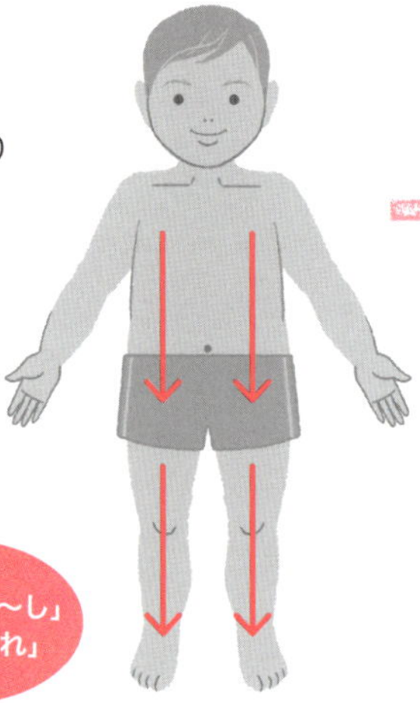

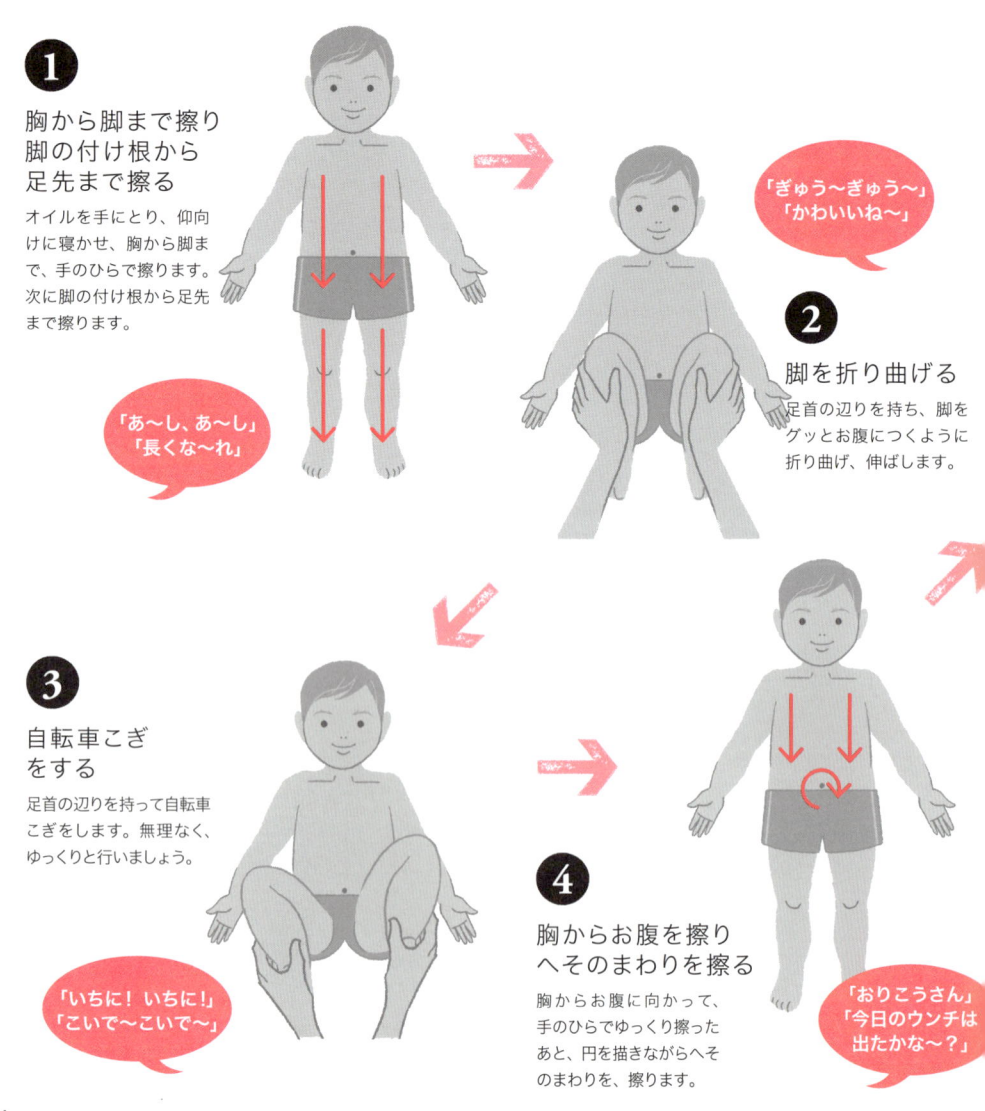

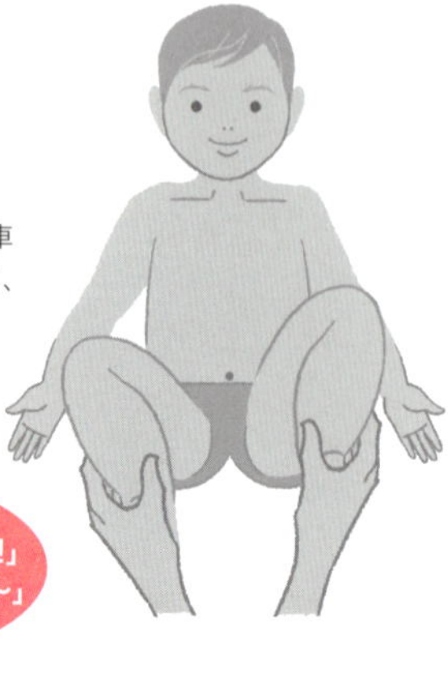

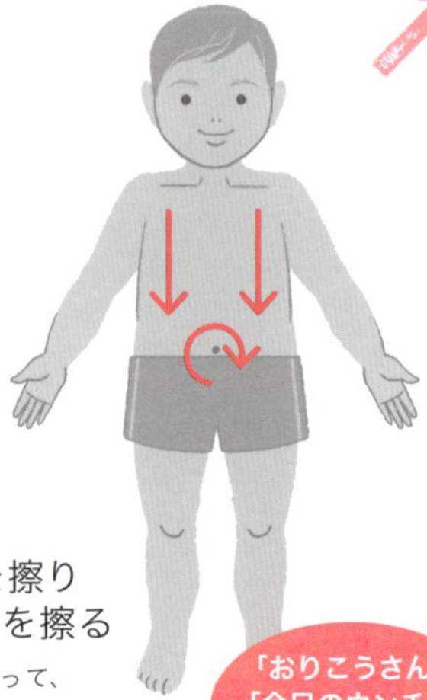

アドバイス

幼稚園くらいになり、親の言うことを理解するようになると、マッサージ中はあまり動かないようになります。その頃になったら、精油をブレンドしたオイルでマッサージしてあげましょう。もし、動き出してしまうようなら、部屋も汚れるので、無理してオイルは使わずに、服の上から体を擦るだけでもかまいません。

おすすめのブレンド

子供にも安心なリラックスブレンド

植物油 …………………… 25mℓ
オレンジ・スイート or
カモミール・ローマン or
ラベンダー
……………どれかを1滴

※子供には、大人の10分の1程度の希釈濃度から始め、多くても2分の1程度で行いましょう。このレシピは0.2%の希釈濃度です。3歳未満の子供には植物油のみで行ってください。

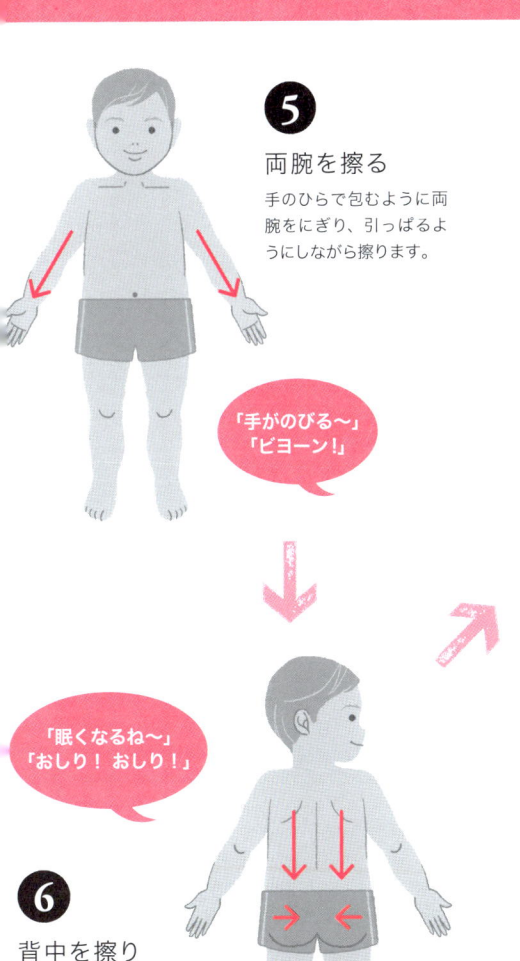

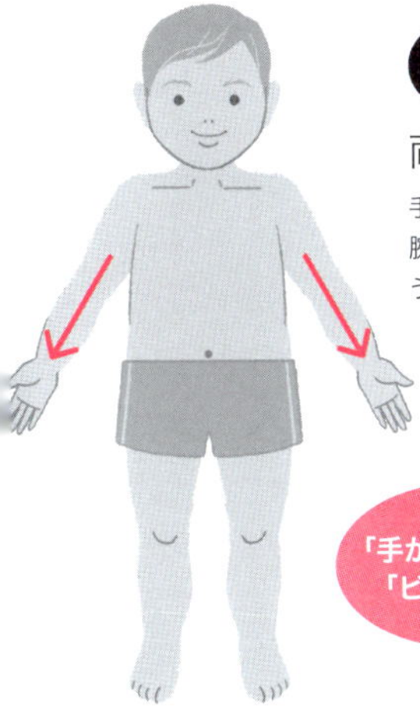

5 両腕を擦る

手のひらで包むように両腕をにぎり、引っぱるようにしながら擦ります。

「手がのびる〜」
「ビヨーン!」

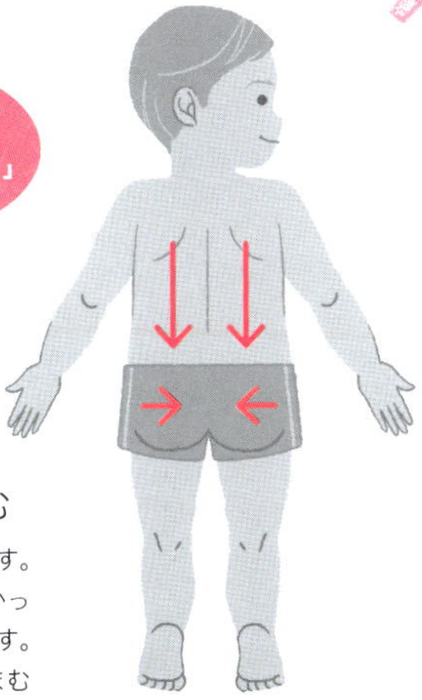

「眠くなるね〜」
「おしり! おしり!」

6 背中を擦り お尻を軽く揉む

うつぶせに寝かせます。背中を肩から腰に向かって手のひらで擦ります。そのあと、お尻をつまむようにして軽く揉みます。

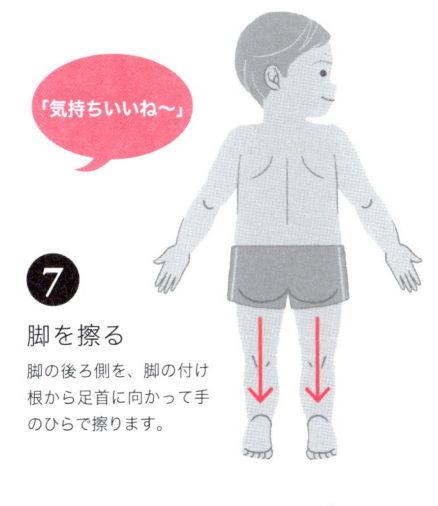

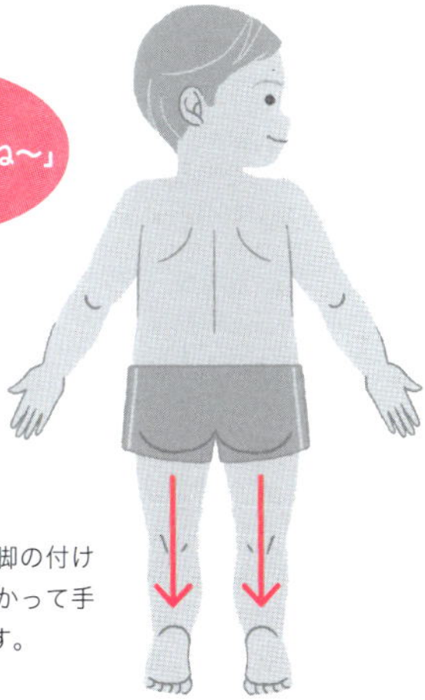

「気持ちいいね〜」

7 脚を擦る

脚の後ろ側を、脚の付け根から足首に向かって手のひらで擦ります。

8 足の裏を擦り 手のひらと足の裏を合わせます

片足を持ち、足の裏を親指でくるくる擦って刺激します。両足終わったら、足の裏に手のひらを合わせ、一緒に深呼吸します。

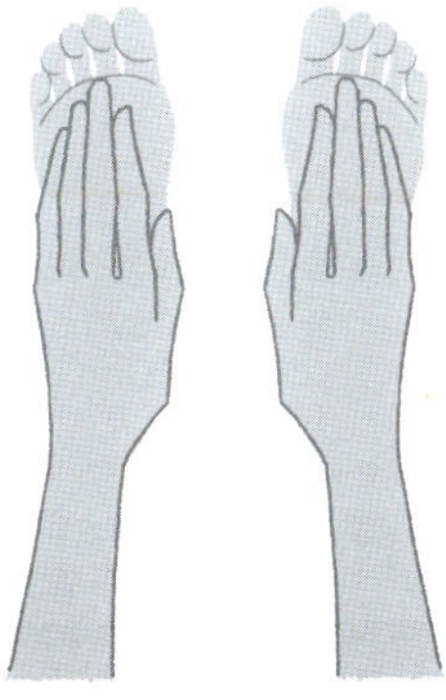

最後はしっかりと抱きしめて終わりましょう

思春期の子供との
コミュニケーションマッサージ

思春期は複雑な年頃。会話が減った子供もマッサージをしながらなら話がはずむかもしれません。ここでは運動の疲れを癒す脚のマッサージを紹介しますが、女の子なら12～13ページのフェイシャルマッサージもおすすめです。

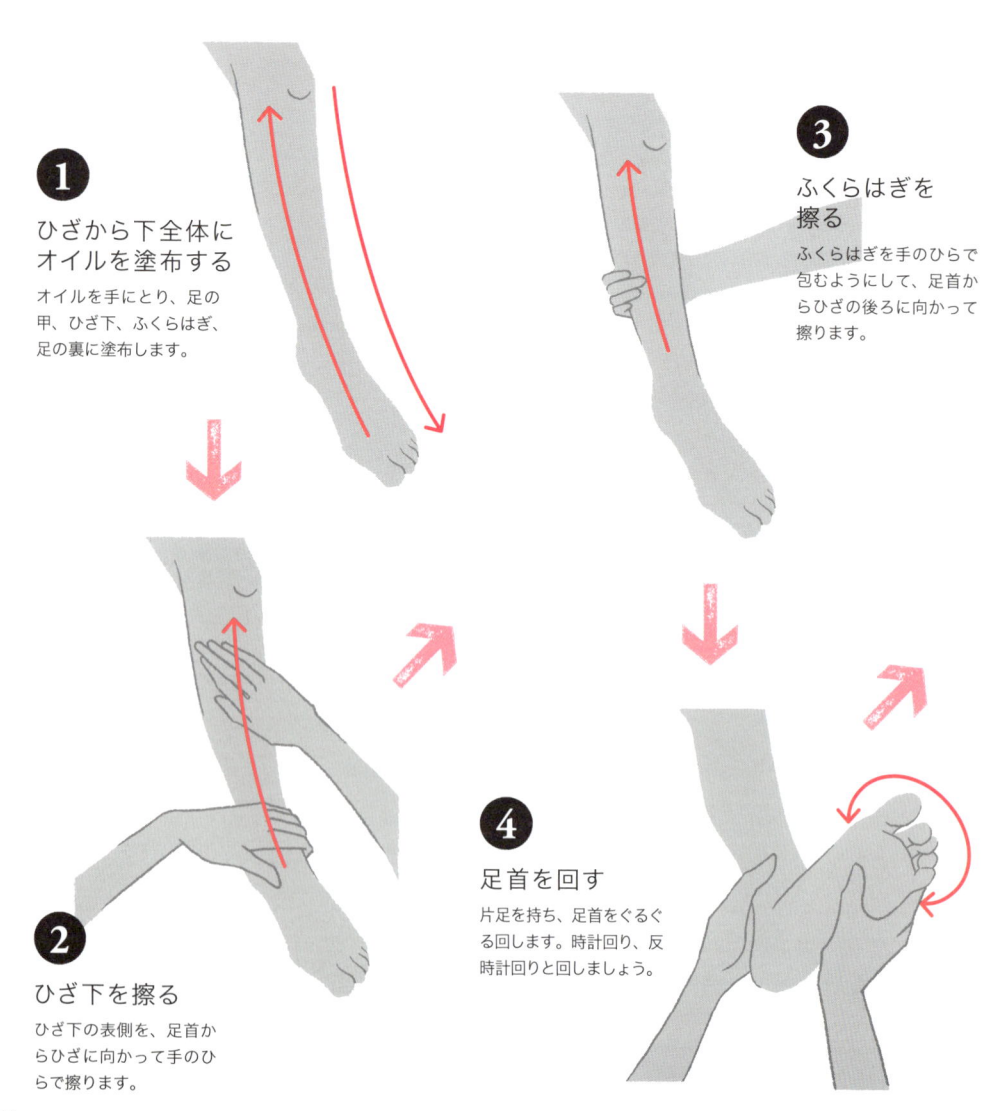

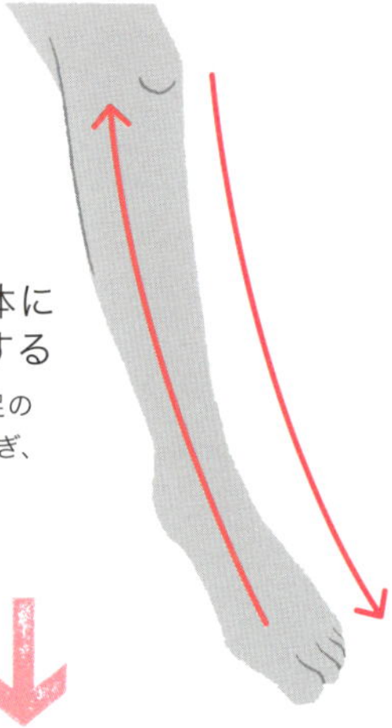

1 ひざから下全体にオイルを塗布する

オイルを手にとり、足の甲、ひざ下、ふくらはぎ、足の裏に塗布します。

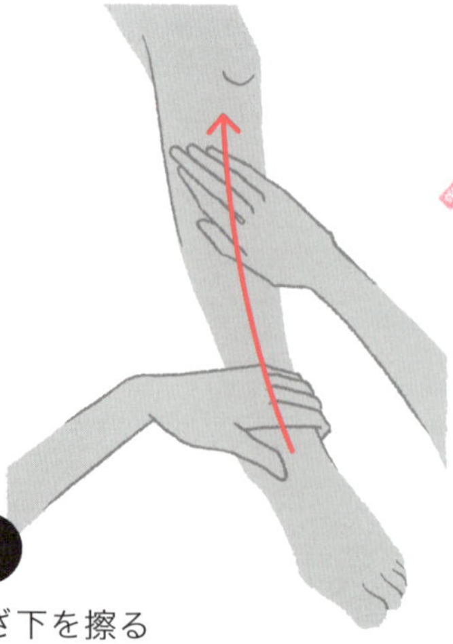

2 ひざ下を擦る

ひざ下の表側を、足首からひざに向かって手のひらで擦ります。

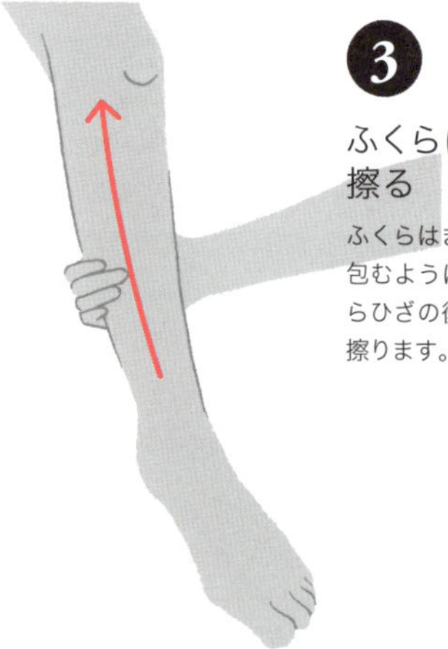

3 ふくらはぎを擦る

ふくらはぎを手のひらで包むようにして、足首からひざの後ろに向かって擦ります。

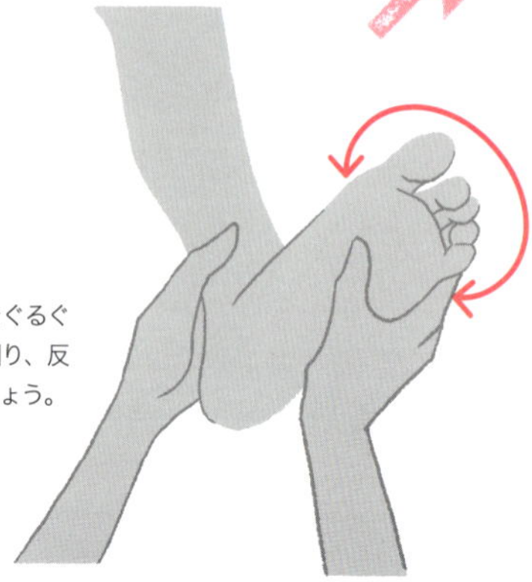

4 足首を回す

片足を持ち、足首をぐるぐる回します。時計回り、反時計回りと回しましょう。

※大人より少し低い希釈濃度のレシピです。大人と同じくらいの体格であれば、様子を見ながら、2%の希釈濃度で行ってもかまいません。

おすすめのブレンド①

男の子向き さわやかブレンド

植物油	15mℓ
サイプレス	2滴
レモン	2滴

おすすめのブレンド②

女の子向き スイートブレンド

植物油	15mℓ
ゼラニアム	1滴
ベルガモット	3滴

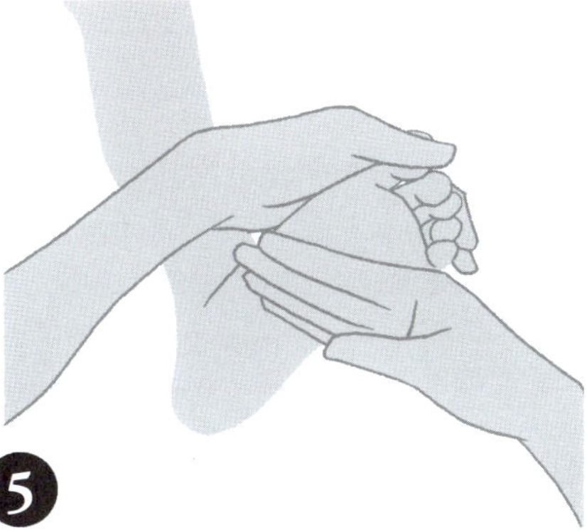

5

足の裏を叩く

手の甲で足の裏を叩きます。トントントンとリズミカルに叩きましょう。

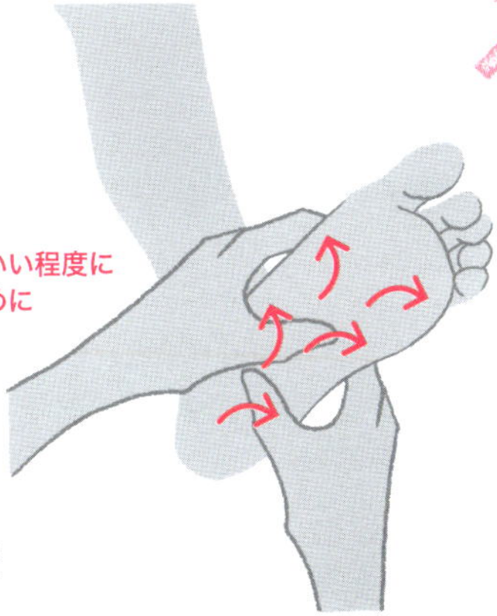

気持ちいい程度に少し強めに

6

足の裏を擦る

足の裏全体を、親指で半円を描くようにして、下から上に向かって擦ります。

7

指を回す

指を時計回り、反時計回りと回します。そのあと、指の付け根からしごくように引っぱります。

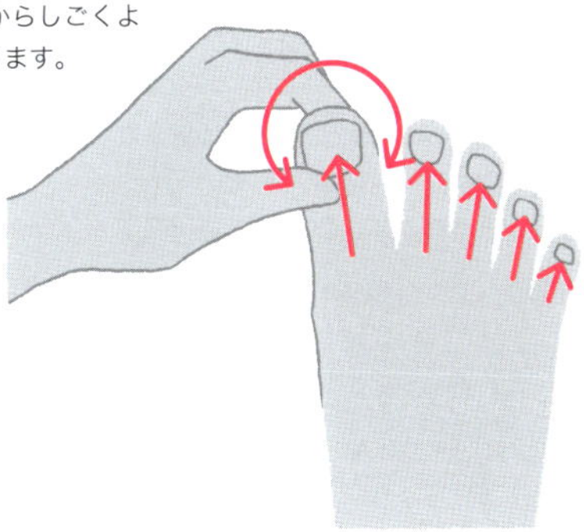

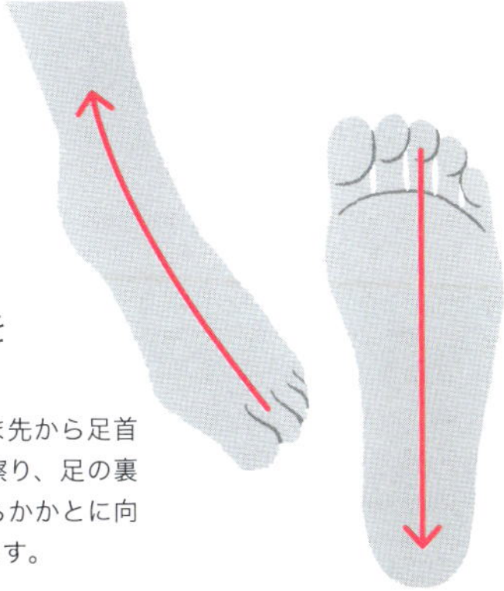

8

足全体を擦る

足の甲はつま先から足首に向かって擦り、足の裏はつま先からかかとに向かって擦ります。

カップルで楽しむ
コミュニケーションマッサージ

人の温もりを肌で感じるマッサージはリラクゼーション効果が高く、信頼できるパートナーとなら幸福感も高まります。自分では手の届かない場所をマッサージしてもらい、肌に触れ合うことで二人の距離は縮まることでしょう。

1

お互いの足の裏を擦る

お互いが向き合って座ります。オイルを手にとり、足の裏全体を親指で半円を描きながら、下から上に向かって擦ります。

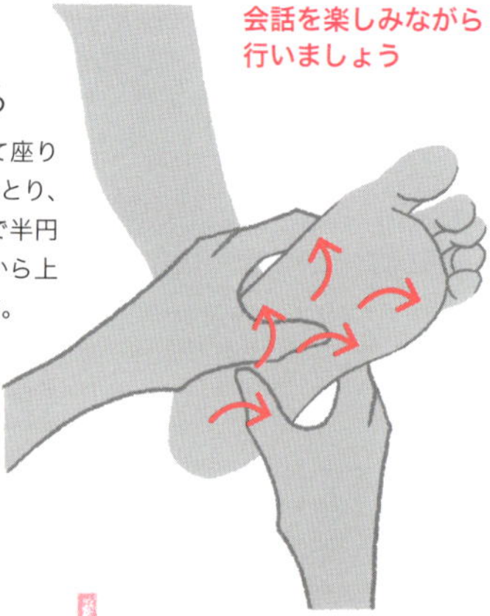

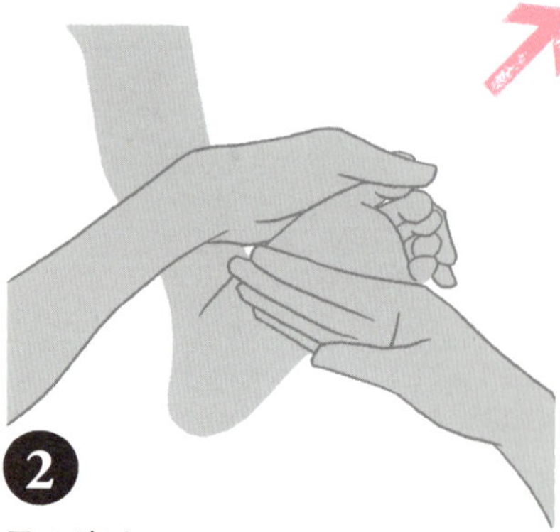

2

足の裏を叩く

手の甲で足の裏を叩きます。トントントンとリズミカルに叩きましょう。

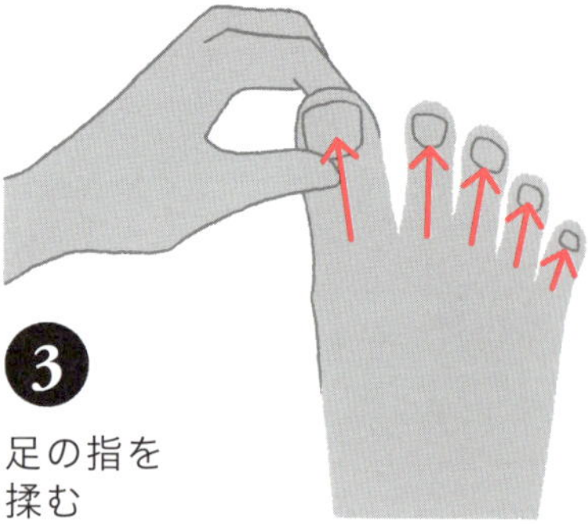

3

足の指を揉む

5本の足の指を、両手の親指を交互に使って揉みます。指の付け根から指先に向かって押し上げるようにしましょう。

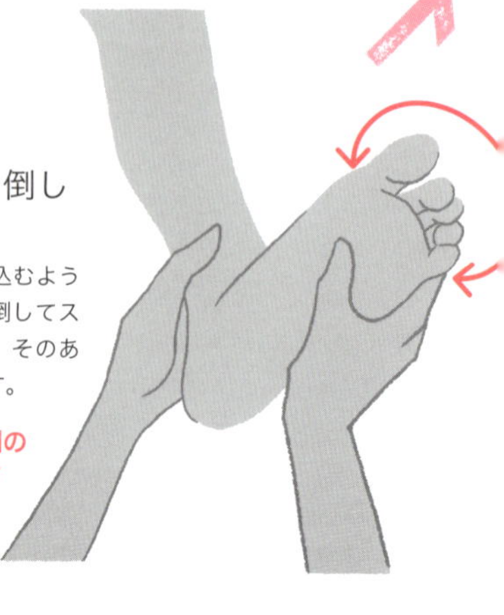

4

足を前後に倒し足首を回す

足を両手で包み込むように握り、前後に倒してストレッチします。そのあと足首を回します。

①～④を反対側の足にも行います

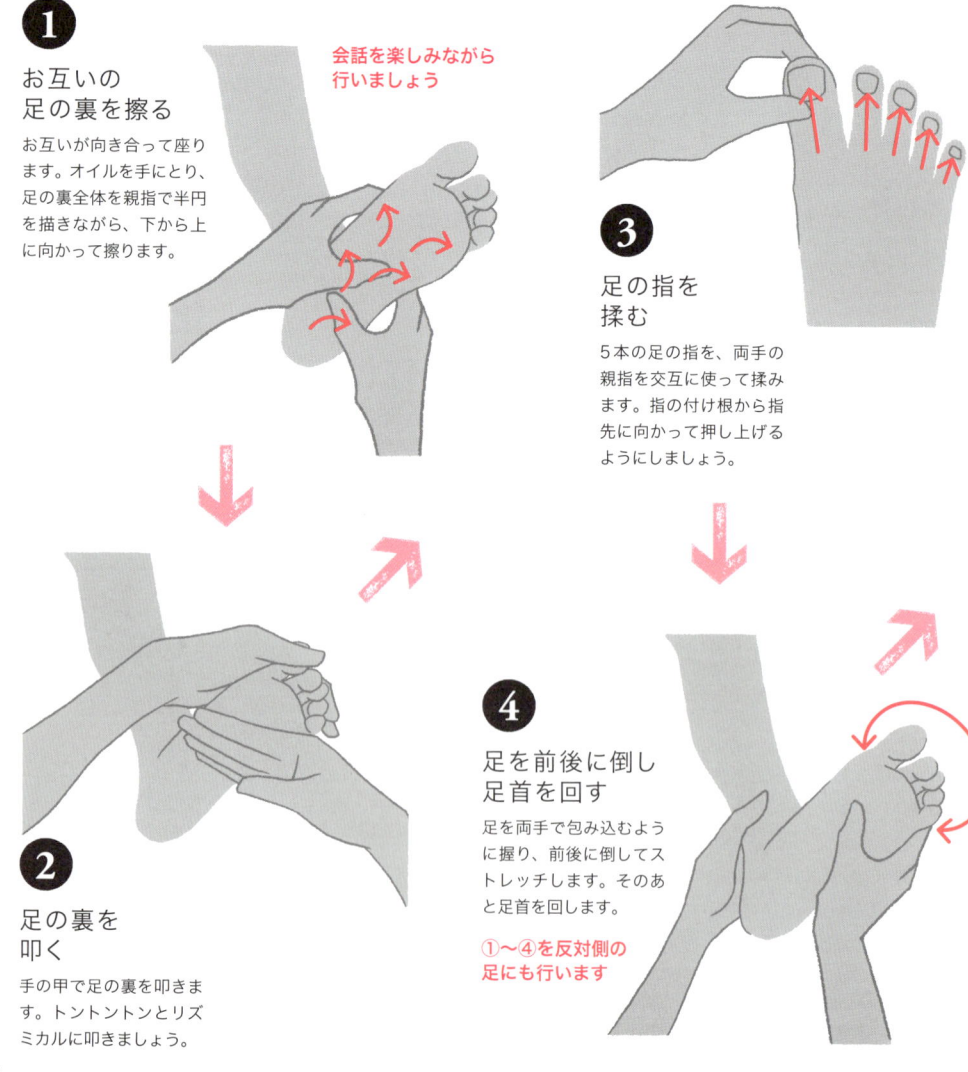

おすすめのブレンド①

心の壁を取り払って愛を深めるブレンド

植物油	20mℓ
イランイラン	2滴
サンダルウッド	3滴
ジャスミン	3滴

おすすめのブレンド②

セクシーな気分を高めるラブブレンド

植物油	20mℓ
オレンジ・スイート	4滴
ネロリ	2滴
ローズオットー	2滴

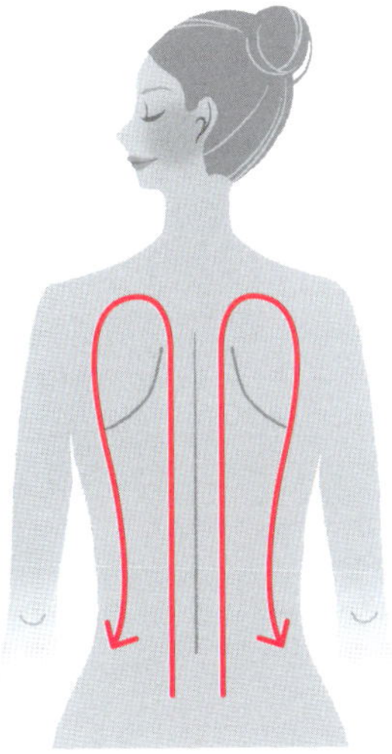

5 背中全体を擦る

オイルを手にとり、背中全体に塗布します。両手のひらで、腰・背中・肩と擦り、体の側面を通って腰に戻ります。

相手に身をゆだねましょう

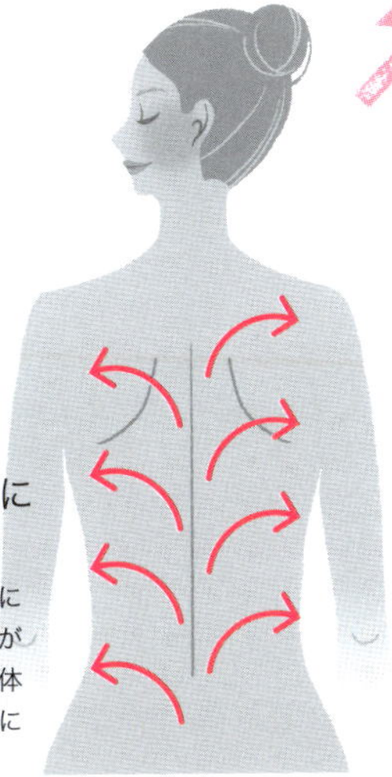

6 半円を描くように背中を擦る

背中の中心から外側に向かって半円を描きながら、手のひらで背中全体を擦ります。腰から肩に向かって進みましょう。

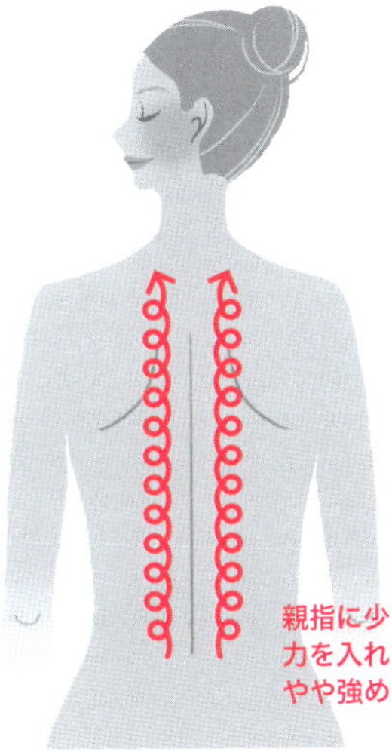

7 背骨の両脇を擦る

背骨の両脇を、親指で小さな円を描きながら擦ります。腰から肩に向かって進みましょう。

親指に少し力を入れてやや強めに

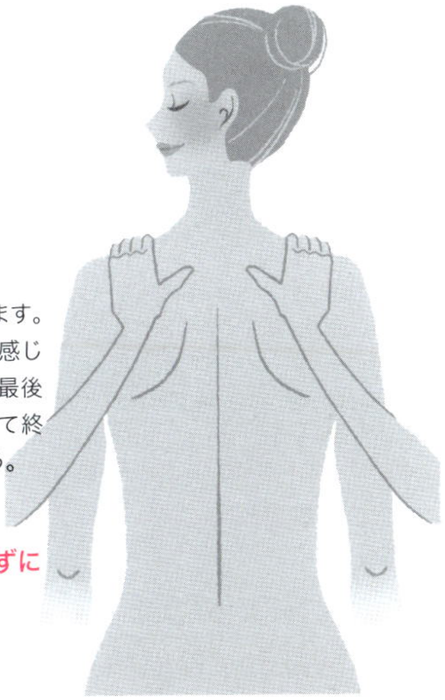

8 肩を揉む

手のひらで肩を揉みます。相手が気持ちいいと感じる強さで行います。最後にプロセス❺を行って終了し、交代しましょう。

交代する際に感謝の言葉を忘れずに

お年寄りとの
コミュニケーションマッサージ

年齢を重ねると自然とボディタッチが減ってしまいがちですが、お年寄りも肌を触れ合うことで心が満たされます。おしゃべりをしながらのハンドマッサージは手軽でおすすめ。力は入れず、優しく撫でるように触れ合いましょう。

1

オイルを腕と手に塗布する

オイルを手にとり、ひじから手首、手に塗布します。高齢になると肌がたるみ、引っぱると痛いので、なるべくゆっくりと。

オイルは多めに塗布しましょう

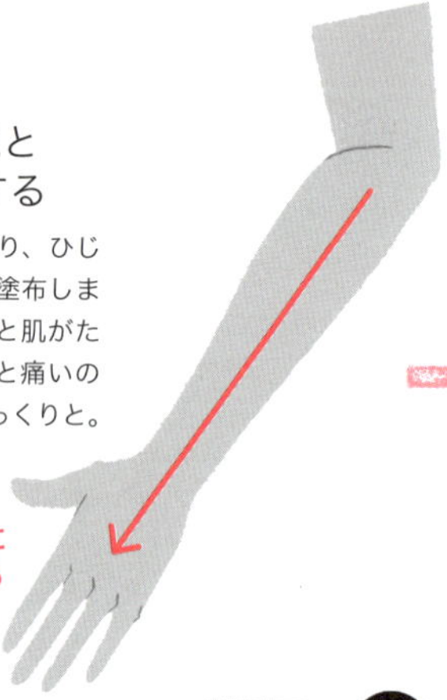

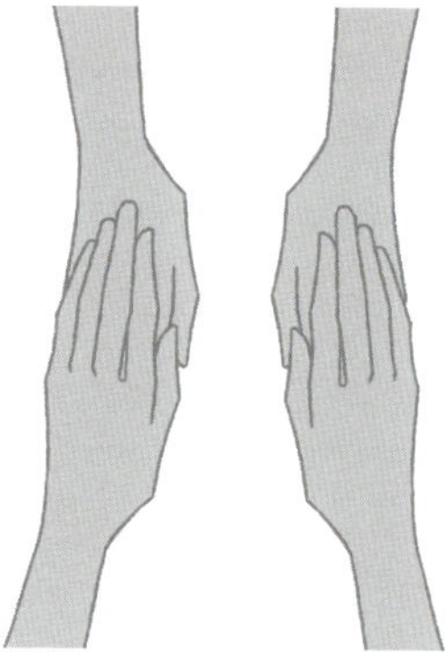

2

両手の甲に手のひらを重ねる

両手の甲に自分の手のひらを重ねて置き、今からマッサージをすることを言葉と手で伝えます。

マッサージ中も様子を見ながら声をかけましょう

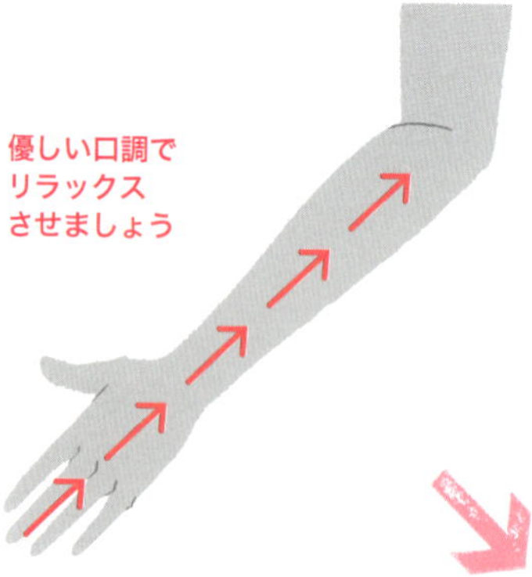

3

指先からひじを擦る

手の甲を上にします。手のひらで、指先からひじまで5秒くらいかけてゆっくり擦ります。

優しい口調でリラックスさせましょう

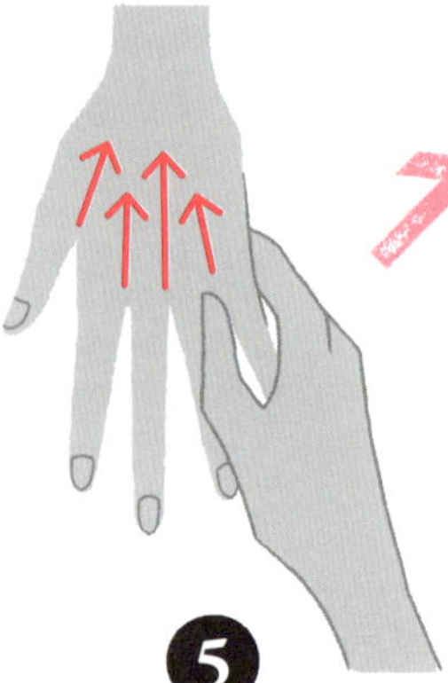

4

手首からひじを擦る

手のひらで、円を描きながらゆっくり手首からひじまで擦ります。

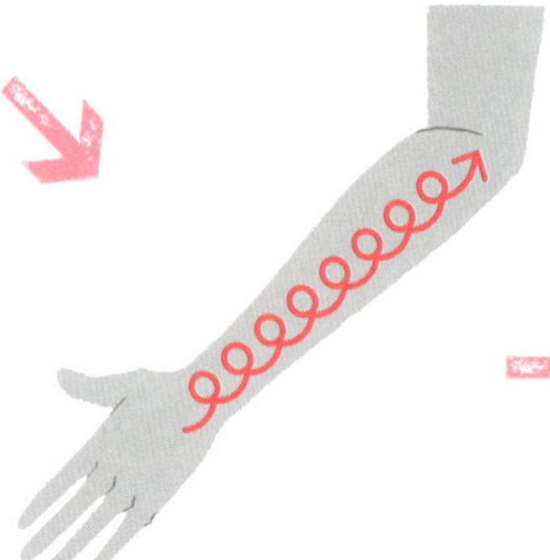

5

手首と手の甲の溝を擦る

親指で手首を擦ります。次に、手の甲の溝を手首に向かってやさしく擦ります。

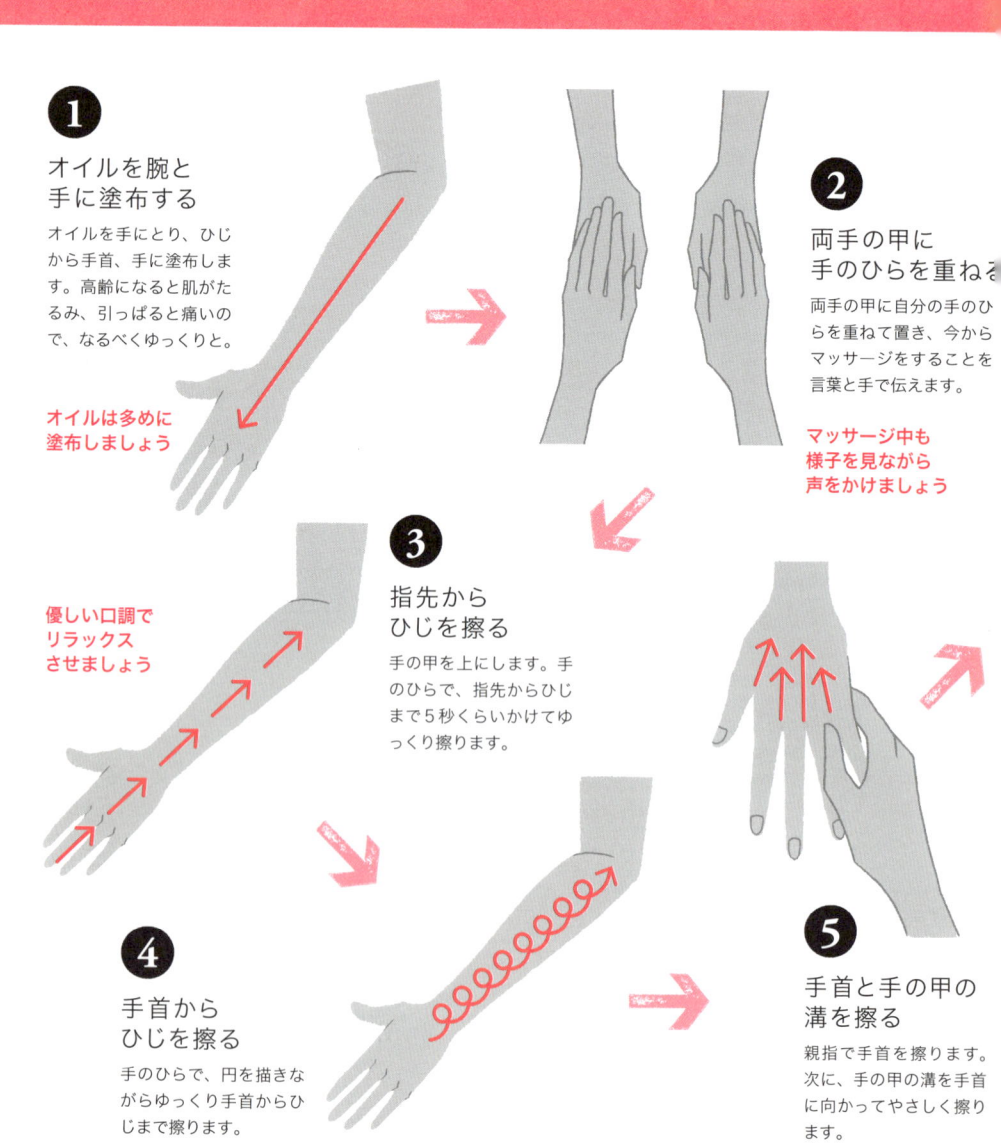

※お年寄りには1%以下の希釈濃度で行いましょう。このレシピは0.5%の希釈濃度です。

おすすめのブレンド①

気持ちをシャキッとする元気ブレンド

植物油	20mℓ
ペパーミント	1滴
ベルガモット	1滴

おすすめのブレンド②

気持ちを穏やかにするリラックスブレンド

植物油	20mℓ
オレンジ・スイート	1滴
ゼラニウム	1滴

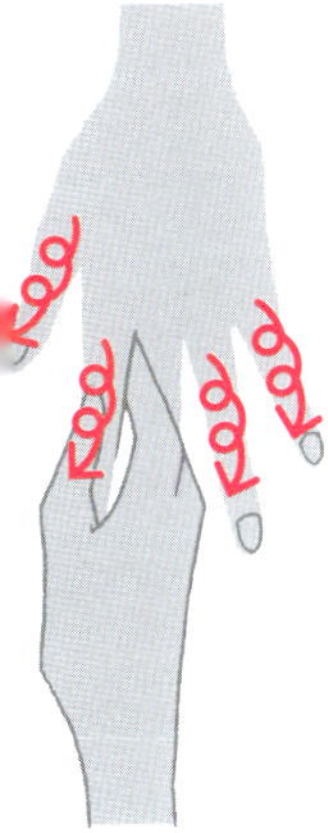

❻ 指を擦り回します

指を握るように持ち、指の付け根から第二関節まで、親指で円を描きながら擦ります。次に、ゆっくり指を回します。

❼ 指を擦る

指を手のひら全体で包み込むように握り、少し力を加えて擦ります。❻と❼を全部の指に行います。

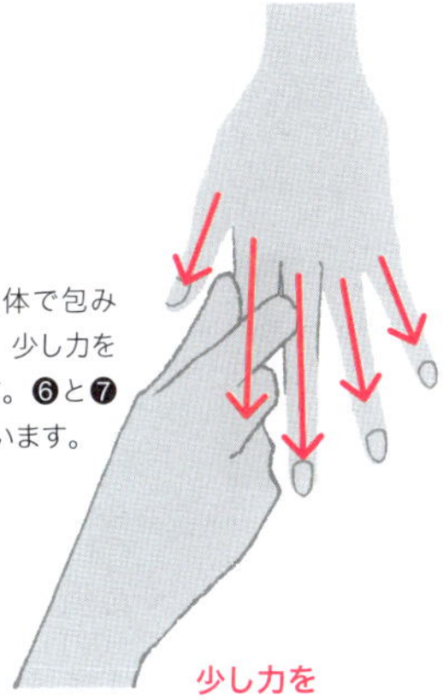

少し力を加えますが、あくまで優しく

❽ 指先からひじを擦る

手のひらを上にします。手のひらで指先からひじまで、5秒くらいかけてゆっくり擦ります。

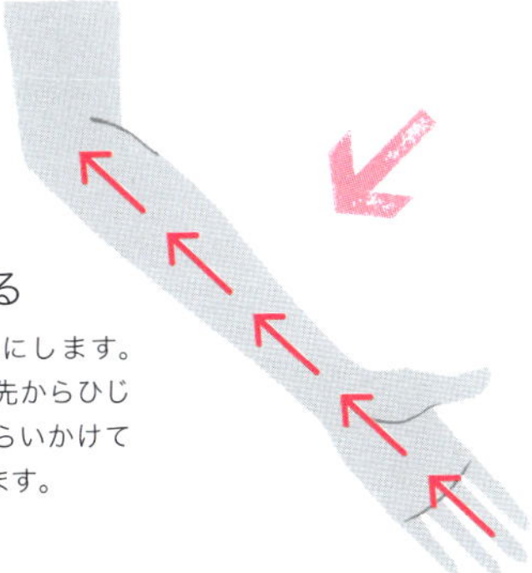

❾ 手のひらを擦る

両手で手を持ち、親指に少し力を加え、手のひらをゆっくりと半円を描きながら擦ります。

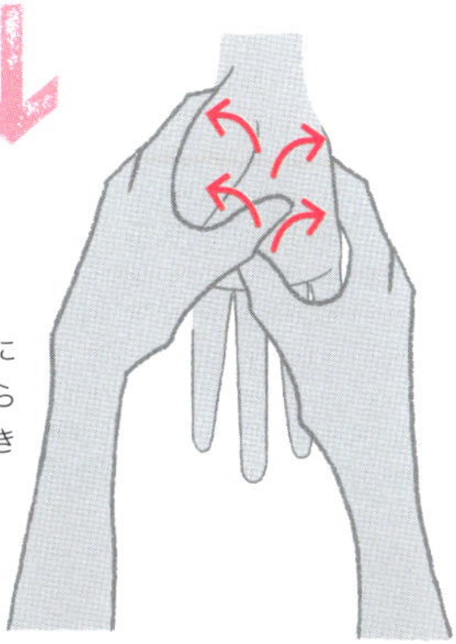

❿ 手のひら全体を擦る

手のひら全体を擦ります。最後は手の甲を上に向けて両手で包み込み、終了したことを言葉で伝えます。

もう片方の手も同様に行いましょう

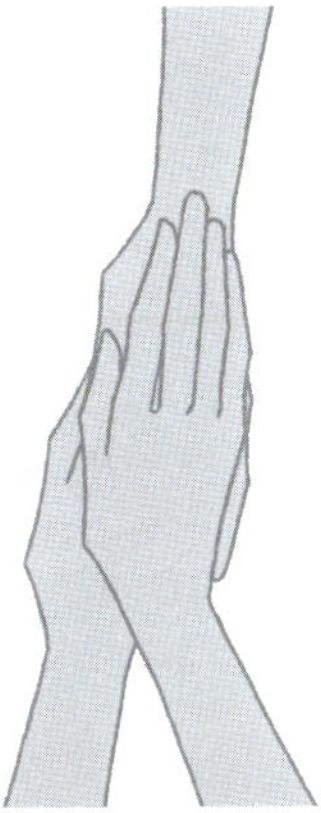

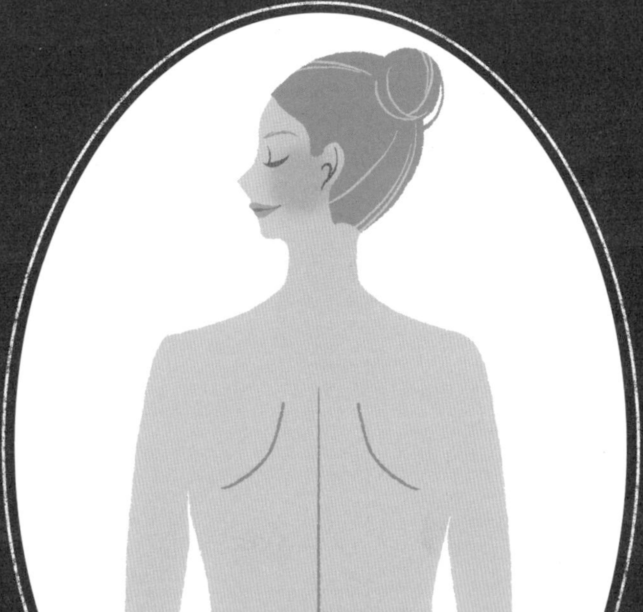

香りの力でセルフケア すべてがわかるアロマテラピー 別冊